最新 ポイント整理&演習

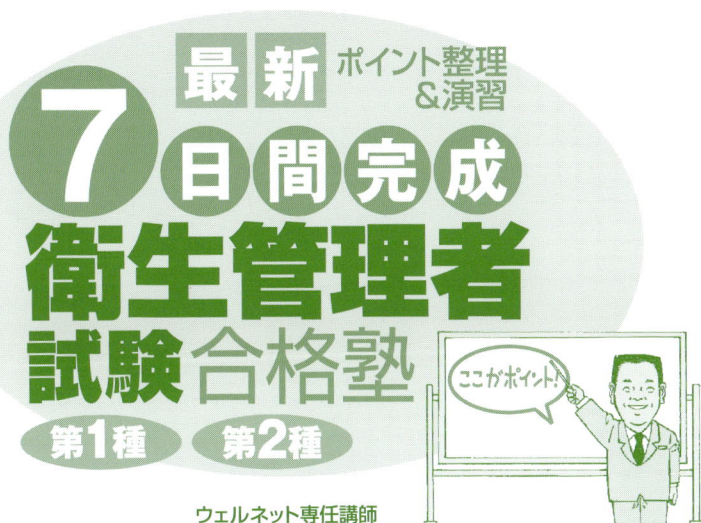

7日間完成
衛生管理者試験合格塾

第1種　第2種

ウェルネット専任講師
山根義信【編著】

臼井一博／佐藤その【著】

日本実業出版社

はじめに

　衛生管理者とは、労働安全衛生法により、常時50人以上の労働者を使用する事業場において、労働衛生に関する技術的事項を管理する者として選任が義務づけられている公的資格です。

　労働衛生環境の変化に伴い、従来行なわれてきた健康診断などの健康対策だけでなく、事業場のメンタルヘルス対策、VDT対策といった衛生管理者の業務も、多様化してきています。

　近年は労働安全衛生法の改正により、労働者が50人以上の事業場でストレスチェックの実施が義務化されるなど、コンプライアンスの高まりにあわせて、管理者には部下の健康管理への配慮、適切な労務管理などが求められています。

　管理者に必要な知識として、労働安全衛生関係法令、労働基準法、労働衛生、労働生理などが挙げられますが、試験科目としての「労働安全衛生法」「労働基準法」「労働衛生」「労働生理」などは、極めて専門的なものです。試験範囲も広いので、受験生の皆さんにとって大変学習しづらいという声を多く聞きます。

　弊社ウェルネットでは、過去20年弱にわたり、衛生管理者試験合格のための受験指導に携わってきました。北海道から沖縄まで全国27地域で実施している公開講座や企業研修を通じて、多くの合格者を輩出しています。本書は、弊社のもつトップクラスの合格率とそれを出すための合格プログラムをもとに、受験生の皆さんに最短・最速で合格していただくための参考書です。受験対策にポイントを絞り、これ一冊で十分足りる本になっています。

　本書を使って効率的な学習をしていただき、短期合格を手中に収められますことを祈念いたします。

編著者　山根義信

本書は平成30年12月1日現在の法令等に基づいています。本書発刊以降の法改正等は、日本実業出版社のホームページ（http://www.njg.co.jp/）内のお知らせのコーナーに掲載いたします。
また、試験内容等の最新情報は、各都道府県にお問い合わせください。

CONTENTS

まず、衛生管理者試験の概要を知ろう………7
短期合格するための効率的な学習法は？………11
本書の活用のしかた………15
衛生管理者試験の出題傾向………17

1日目 第1種・第2種共通科目
関係法令（有害業務に係るもの以外のもの）
Ⅰ　労働安全衛生法および関係法令
　1. 労働安全衛生法（政令、労働安全衛生規則〈第3編を除く〉を含む）
　　① 総則………26
　　② 安全衛生管理体制………28
　　　②－A 総括安全衛生管理者………29
　　　②－B 衛生管理者………31
　　　②－C 産業医………34
　　　②－D 衛生委員会………36
　　③ 安全衛生教育………39
　　④ 健康診断………41
　　⑤ 健康の保持増進等………45
　　⑥ 全般………47

2日目 第1種・第2種共通科目
関係法令（有害業務に係るもの以外のもの）
Ⅰ　労働安全衛生法および関係法令
　2. 労働安全衛生法関係省令
　　① 労働安全衛生規則（第3編）………50
　　② 事務所衛生基準規則………55
Ⅱ　労働基準法
　　① 総則………58

② 労働契約（解雇）・賃金………59
③ 賃金、労働時間、休憩および休日………62
④ 年次有給休暇………68
⑤ 女性………70
⑥ 就業規則および寄宿舎規則………72

3日目 第1種・第2種共通科目
労働衛生（有害業務に係るもの以外のもの）

Ⅰ 衛生管理体制………76
Ⅱ 作業環境要素および職業性疾病
　1．一般作業環境
　　① 温熱環境………78
　　② 視環境………81
　2．有害生物とそれによる職業性疾病
　　① 食中毒………83
　3．作業要因とそれによる職業性疾病
　　① VDT作業に伴う健康障害………86
　　② 脳・心臓疾患………88
Ⅲ 作業環境管理
　①事務室等の作業環境管理（一般環境の気積等、騒音を含む）………90
Ⅳ 厚生労働省によるガイドライン………92
Ⅴ 作業管理………98
Ⅵ 健康管理………100
Ⅶ 健康の保持増進対策………101
Ⅷ 労働衛生教育………103
Ⅸ 労働衛生管理統計………105
Ⅹ 救急処置
　① 一次救命処置………108
　② 応急手当………110

CONTENTS

4日目　第1種・第2種共通科目

労働生理
- I　人体の組織および機能
  - ① 循環器系………118
  - ② 呼吸器系………120
  - ③ 運動器系（筋肉）………122
  - ④ 消化器系………124
  - ⑤ 腎臓・泌尿器系………127
  - ⑥ 神経系………129
  - ⑦ 内分泌系・代謝系………131
  - ⑧ 感覚器系………133
  - ⑨ 血液系（造血器系）………135
- II　労働による人体の機能の変化
  - ① ストレス・体温………137
- III　疲労およびその予防
  - ① 疲労・睡眠………139

5日目　第1種のみの科目

関係法令（有害業務に係るもの）
- I　労働安全衛生法および関係法令
  1. 労働安全衛生法（政令、労働安全衛生規則〈第3編を除く〉を含む）
     - ① 安全衛生管理体制………142
     - ② 作業主任者・免許………145
     - ③ 労働衛生保護具………147
     - ④ 定期自主検査………148
     - ⑤ 有害物に関する規制………150
     - ⑥ 安全衛生教育………151
     - ⑦ 作業環境測定………153

⑧ 健康診断………156
　　⑨ 健康管理手帳………158
　2. 労働安全衛生法関係省令
　　① 労働安全衛生規則（第3編）………160
　　② 有機溶剤中毒予防規則………162
　　③ 特定化学物質障害予防規則………168
　　④ 酸素欠乏症等防止規則………173
　　⑤ 電離放射線障害防止規則………177
　　⑥ 粉じん障害防止規則………179
　　⑦ 石綿障害予防規則………181
　　⑧ 全般その他（鉛中毒予防規則・四アルキル鉛中毒予防規則
　　　・高気圧作業安全衛生規則）………183
　3. じん肺法………185
Ⅱ　労働基準法
　　① 労働時間、休憩および休日………187
　　② 女性および年少者………189

6日目　第1種のみの科目
労働衛生（有害業務に係るもの）
Ⅰ　作業環境要素および職業性疾病
　1. 有害化学物質とそれによる職業性疾病
　　① 有害化学物質とそれによる職業性疾病………194
　2. 有害物に関する規制
　　① SDS：安全データシート………201
　3. 有害エネルギーとそれによる職業性疾病
　　① 高温寒冷………203
　　② 異常気圧………205
　　③ 騒音・振動………206
　　④ 有害光線等………208

CONTENTS

- **II 作業環境管理**
  - ① 作業環境管理………211
  - ② 有害物質に対する作業環境改善………215
  - ③ 局所排気装置………217
- **III 作業管理**
  - ① 作業管理における措置………221
  - ② 労働衛生保護具………222
- **IV 健康管理**………225

7日目
予想模擬試験

問題〈第1回〉

関係法令（有害業務に係るもの）229／労働衛生（有害業務に係るもの）233／関係法令（有害業務に係るもの以外のもの）236／労働衛生（有害業務に係るもの以外のもの）240／労働生理242

問題〈第2回〉

関係法令（有害業務に係るもの）246／労働衛生（有害業務に係るもの）249／関係法令（有害業務に係るもの以外のもの）253／労働衛生（有害業務に係るもの以外のもの）256／労働生理259

解答・解説〈第1回〉263
解答・解説〈第2回〉271

索引………278

本書は2010年5月に発行した『7日間完成　衛生管理者試験合格塾』を大幅に加筆・修正したものです。

カバーデザイン◎モウリマサト
カバー・本文イラスト◎佐藤 圭
本文デザイン・DTP◎初見弘一（TOMORROW FROM HERE）

まず、衛生管理者試験の概要を知ろう

■ 衛生管理者試験とは？

　衛生管理者とは、労働衛生に関する技術的事項を管理する者で、労働安全衛生法により、常時50人以上の労働者を使用する事業場では、衛生管理者を選任しなければならないことになっている。

　衛生管理者には、衛生管理者試験（第1種・第2種）に合格して、都道府県労働局長の免許を受けた者などを充てることとなっている。

　試験は、財団法人安全衛生技術試験協会が指定機関となっている。現在、全国7か所の安全衛生技術センターで、毎月1～3回実施されている。

● 安全衛生技術センター ●

各センター	所在地	電話
北海道安全衛生技術センター	〒061-1407 北海道恵庭市黄金北3-13	0123-34-1171
東北安全衛生技術センター	〒989-2427 宮城県岩沼市里の杜1-1-15	0223-23-3181
関東安全衛生技術センター	〒290-0011 千葉県市原市能満2089	0436-75-1141
中部安全衛生技術センター	〒477-0032 愛知県東海市加木屋町丑寅海戸51-5	0562-33-1161
近畿安全衛生技術センター	〒675-0007 兵庫県加古川市神野町西之山字迎野	0794-38-8481
中国四国安全衛生技術センター	〒721-0955 広島県福山市新涯町2-29-36	0849-54-4661
九州安全衛生技術センター	〒839-0809 福岡県久留米市東合川5-9-3	0942-43-3381

● 衛生管理者試験 ●

種類	試験科目	試験時間
第1種衛生管理者	労働衛生 関係法令 労働生理	3時間 科目免除者は 2時間15分
特例第1種衛生管理者	労働衛生（有害業務に係るものに限る） 関係法令（有害業務に係るものに限る）	2時間
第2種衛生管理者	労働衛生（有害業務に係るものを除く） 関係法令（有害業務に係るものを除く） 労働生理	3時間 科目免除者は 2時間15分

■衛生管理者有資格者

次の者は、衛生管理者の資格を有する。（労働安全衛生規則第 10 条）

> 医師、歯科医師、薬剤師の有免許者、保健師の有免許者、労働衛生コンサルタント、特定大学等の学科を専攻、卒業した者で特定の労働衛生に関するすべての学科を履修した者

■免除科目

次の者は、労働生理の科目の免除を受けることができる。

> 船員法による衛生管理者適任証書の交付を受けた者で、その後 1 年以上労働衛生の実務に従事した経験を有する者

■特例第 1 種衛生管理者

第 2 種衛生管理者免許を有する者が、第 1 種衛生管理者試験を受験する場合に、「特例第 1 種衛生管理者試験」（有害業務に係る部分の労働衛生、関係法令のみ）を受験することができる。

● 科目別出題数・配点構成（最近の出題傾向より分析）●

		第1種 問題数	第1種 配点	特例第1種 問題数	特例第1種 配点	第2種 問題数	第2種 配点
関係法令（有害業務に係るもの以外のもの）	安衛法	5問	50点	免除	—	8問	80点
	労基法	2問	20点	免除	—	2問	20点
労働衛生（有害業務に係るもの以外のもの）	—	7問	70点	免除	—	10問	100点
労働生理	—	10問	100点	免除	—	10問	100点
関係法令（有害業務に係るもの）	安衛法	9問	72点	9問	72点	—	—
	労基法	1問	8点	1問	8点	—	—
労働衛生（有害業務に係るもの）	—	10問	80点	10問	80点	—	—
合計	—	44問	400点	20問	160点	30問	300点

■出題形式

5肢択一、マークシート方式。

■合格基準

各科目 40％以上かつ、全体で 60％以上の得点（有害業務に係るものの配点は 1 問 8 点であり、それ以外は 1 問 10 点となっている）。第 1 種においては、関係法令、労働衛生の有害業務に係るもの、有害業務に係るもの以外のもの、労働生理のそれぞれの分野において 40％以上を獲得しなければならない。

● 受験資格 ●

	受験資格
1	学校教育法による大学（短期大学を含む）または高等専門学校（注 1）を卒業した者で、その後 1 年以上労働衛生の実務に従事した経験を有するもの　他
2	学校教育法による高等学校または中等教育学校（注 2）を卒業した者で、その後 3 年以上労働衛生の実務に従事した経験を有するもの
3	船員法による衛生管理者適任証書の交付を受けた者で、その後 1 年以上労働衛生の実務に従事した経験を有するもの
4	高等学校卒業程度認定試験に合格した者、外国において学校教育における 12 年の課程を修了した者など学校教育法施行規則第 150 条に規定する者で、その後 3 年以上労働衛生の実務に従事した経験を有するもの
5	・専門課程の高度職業訓練のうち職業能力開発促進法施行規則別表第 6 により行われるもの（注 3）を修了した者で、その後 1 年以上労働衛生の実務に従事した経験を有するもの ・応用課程の高度職業訓練のうち職業能力開発促進法施行規則別表 7 により行われるものを修了した者で、その後 1 年以上労働衛生の実務に従事した経験を有するもの
6	普通課程の普通職業訓練のうち職業能力開発促進法施行規則別表第 2 により行われるもの（注 3）を修了した者で、その後 3 年以上労働衛生の実務に従事した経験を有するもの
7	旧専修訓練課程の普通職業訓練（注 3）を修了した者で、その後 4 年以上労働衛生の実務に従事した経験を有するもの
8	10 年以上労働衛生の実務に従事した経験を有する者
9	・外国において、学校教育における 14 年以上の課程を修了した者で、その後 1 年以上労働衛生の実務に従事した経験を有するもの ・特別支援学校（旧盲学校、聾学校または養護学校）の高等部を卒業した者など学校教育法第 90 条第 1 項の通常の課程による 12 年の学校教育を修了した者で、その後 3 年以上労働衛生の実務に従事した経験を有するもの

（注 1）高等専門学校には、専修学校・各種学校等は含まれない。
（注 2）中高一貫教育の学校のことで、中学校ではない。
（注 3）改正前の法令により当該訓練と同等とみなされるものを含む。

■受験申請書頒布場所（窓口）

　受験申請書は財団法人安全衛生技術試験協会、各安全衛生技術センターおよび各センターホームページの申請書頒布団体にて頒布。

　受験を希望する各安全衛生技術センターに申し込み、申請書を郵送してもらうことも可能。

■受験申請書の受付

- 提出先　　各安全衛生技術センター
- 受付期間　試験日の2か月前から
   Ⓐ郵送は14日前の消印のあるものまで
   Ⓑ窓口はセンターの休日を除く試験日の2日前まで

(注4) 各センターの定員に達したときは第2希望日となる。

- 提出方法
   Ⓐ郵便（簡易書留）
   Ⓑ窓口（土曜・日曜・国民の祝日・年末年始・創立記念休日〈5月1日〉を除く）

■提出書類等

- 免許試験受験申請書（所定の用紙のもの）
- 試験手数料
- 写真1枚（36mm × 24mm）
- 添付書類（本人確認証明書、受験資格に関する事業者証明書など）

■試験手数料・免許手数料

- 試験手数料　6800円
- 免許手数料　1500円

　受験した安全衛生技術センターにかかわらず、すべて、東京労働局免許証発行センター（東京都港区芝5-35-1）に郵送。申請手続後、免許証が交付される。

(注5) 試験手数料、免許手数料は変更される場合がある。

短期合格するための効率的な学習法は？

■ 試験合格への戦略

　当試験に合格するためには、「各科目40％以上かつ、全体で60％以上の得点」という合格基準を満たす必要がある。

　まず、第一に考えなければならないのは、全体で60％以上の得点という基準を満たすことである。具体的には、第1種衛生管理者試験（以下、第1種試験という）については44問中400点満点で240点以上で合格、第2種衛生管理者試験（以下、第2種試験という）については30問300点満点で180点以上で合格、特例第1種衛生管理者試験（以下、特例第1種試験という）については20問中160点満点で96点以上で合格となる。

　ただし、はじめから60％の得点という低いレベルに意識を置いてしまうと、実際にはそれ未満の得点しか得られないこともある。そのため、満点とまではいかなくても、90％程度の得点を目標にしていきたい。

　また、学習を進めていくと、得意科目と不得意科目が生じてくる場合がある。仮に、全体で60％以上の得点でも、ある科目が40％未満の得点であると、不合格となってしまう。

　よって、得点が40％を下回ってしまうような極端な不得意科目を作らないことに留意しなければならない。苦手な科目が出てきたら、その科目については特に知識の強化を図っていくことが肝要である。

■ 学習の進め方

　学習を進めていく際には、「インプット学習」と「アウトプット学習」とをバランスよく行っていくことが重要である。

　インプット学習とは、知識の習得である。内容の理解を深め、時には暗記をする学習のことである。一方、アウトプット学習とは、インプット学習で得た知識を活用して、問題演習を行い、その知識を実際に得点に結びつかせるように知識の定着化と応用力の強化を図っていく学習のことである。

　たとえば、インプット学習が不十分であると、知識量が不足し、内容の理解も足りないため、アウトプット学習を行っても、問題に対処することはむずかしい。逆に、インプット学習をしっかりと行って豊富な知識を得たとしても、

アウトプット学習を怠ってしまうと、問題を解くためのノウハウがないため、その豊富な知識を得点に結びつけることができないことがある。

したがって、インプット学習とアウトプット学習のどちらにも偏ることなく、バランスよく学習を進めていくことが肝要である。

具体的には、出題傾向や出題パターンを把握し、それに対応した学習を本書で行い、ある程度理解を深め、知識を得たら、問題演習を行うことである。

補強すべき箇所を確認しながら、本書の学習に戻り、さらにまた問題演習にチャレンジするという反復学習を繰り返していくのが効果的である。

■ 本書の特徴

本書『最新　7日間完成　衛生管理者試験合格塾』は、各試験科目の全範囲の各項目を、過去の出題傾向に準拠し、体系的かつ詳細にまとめている。学習の初期の段階において、本書を熟読し、各項目の理解を深めておくことが望ましい。また、学習がある程度進んだ段階においても、苦手箇所の読み込みを行うことで、弱点部分の強化を図る際にも、本書は効果的に活用できる。

第1種試験は7日間、第2種試験は5日間で合格することを目標としている。試験範囲が広いため、1日当たりの学習時間はできるだけ多く確保したい。「1日目」「2日目」「3日目」……というように、学習する範囲を示したので、最低限の目標として取り組むといいだろう。

本書では、本試験に出題される項目ごとに「重要度」（Ⓐ～Ⓒ）を付けた。特に重要度Ⓐはマスターしてほしい。

ちなみに、本書は弊社ウェルネットが主教材としている**『重点整理これだけノート』**の内容を、本試験に出やすい分野および項目にさらに絞り込み、また「語呂合わせ」を活用するなどの工夫を凝らしている。本書の徹底的な活用を通じて、試験に受かるためのポイントを絞った効率的な学習が可能となる。

■ 問題演習の取り組み方

本書の1日目～6日目までは主にインプット学習用だが、アウトプット学習（問題演習）用として、7日目に予想模擬試験を2回分掲載した。

これは、過去の本試験において実際に出題された問題や類題の中から特に出そうな問題を絞り込み、実際の本試験と同様の出題順で掲載したものである。これの活用を通じて、5肢択一式の選択式問題の形式に慣れていくとともに、

本書の1日目～6日目の学習で得た知識がどの程度得点に結びつくかを確認してほしい。

問題演習の最後の仕上げは**「過去問題集」**である。自分の力が合格水準に達したかどうかを判定するのに向いている。拙著『1回で受かる！出るとこだけ!! 第1種・第2種衛生管理者頻出300問』（山根義信編著、高橋書店刊）をおすすめしたい。

問題演習を行う際の留意点は、反復学習を必ず行うということである。問題は一度解いただけでは不十分であり、初回で不正解であった問題はもちろんのこと、正答を得た問題であっても、繰り返し何度も解き直し、同様の問題が本試験に出題された場合に確実に得点ができるようにしておくことが肝要である。

科目別対策

第1種試験と第2種試験において共通する科目が3科目あり、これらの科目の学習上のポイントについて、ここで触れておく。

(1) 第1種・第2種共通科目（有害業務に係るもの以外のもの）

①関係法令

当科目は法律の科目であり、対象となる法律は労働安全衛生法（以下、安衛法）と労働基準法（以下、労基法）である。その出題割合は、おおむね第1種試験が安衛法5問、労基法2問、第2種試験が安衛法8問、労基法2問となっている。

安衛法において最も重要な分野は、安全衛生管理体制だが、それ以外にも安全衛生教育、健康診断、労働安全衛生規則、事務所衛生基準規則などの分野の理解も確実にしておく必要がある。労基法では、労働時間、女性、就業規則などを確実に押さえておきたい。

②労働衛生

当科目は、衛生管理の3つの柱である作業環境管理、作業管理、健康管理を中心に構成されている。この3つの柱に合わせて理解を深めていくとよい。

たとえば、作業環境管理においては、作業環境の良好性を左右する温熱環境、視環境などの個々の分野を、作業環境管理との関連性からしっかり押さえていく必要がある。

また、衛生管理以外では、労働衛生教育、労働衛生管理統計、救急処置などの分野があり、これらの理解も必要となる。

③労働生理

　当科目は、私たちの体の組織と機能が対象となっている。具体的には、循環器系、呼吸器系、運動器系、神経系等に分類されており、それぞれの分野の各項目をしっかりと理解しておきたい。

　さらに、私たちの体に大きな影響を及ぼす疲労やストレスなどについても押さえておく必要がある。

⑵第1種のみの科目（有害業務に係るもの）

　第1種試験と特例第1種試験においてのみ対象となる科目は、いわゆる「有害科目」と称されている2科目であるが、これらの科目の学習上のポイントについて、ここで触れておく。

①関係法令

　当科目は⑴の関係法令と同様に法律の科目であり、同じく安衛法と労基法から構成されているが、有害業務に関するものが対象となっている。出題割合は、おおむね安衛法9問、労基法1問となっている。

　当科目の安衛法も、安全衛生管理体制や健康診断などの理解が求められるが、それ以外にも、設備等の定期自主検査や作業環境測定、さまざまな有害化学物質名などを押さえておく必要がある。また、安衛法を具現化した有機溶剤中毒予防規則などの各規則の理解も求められる。

　労基法については、労働時間の延長制限業務や女性の就業制限などをしっかりと押さえておくとよい。

②労働衛生

　当科目は、特に有害物質等と職業性疾病との関係が最も大きなポイントとなっている。それ以外にも、作業環境管理の具体的な進め方や労働衛生保護具などについての理解も深めておく必要がある。

（注6）本書142ページ以降は、第1種試験受験者のみの科目であり、第2種試験受験者の科目でないことに注意すること。

本書の活用のしかた

　本書は、衛生管理者試験の受験対策本として短期合格を目標とする受験生を対象とした内容となっている。過去の出題問題の傾向を徹底分析し、広い試験範囲の中から出題されやすい箇所に要点を絞って解説している。

　第1種・第2種共通で出題される有害業務に係るもの以外の「関係法令」「労働衛生」「労働生理」、そして1種で出題される有害業務に係るものの「関係法令」「労働衛生」の5分野の構成にしているので、これ一冊でそれぞれの試験の受験対策に利用できる。

　また、7日目の予想模擬試験では、過去問題で頻出している問題を本試験の出題形式で掲載しているので、試験の形式に慣れるとともに、1日目〜6日目までの理解度チェックをすることができる。間違えたところは該当ページに戻って確認しよう。

　本書の特徴は、各項目のはじめに「図」を載せ、項目ごとの重要ポイントを、まず目から理解できるようにしている。

　続いて「要点」の説明があり、さらに徹底した過去問分析に基づき、「出題傾向・パターン」を示した。

　そして、その出題傾向・パターンに合わせた効果的な学習対策を「受験対策」として示している。

　最後に必要に応じて「ヤマネの One Point」として、覚え方などを紹介した。
　具体的な本書の使い方は、次のとおり。

(1) 図解

　図解でその項で学習すべき事項をイメージすることができる。

　まずは、各項目はじめの図解に目を通すことをおすすめする。この段階で何を言っているのかすべてわからなくても、キーワードとなるものを捉えることが重要である。この図解では、その項の要点が見やすくまとめてあり、図解である分、文章での説明よりもイメージしやすく、記憶の定着に役立つ。

(2) 要点

　続く要点の説明で、キーワードのイメージに肉づけをしていく学習を行う。

何も知識のないところから活字の説明を読むのとは異なり、図解でイメージが入っているところへの活字の説明は、学習理解を深める。

　ここで、「重要度」をもとにⒶ（最重要）、Ⓑ（重要）、Ⓒ（やや重要）とランク付けしているので、参考にしてほしい。

(3) 出題傾向・パターン

　そして、その理解したことが実際の試験ではどのように問われているのか、過去の出題傾向を紹介した。衛生管理者試験は、過去に出題された問題の類似問題が出題されるという傾向にあるため、このパターンを知ることは、学習時間の短縮や試験範囲の絞り込みに大きく役立つことはいうまでもない。

(4) 受験対策

　(3)の出題傾向・パターンに合わせて、どのような覚え方や学習を行うべきか、その方向性を示した。また、過去の問題において誤った内容や数値でしばしば出題されている選択肢のパターンなども説明している。

(5) ヤマネの One Point

　「ヤマネの One Point」で、その項目の重要事項の再確認や、効果的な覚え方も紹介している。

衛生管理者試験の出題傾向(第1種・第2種共通科目)

		H.30.10		H.30.4		H.29.10		H.29.4		H.28.10		H.28.4		H.27.10		H27.4	
	第1種／第2種	1	2	1	2	1	2	1	2	1	2	1	2	1	2	1	2
関係法令(有害業務に係るもの以外のもの)	Ⅰ.労働安全衛生法および関係法令																
	1.労働安全衛生法(政令、労働安全衛生規則〈第3編を除く〉を含む)																
	①総則																
	②安全衛生管理体制	2	3	2	3	2	3	2	3	2	3	2	3	2	3	2	3
	③健康障害を防止するための措置																
	④有害物に関する規制																
	⑤安全衛生教育		1		1				1		1		1				1
	⑥健康診断	1	1	2	2	1	1	1	1	1	1	1	1	1	1	1	1
	⑦健康の保持増進等(病者の就業禁止を含む)	1	1			1	1	1	1	1	1	1	1	1	1	1	1
	⑧ストレスチェック					1	1										
	⑨全般(安全衛生改善計画等)						1								1		
	2.労働安全衛生法関係省令																
	①労働安全衛生規則(第3編)	1	1	1	1	1	1	1	1	1	1	1	1	1	1	1	1
	②事務所衛生基準規則		1		1		1		1		1		1		1		1
	Ⅱ.労働基準法																
	①総則																
	②労働契約（解雇）																
	③賃金																
	④労働時間、休憩および休日			1	1					1	1	1				1	1
	⑤年次有給休暇	1	1			1	1	1	1			1	1	1	1		

17

		H.30.10		H.30.4		H.29.10		H.29.4		H.28.10		H.28.4		H.27.10		H27.4	
	第1種／第2種	1	2	1	2	1	2	1	2	1	2	1	2	1	2	1	2
労働衛生（有害業務に係るもの以外のもの）	⑥女性および年少者	1	1	1	1	1	1	1	1							1	1
	⑦災害補償																	
	⑧就業規則および寄宿舎規則									1	1			1	1		
	⑨全般																	
	Ⅰ.衛生管理体制																	
	Ⅱ.作業環境要素およぴ職業性疾病																	
	1.一般作業環境																	
	①温熱環境				1		1		1		1		1		1			1
	②視環境（採光、照明、彩色など）				1		1		1		1		1		1			1
	2.有害生物とそれによる職業性疾病																	
	①食中毒	1	1	1	1	1	1	1	1	1	1	1	1	1	1	1	1
	3.作業要因とそれによる職業性疾病																	
	①VDT作業に伴う健康障害					1	1			1	1			1	1	1	1
	②脳・心臓疾患			1	1	1	1	1	1			1	1	1	1		
	Ⅲ.作業環境管理																	
	1.事務室等の作業環境管理（一般環境の気積等、騒音を含む）	1	1		1				1				1				1
	2.厚生労働省によるガイドライン																	
	①職場の受動喫煙防止対策															1	1
	②職域における屋内空気中のホルムアルデヒド濃度低減のためのガイドライン																	

		H.30.10	H.30.10	H.30.4	H.30.4	H.29.10	H.29.10	H.29.4	H.29.4	H.28.10	H.28.10	H.28.4	H.28.4	H.27.10	H.27.10	H.27.4	H.27.4
	第1種／第2種	1	2	1	2	1	2	1	2	1	2	1	2	1	2	1	2
労働衛生（有害業務に係るもの以外のもの）	③労働者の心の健康の保持増進のための指針	1	1	1	1	1	1	1	1			1	1				
	④職場における腰痛予防対策指針																
	⑤事業場における労働者の健康保持増進のための指針					1	1	1	1								
	⑥その他の指針・ガイドライン等	1	1					1	1								
	Ⅳ. 作業管理																
	1. 作業管理																
	Ⅴ. 健康管理	1	1							1	1	1	1				
	Ⅵ. 健康の保持増進対策			1	1					1	1	1	1	1	1		
	Ⅶ. 労働衛生教育																
	Ⅷ. 労働衛生管理統計		1	1					1	1	1	1			1	1	
	Ⅸ. 労働衛生管理全般																
	Ⅹ. 救急処置																
	1. 心肺蘇生法	1	1	1	1			1				1	1	1	1		
	2. 各種疾患、対策																
	①ショック																
	②出血			1	1	1	1			1	1			1	1	1	1
	③創傷（けが）																
	④火傷（熱傷）						1	1	1	1						1	1
	⑤骨折	1	1			1	1					1	1	1	1		
	⑥熱中症																
	⑦窒息																
	3. 呼吸困難、胸痛																
	4. 救急用具、薬品																

		H.30.10		H.30.4		H.29.10		H.29.4		H.28.10		H.28.4		H.27.10		H.27.4	
	第1種／第2種	1	2	1	2	1	2	1	2	1	2	1	2	1	2	1	2
労働生理	Ⅰ. 人体の組織および機能																
	1. 循環器系	1	1	1	1	1	1	1	1	1	1	1	1	1	1	1	1
	2. 呼吸器系	1	1	1	1	1	1	1	1	1	1	1	1	1	1	1	1
	3. 運動器系（筋肉）			1	1					1	1	1	1	1	1	1	
	4. 消化器系	1	1	1	1	1	1	1	1	1	1	1	1	2	2	1	
	5. 腎臓・泌尿器系	1	1	1	1	1	1	1	1	1	1	1	1	1	1	1	
	6. 神経系	1	1	1	1	1	1	1	1	1	1	1	1	1	1	1	1
	7. 内分泌系・代謝系	2	2	1	1	1	1	1	1			1	1			1	1
	8. 感覚器系	1	1	1	1	1	1	1	1	1	1	1	1	1	1	1	1
	9. 血液系（造血器系）	1	1	1	1	1	1	1	1	1	1	1	1			1	1
	Ⅱ. 環境条件による人体の機能の変化																
	Ⅲ. 労働による人体の機能の変化																
	1. ストレス	1	1			1	1	1				1	1	1	1		
	2. その他（体温）			1	1	1	1	1	1					1	1		
	Ⅳ. 疲労およびその予防																
	1. 疲労									1	1						
	2. 睡眠									1	1			1	1		
	Ⅴ. 職業適性																

　衛生管理者試験の過去問題は、財団法人安全衛生技術試験協会から、年に2回分のみ公表されている。ここでは、その公表された問題の各設問が、出題範囲と考えられる項目のどの項目から何問出題されたのかを示している。

　たとえば、「H.29.10」とあるのは、平成29年度前半（1月〜6月）に実施されたものを、平成29年10月に公表したものである。同様に、「H.29. 4」とあるのは、平成28年度後半（7月〜12月）に実施されたものを、平成29年4月に公表したものである。

衛生管理者試験の出題傾向（第1種のみの科目）

		H.30.10	H.30.4	H.29.10	H.29.4	H.28.10	H.28.4	H.27.10	H.27.4
関係法令（有害業務に係るもの）	Ⅰ．労働安全衛生法および関係法令								
	1．労働安全衛生法（政令、労働安全衛生規則〈第3編を除く〉を含む）								
	①安全衛生管理体制	1	1	2	2	1	2	2	1
	②労働衛生保護具		1		1	1	1	1	
	③定期自主検査	1	1	1					1
	④有害物に関する規制			1	1	1		1	1
	⑤安全衛生教育	1	1		1	1	1		1
	⑥作業環境測定	1		1	1			1	1
	⑦健康診断	1							
	⑧健康管理手帳		1	1		1	1		
	⑨その他免許等								
	2．労働安全衛生法関係省令								
	①労働安全衛生規則（第3編）								
	②有機溶剤中毒予防規則	1	1	1	1	1	1	1	1
	③鉛中毒予防規則								
	④四アルキル鉛中毒予防規則								
	⑤特定化学物質障害予防規則	1	1			1		1	1
	⑥高気圧作業安全衛生規則								
	⑦電離放射線障害防止規則					1			

		H.30.10	H.30.4	H.29.10	H.29.4	H.28.10	H.28.4	H.27.10	H27.4
関係法令（有害業務に係るもの）	⑧酸素欠乏症等防止規則	1	1	1	1		1	1	1
	⑨粉じん障害防止規則	1		1	1	1	1	1	1
	⑩石綿障害予防規則					1			
	⑪全般		1						
	3. じん肺法								
	4. 作業環境測定法								
	Ⅱ. 労働基準法								
	①労働時間、休憩および休日					1	1		
	②女性および年少者	1	1	1	1			1	1
労働衛生（有害業務に係るもの）	Ⅰ. 衛生管理体制								
	Ⅱ. 作業環境要素および職業性疾病								
	1. 有害化学物質とそれによる職業性疾病	2	3	4	3	4	4	3	3
	2. 有害エネルギーとそれによる職業性疾病	3	1						2
	①高温寒冷								
	②異常気圧								
	③騒音	1		1	1	1	1	1	1
	④振動								
	⑤電離放射線		1						
	⑥有害光線等								
	3. 有害生物とそれによる職業性疾病								
	①病原体								
	4. 作業要因とそれによる職業性疾病								

		H.30.10	H.30.4	H.29.10	H.29.4	H.28.10	H.28.4	H.27.10	H.27.4
労働衛生（有害業務に係るもの）	5. 全般			1	1	1	1	2	
	Ⅲ. 作業環境管理								
	1. 作業環境管理の意義と目的								
	2. 作業環境測定（測定結果の評価を含む）	1	1	1	1	1		1	1
	3. 有害物質に対する作業環境改善					1	1	1	
	4. 有害エネルギーに対する作業環境改善								
	5. 局所排気装置	1	1	1	1		1		
	Ⅳ. 作業管理		1						1
	1. 労働衛生保護具	1	1		1	1	1	1	1
	Ⅴ. 健康管理（特殊健康診断含む）		1		1	1	1	1	1
	Ⅵ. リスクアセスメント	1		1	1				

第1種・第2種共通科目

1日目

関係法令
有害業務に係るもの以外のもの

I　労働安全衛生法および関係法令
　1. 労働安全衛生法（政令、労働安全衛生規則〈第3編を除く〉を含む）
　　① 総則
　　② 安全衛生管理体制
　　　　②-A　総括安全衛生管理者
　　　　②-B　衛生管理者
　　　　②-C　産業医
　　　　②-D　衛生委員会
　　③ 安全衛生教育
　　④ 健康診断
　　⑤ 健康の保持増進等
　　⑥ 全般

Ⅰ 労働安全衛生法および関係法令

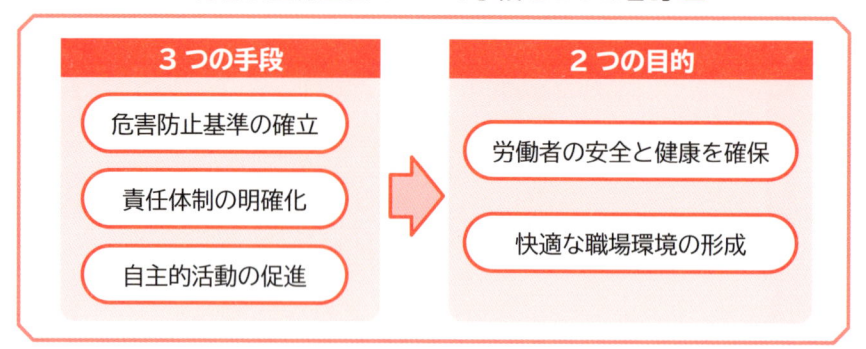

1. 労働安全衛生法（政令、労働安全衛生規則〈第3編を除く〉を含む）

1 総則

■ 労働安全衛生法の3つの手段と2つの目的 ■

3つの手段
- 危害防止基準の確立
- 責任体制の明確化
- 自主的活動の促進

2つの目的
- 労働者の安全と健康を確保
- 快適な職場環境の形成

労働安全衛生法の目的　　　重要度 C

　労働安全衛生法は、「労働基準法と相まって、労働災害の防止のための**危害防止基準の確立**、**責任体制の明確化**および**自主的活動の促進**の措置を講ずる等その防止に関する総合的計画的な対策を推進することにより、職場における労働者の**安全と健康を確保**するとともに、**快適な職場環境の形成**を促進すること」を目的とする。　　　　　　　　　　　　　　　　（安衛法第1条）

出題傾向・パターン

　過去の出題は、労働安全衛生法第1条の目的を条文どおりに出題し、条文に3か所空欄を作り、その空欄A〜Cに入る用語を指摘させる内容となっている。空欄の候補となる用語は、「危害防止基準」「責任体制」「自主的活動」「安全と健康」「快適な職場環境」の5つがある。

受験対策

　法律条文どおりに出題されるため、「5つの用語」の並び順を正確に覚えること。そこで、5つの用語の頭文字を「き：危害防止基準」「せ：責任体制」「じ：自主的活動」「あ：安全と健康」「か：快適な職場環境」の順で暗記しておくとよい。出題される問題文で「き・せ・じ・あ・か」の

26

うち2つは、あらかじめ明らかとなっている。そのため、残りの空欄となった3つの用語は必然的に明らかになる。

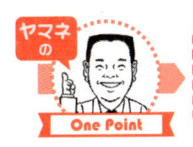

> **ヤマネの One Point**
> 安衛法の目的は「き・せ・じ・あ・か」

用語の定義　重要度 C

(1) **労働災害**とは、労働者の就業に係る建設物、設備、原材料、ガス、蒸気、粉じん等により、または作業行動その他業務に起因して、労働者が負傷し、疾病にかかり、または死亡することをいう。
(2) **労働者**とは、労働基準法第9条に規定する労働者（同居の親族のみを使用する事業または事務所に使用される者および家事使用人を除く）をいう。
(3) **事業者**とは、事業を行う者で、労働者を使用する者をいう。

(安衛法第2条)

(4) **使用者**とは、事業主または事業の経営担当者その他その事業の労働者に関する事項について、事業主のために行為をするすべての者をいう。

(労働基準法第10条)

出題傾向・パターン

労働安全衛生法第2条の用語の定義からの過去の出題傾向は、次のとおり。(1)労働災害の定義では、単なる物的な損害を労働災害の意味に含むのか否かを問うものが多い。(2)労働者の定義では、労働基準法の定義と同じなのか否かが問われる。(3)事業者の定義では、主に、労働基準法の使用者の定義との違いを理解しているか否かが問われる。

受験対策

(1)労働災害の定義では、労働災害には単なる物的な損害を含まないことを理解しておく。(2)労働者の定義では、労働安全衛生法の労働者の定義と労働基準法第9条に定める労働者の定義の意味がまったく同じであることを理解しておく。(3)事業者の定義では、労働基準法第10条の「使用者」とは意味が異なっている点を理解しておく。

Ⅰ 労働安全衛生法および関係法令

1. 労働安全衛生法（政令、労働安全衛生規則〈第3編を除く〉を含む）

2 安全衛生管理体制

■ 総括安全衛生管理体制 ■

	屋外産業的業種(注1)	屋内産業的業種(注1)	その他の業種
総括安全衛生管理者	100人以上	300人以上	1000人以上
安全管理者	50人以上	50人以上	選任不要
衛生管理者	50人以上	50人以上	50人以上
産業医	50人以上	50人以上	50人以上
安全衛生推進者	10～49人	10～49人	選任不要
衛生推進者	選任不要	選任不要	10～49人
安全委員会	50人以上(注2)	100人以上(注3)	設置不要
衛生委員会	50人以上	50人以上	50人以上

屋外産業的業種：林業、鉱業、建設業、運送業および清掃業
屋内産業的業種：製造業（物の加工業を含む）、電気業、ガス業、熱供給業、水道業、通信業、各種商品卸売業、家具・建具・じゅう器等卸売業、各種商品小売業、家具・建具・じゅう器小売業、燃料小売業、旅館業、ゴルフ場業、自動車整備業および機械修理業
その他の業種　：屋外産業的業種および屋内産業的業種以外の業種（例：金融業、警備業、飲食業）

（注1）屋外産業的業種および屋内産業的業種は便宜上の名称。
（注2）一部の屋外産業的業種においては100人以上である。
（注3）一部の屋内産業的業種においては50人以上である。

▎安全衛生管理体制の構築

(1) 事業者は、労働者の安全と健康を確保するとともに、快適な職場環境の形成を促進するために、事業場単位で**安全衛生管理体制**を構築し、事業場の安全および衛生についての管理を行っていく義務がある。

(2) 安全衛生管理体制には、すべての業種の事業場が対象の**総括安全衛生管理体制**、建設業および造船業における所定の事業場が対象の**統括安全衛生管理体制**、特定の製造業における所定の事業場が対象の**総合安全衛生管理体制**の3つがある。

2-A 総括安全衛生管理者

■ 業種別の総括安全衛生管理者選任要件 ■

業種分類	常時使用する労働者数
屋外産業的業種	100人以上
屋内産業的業種	300人以上
その他の業種	1000人以上

1 総括安全衛生管理者の選任および報告　　重要度 A

①事業者は、上表の区分の事業場ごとに、**総括安全衛生管理者**を選任すべき事由が発生した日から **14日以内** に総括安全衛生管理者を選任しなければならない。

②総括安全衛生管理者は、当該事業場においてその**事業の実施を統括管理する者**をもって充てなければならない。

③事業者は、総括安全衛生管理者を選任したときは、**遅滞なく**、**報告書**を、**所轄労働基準監督署長**に提出しなければならない。　　（安衛法第10条ほか）

出題傾向・パターン

過去の出題では、業種別（屋外産業的業種、屋内産業的業種、その他の業種）による総括安全衛生管理者を選任すべき事業場の規模の要件違いや、総括安全衛生管理者として選任すべき者の要件に関する選択肢の正誤が問われている。また、総括安全衛生管理者の選任要件の観点から、各選択肢で示された事業場の例が法令に違反しているか否かを問う問題も多い。

受験対策

まずは、総括安全衛生管理者を選任すべき事業場の規模について、理解しておくことが重要である。加えて、屋外産業的業種および屋内産業的業種に属するそれぞれの具体的な業種名も覚えておくべきである。

なお、「その他の業種」は、屋外産業的業種および屋内産業的業種以外の業種で、本社・本店・サービス業が該当する。サービス業の代表的な業

種として、金融業、飲食業があることも押さえておくとよい。

また、総括安全衛生管理者に充てることができる者は、「当該事業場においてその事業の実施を統括管理する者」だけであり、「これに準ずる者」を充てることはできないことも理解しておく。

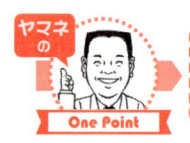

> ヤマネのOne Point：「これに準ずる者」を充てることはできない

2 総括安全衛生管理者の職務　重要度 B

(1)総括安全衛生管理者の職務は、安全管理者、衛生管理者または労働者の救護に関する技術的事項を管理する者の指揮をすることと、次の業務を統括管理することである。

①労働者の**危険または健康障害を防止するための措置**に関すること。
②労働者の**安全または衛生のための教育の実施**に関すること。
③**健康診断の実施**その他**健康の保持増進のための措置**に関すること。
④**労働災害の原因の調査**および**再発防止対策**に関すること。
⑤その他**労働災害を防止するため必要な業務**。
- 安全衛生に関する方針の表明に関すること。
- 危険性または有害性等の調査およびその結果に基づき講ずる措置（＝**リスクアセスメント**）に関すること。
- 安全衛生に関する計画の作成、実施、評価および改善に関すること。

（安衛法第10条ほか）

出題傾向・パターン

過去の出題では、各選択肢が総括安全衛生管理者の職務に該当するか否かが問われることが多い。

受験対策

総括安全衛生管理者の職務について確実に理解しておく。総括安全衛生管理者の職務には、産業医や安全衛生推進者または衛生推進者の指揮に関することは含まれないことも押さえておくとよい。

2-B 衛生管理者

■ 事業場規模別の衛生管理者選任数 ■

常時使用する労働者数	衛生管理者数
50人～200人	1人以上
201人～500人	2人以上
501人～1000人	3人以上
1001人～2000人	4人以上
2001人～3000人	5人以上
3001人～	6人以上

1 衛生管理者の選任および報告 重要度 A

(1) 事業者は、上表の人数の労働者を使用する事業場ごとに、**衛生管理者**を選任すべき事由が発生した日から **14日以内**に上表のそれぞれの人数の衛生管理者を選任しなければならない。

(2) その事業場に専属の者を衛生管理者に選任しなければならない。ただし、2人以上の衛生管理者を選任する場合、当該衛生管理者の中に**労働衛生コンサルタント**がいるときは、当該者のうち1人については、この限りでない。

(3) 下表の業種の区分に応じ、それぞれに掲げる者のうちから衛生管理者を選任しなければならない。

■ 業種別の衛生管理者資格要件 ■

業種	衛生管理者として選任すべき者
農林畜水産業、鉱業、建設業、製造業（物の加工業を含む）、電気業、ガス業、水道業、熱供給業、運送業、自動車整備業、機械修理業、医療業、清掃業	第1種衛生管理者免許を有する者、衛生工学衛生管理者免許を有する者、医師、歯科医師、労働衛生コンサルタント、厚生労働大臣が定める者（以下、第1種衛生管理者免許を有する者等）
その他の業種	第1種衛生管理者免許を有する者等に加え、第2種衛生管理者免許を有する者

① 日目 第1種・第2種共通科目 — 関係法令（有害業務に係るもの以外のもの）

(4) **常時 1000 人を超える**労働者を使用する事業場にあっては、衛生管理者のうち少なくとも 1 人を**専任**（衛生管理者の職務だけに従事している状態）の衛生管理者としなければならない。

(5) 事業者は、衛生管理者を選任したときは、**遅滞なく**、**報告書**を、**所轄労働基準監督署長**に提出しなければならない。 （安衛法第 12 条ほか）

参考）事業者は、常時 10 人以上 50 人未満の労働者を使用する、総括安全衛生管理者を選任する場合のいわゆる屋外産業的業種または屋内産業的業種の事業場ごとに、安全衛生推進者（その他の業種の場合は衛生推進者）を選任すべき事由が発生した日から 14 日以内に安全衛生推進者（その他の業種の場合は衛生推進者）を選任しなければならない。なお、安全衛生推進者および衛生推進者については、所轄労働基準監督署長への選任報告書の提出義務はない。

出題傾向・パターン

過去の出題では、衛生管理者の選任要件の観点から、各選択肢で示された事業場の例が法令に違反しているか否かが問われている。具体的には、事業場の規模に応じての選任すべき衛生管理者の人数、事業場の業種に応じての衛生管理者として選任すべき者の資格、衛生管理者の専任制、選任すべき事由が発生した日から衛生管理者を選任すべき期間などの観点から、各選択肢の事業場の例が法令要件を満たしているか否かの理解が求められる。

受験対策

まずは、事業場の規模別に選任すべき衛生管理者の人数を押さえていくことが重要である。さらに、事業場の業種別の衛生管理者として選任すべき者の資格についての理解を深めておく。ポイントの 1 つとして、病院等の医療業、運送業等においては、第 2 種衛生管理者免許を有する者ではなく、第 1 種衛生管理者免許を有する者等を、衛生管理者として選任しなければならないことが挙げられる。

また、衛生管理者の専任制の要件も押さえておく必要がある。「常時1000 人を超える労働者を使用する事業場」であるので、「専任（せんにん）は 1000 人（せんにん）超」と覚えておくとよい。

加えて、衛生管理者を選任すべき事由が発生した日（例：事業場の常時使用する労働者数が 50 人になった日）から 14 日以内に衛生管理者を選任しなければ法例違反となることも理解しておく。

さらに、事業場に専属でない労働衛生コンサルタントを選任できるのは 1 人のみであることも押さえておきたい。

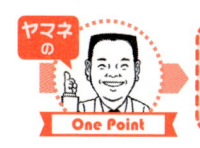

> **ヤマネの One Point**
> せんにんはせんにん（専任は1000人超）

2 衛生管理者の職務　　　重要度 B

(1) 衛生管理者は、次の業務のうち、衛生に係る技術的事項を管理しなければならない。
　① 労働者の**危険または健康障害を防止するための措置**に関すること。
　② 労働者の**安全または衛生のための教育の実施**に関すること。
　③ **健康診断の実施**その他**健康の保持増進のための措置**に関すること。
　④ **労働災害の原因の調査**および**再発防止対策**に関すること。
　⑤ その他**労働災害を防止するため必要な業務**。
　　・安全衛生に関する方針の表明に関すること。
　　・危険性または有害性等の調査およびその結果に基づき講ずる措置（＝**リスクアセスメント**）に関すること。
　　・安全衛生に関する計画の作成、実施、評価および改善に関すること。
(2) 衛生管理者は、**少なくとも毎週1回作業場等を巡視**し、設備、作業方法または衛生状態に有害のおそれがあるときは、ただちに、労働者の健康障害を防止するため必要な措置を講じなければならない。　（安衛法第12条ほか）

> **出題傾向・パターン**
> 過去の出題では、各選択肢が衛生管理者の職務に該当するか否かが問われることが多い。

> **受験対策**
> 衛生管理者の職務について確実に理解しておく。衛生管理者の職務には、「衛生推進者の指揮や災害補償に関することは含まれていない」こと、また、「作業場等の巡視は1月以内に1回ではなく、毎週1回定期に巡視しなければならない」ことも押さえておくとよい。

1日目　第1種・第2種共通科目 ── 関係法令（有害業務に係るもの以外のもの）

2-C 産業医

■ 事業場規模別の産業医選任数 ■

常時使用する労働者数	産業医
50人～3000人	1人以上
3001人～	2人以上

1 産業医の選任および報告　重要度 A

(1) 事業者は、上表の人数の労働者を使用する事業場ごとに、**産業医**を選任すべき事由が発生した日から **14 日以内**に上表のそれぞれの人数の産業医を選任し、その者に労働者の健康管理等を行わせなければならない。

(2) **常時 1000 人以上**の労働者を使用する事業場にあっては、その事業場に**専属の者**を選任しなければならない（ただし、**坑内**における業務、**深夜業**を含む業務、**有害業務**、**病原体**によって汚染のおそれが著しい業務の場合は、当該業務従事者が **500 人以上**の事業場で**専属**の者を選任しなければならない）。

(3) 事業者は、原則として、産業医を選任したときは、**遅滞なく**、**報告書**を**所轄労働基準監督署長**に提出しなければならない。　　　（安衛法第 13 条ほか）

> **出題傾向・パターン**
>
> 過去の出題では、産業医の選任要件等に関する選択肢の正誤を問うタイプの問題が出題されている。

> **受験対策**
>
> まずは、事業場の規模別に選任すべき産業医の人数を押さえる。加えて、産業医の専属制の要件である「常時 1000 人以上の労働者を使用する事業場」も押さえておく必要がある。「1000」という数値の部分が、衛生管理者の専任制の要件である「常時 1000 人を超える労働者を使用する事業場」と一致しているので、「専任（せんにん）は 1000 人（せんにん）超、専属（せんぞく）も 1000 人（せんにん）以上」と暗記しておくとよい。

> **ヤマネのOne Point**
> せんにんはせんにん（専任は1000人超）
> せんぞくもせんにん（専属も1000人以上）

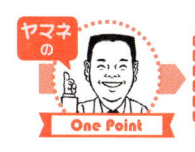

2 産業医の職務　　　重要度 A

(1) 事業者は、産業医に次の事項で医学に関する専門的知識を必要とする事項を行わせなければならない。
  ① **健康診断**および**面接指導**等の実施ならびに**これらの結果に基づく労働者の健康を保持するための措置**に関すること。
  ② **作業環境の維持管理**に関すること。
  ③ **作業の管理**に関すること。
  ④ 労働者の**健康管理**に関すること。
  ⑤ **健康教育**、**健康相談**その他**労働者の健康の保持増進を図るための措置**に関すること。
  ⑥ **衛生教育**に関すること。
  ⑦ 労働者の**健康障害の原因の調査**および**再発防止のための措置**に関すること。
(2) 産業医は、**少なくとも毎月1回作業場等を巡視**し、作業方法または衛生状態に有害のおそれがあるときは、ただちに、労働者の健康障害を防止するため必要な措置を講じなければならない。　　　（安衛法第13条ほか）

> **出題傾向・パターン**
> 過去の出題では、主に、各選択肢が産業医の職務に該当するか否かが問われている。

> **受験対策**
> 産業医の職務について確実に理解しておく。産業医の職務には、「疾病の治療に関することや、安全衛生に関する方針の表明に関することは含まれていない」こと、また「作業場等の巡視は3月以内に1回ではなく、毎月1回定期に巡視しなければならない」ことも押さえておくとよい。

35

2-D 衛生委員会

■ 衛生委員会の構成 ■

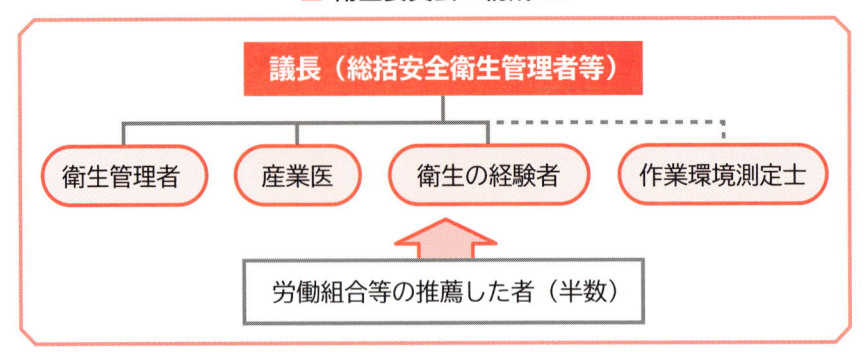

```
          議長（総括安全衛生管理者等）
    ┌──────┬──────┼──────┬──────┐
  衛生管理者  産業医  衛生の経験者  作業環境測定士
                      ↑
              労働組合等の推薦した者（半数）
```

1 衛生委員会の開催・委員等　　重要度 A

(1) 事業者は、**常時 50 人以上**の労働者を使用する事業場ごとに、**衛生委員会**を設けて、**毎月 1 回以上**開催するようにしなければならない。
(2) 事業者は、特定の業種において、50 人以上（一部業種 100 人以上）の労働者を使用する事業場ごとに、安全委員会を設けて、**毎月 1 回以上**開催するようにしなければならない。
(3) (2)の事業場において、**安全衛生委員会**を設置することができる。
(4) 事業者は、委員会の開催のつど、**遅滞なく**、委員会における議事の概要を所定の方法によって**労働者に周知**させなければならない。
(5) 事業者は、委員会における議事で重要なものに係る記録を作成して、これを **3 年間保存**しなければならない。
(6) 衛生委員会の委員は、次の者をもって構成する。ただし、①の委員は 1 人とする。
　①総括安全衛生管理者または総括安全衛生管理者以外の者で、当該事業場においてその事業の実施を統括管理する者もしくはこれに準ずる者のうち、事業者が指名した者（以下、総括安全衛生管理者等）。
　②衛生管理者のうちから事業者が指名した者。

③産業医のうちから事業者が指名した者。

④当該事業場の労働者で、衛生に関し経験を有する者のうちから事業者が指名した者。

(7)事業者は、当該事業場の労働者で、作業環境測定を実施している**作業環境測定士**である者を衛生委員会の委員として指名することができる。

(8)衛生委員会の議長は、(6)の①の委員（＝総括安全衛生管理者等）がなるものとする。

(9)事業者は、(6)の①の委員（＝議長）以外の**委員の半数**については、当該事業場に労働者の過半数で組織する労働組合があるときにおいてはその労働組合、労働者の過半数で組織する労働組合がないときにおいては労働者の過半数を代表する者（以下、労働組合等）の**推薦に基づき指名**しなければならない。

(安衛法第18条ほか)

出題傾向・パターン

過去の出題では、衛生委員会の開催や委員、議長に関する事項について正誤が問われることが多い。具体的には、衛生委員会を設けるべき事業場の規模や、開催の頻度、委員の選任、議長となるべき者などについての要件の理解が問われる。

受験対策

まずは、衛生委員会を設けるべき事業場の規模や開催頻度、周知義務、記録の保存を理解しておくことが重要である。

加えて、衛生委員会の委員の選任についても詳細まで理解しておく必要がある。たとえば、労働組合等の推薦に基づき指名しなければならない委員の人数は、総括安全衛生管理者等の委員（＝議長）以外の委員の「半数」であり、「全員」ではない。

また、事業者は衛生管理者および産業医を委員に指名しなければならないが、選任している衛生管理者および産業医を各1人指名すればよい。さらに事業場に非専属の労働衛生コンサルタントを委員に指名できる。

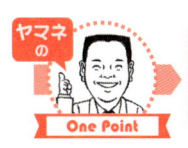

ヤマネの One Point

委員となるべき衛生管理者と産業医は各1人でOK！

2 衛生委員会の付議事項

重要度 A

(1)事業者は、政令で定める規模の事業場ごとに、次の事項を調査審議させ、事業者に対し意見を述べさせるため、衛生委員会を設けなければならない。
① 労働者の**健康障害を防止するための基本となるべき対策**に関すること。
② 労働者の**健康の保持増進を図るための基本となるべき対策**に関すること。
③ 労働**災害の原因**および**再発防止対策**で、衛生に係るものに関すること。
④ その他労働者の**健康障害の防止**および**健康の保持増進に関する重要事項**。

- 衛生に関する規程の作成に関すること。
- 危険性または有害性等の調査およびその結果に基づき講ずる措置（＝**リスクアセスメント**）のうち、衛生に係るものに関すること。
- 安全衛生に関する計画（衛生に係る部分に限る）の作成、実施、評価および改善に関すること。
- 衛生教育の実施計画の作成に関すること。
- **長時間にわたる労働による労働者の健康障害の防止を図るための対策の樹立**に関すること。
- **労働者の精神的健康の保持増進を図るための対策の樹立**に関すること（＝**メンタルヘルスケア**）。

（その他省略） （安衛法第18条ほか）

> **出題傾向・パターン**
>
> 過去の出題では、各選択肢が衛生委員会の付議事項に該当するか否かが問われることが多い。

> **受験対策**
>
> 衛生委員会の付議事項を押さえておくことが重要である。衛生委員会の付議事項には、「衛生推進者や産業医の選任に関することは含まれていない」ことも押さえておくとよい。

Ⅰ 労働安全衛生法および関係法令

1. 労働安全衛生法（政令、労働安全衛生規則〈第3編を除く〉を含む）

3 安全衛生教育

■ 安全衛生教育の項目の省略 ■

業種分類	項目の省略
屋外産業的業種	不可
屋内産業的業種	不可
その他の業種	可 ただし、「疾病、整理、整頓、清潔の保持、応急措置、退避」の項目は省略不可

■ 安全衛生教育　重要度 A

(1)事業者は、労働者を**雇い入れ**、または労働者の**作業内容を変更したとき**は、当該労働者に対し、**遅滞なく**、次の事項のうち当該労働者が従事する業務に関する安全または衛生のため必要な事項について、教育を行わなければならない。

ただし、総括安全衛生管理者を選任する場合の分類上、いわゆるその他の業種の事業場の労働者については、①から④までの事項についての教育を省略することができる。

①機械等、原材料等の**危険性**または**有害性**およびこれらの**取扱い方法**に関すること。

②**安全装置**、**有害物抑制装置**または**保護具の性能**およびこれらの**取扱い方法**に関すること。

③**作業手順**に関すること。

④**作業開始時の点検**に関すること。

⑤当該業務に関して発生するおそれのある**疾病の原因**および**予防**に関すること。

⑥**整理、整頓**および**清潔の保持**に関すること。

⑦事故時等における**応急措置**および**退避**に関すること。

⑧上記のほか、当該業務に関する安全または衛生のために必要な事項。

❶日目　第1種・第2種共通科目 ── 関係法令（有害業務に係るもの以外のもの）

(2)事業者は、(1)の①から⑧までに掲げる事項の全部または一部に関し、十分な知識および技能を有していると認められる労働者については、当該事項についての教育を省略することができる。　　　　　　　　　　（安衛法第59条ほか）

出題傾向・パターン

過去の出題では、安全衛生教育の項目の省略や、教育の対象となる労働者、実施する事業場の規模に関する事項について正誤が問われることが多い。ちなみに、いくつかの安全衛生教育の項目の中から、その他の業種に分類される金融業において、省略できる項目の組み合わせを問う問題も出題されている。

受験対策

総括安全衛生管理者を選任する場合の業種分類別における項目の省略の可否について、しっかりと理解しておきたい。屋外産業的業種および屋内産業的業種においては、項目の省略は不可である。よって、たとえば、屋内産業的業種である各種商品小売業や旅館業等において、項目の省略ができる旨の選択肢は誤りであると判断する。

一方、その他の業種においては、(1)の①～④の項目は省略してもよいことになっている。逆にいえば、その他の業種であっても⑤～⑧の項目は省略できないことになる。受験対策上の観点からは、省略できない項目である⑤～⑦（⑧は①～⑦のその他の項目ということだけなので、覚える必要はない）を、「疾病」「整理」「整頓」「清潔の保持」「応急処置」「退避」の6つのキーワードで押さえておく。これらキーワードについての教育は全業種で実施しなければならないので、これらのうちいずれかを省略できる旨の選択肢は誤りであると判断する。

また、いかなる雇用期間であっても雇用する労働者に対して教育を省略することができないことや、いかなる規模の事業場であっても教育を省略することができないことも理解しておくとよい。

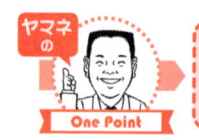

> **ヤマネのOne Point**
> その他の業種であっても、「疾病」「整理」「整頓」「清潔の保持」「応急措置」「退避」は省略できない！

Ⅰ 労働安全衛生法および関係法令

1. 労働安全衛生法（政令、労働安全衛生規則〈第3編を除く〉を含む）

4 健康診断

■ 雇い入れ時健康診断と定期健康診断 ■

	雇い入れ時の健康診断	定期健康診断
実施時期	雇い入れ時	1年以内ごと
健診項目	原則として定期健康診断と同じ	原則として雇い入れ時の健康診断と同じ（例外：喀痰検査あり）
健診項目の省略	原則としてできない。例外として、3月以内に健康診断を受けていて健康診断の結果証明を提出した場合は、受診した健診項目を省略できる。	医師が必要でないと認めるときに省略できるが、次の項目は省略できない。①既往歴および業務歴の調査、②自覚症状および他覚症状の有無の検査、③血圧の測定、④体重・視力・聴力の検査、⑤尿検査
結果報告	不要	必要（注5）

（注5）50人以上の事業場。

■雇い入れ時の健康診断および定期健康診断　重要度 A

(1)雇い入れ時の健康診断

①事業者は、**常時使用する労働者を雇い入れるとき**は、当該労働者に対し、次の項目について医師による健康診断を行わなければならない。ただし、医師による健康診断を受けた後、**3月**を経過しない者を雇い入れる場合において、その者が当該健康診断の結果を証明する書面を提出したときは、当該健康診断の項目に相当する項目については、この限りでない。

　既往歴および業務歴の調査、自覚症状および他覚症状の有無の検査、身長・体重・腹囲・視力・聴力（1000Hzおよび4000Hzの音に係る聴力）の検査、胸部エックス線検査、血圧の測定、貧血検査、肝機能検査、血中脂質検査、血糖検査、尿検査、心電図検査

(2)定期健康診断

①事業者は、常時使用する労働者に対し、**1年以内ごとに1回**、定期に、上

述の雇い入れ時の健康診断の項目および**喀痰(かくたん)検査**について医師による健康診断を行わなければならない。

②この①の項目のうち、**既往歴および業務歴の調査、自覚症状および他覚症状の有無の検査、血圧の測定、体重・視力・聴力の検査、尿検査**を除いた項目について、厚生労働大臣が定める基準に基づき、医師が必要でないと認めるときは、省略することができる。

(3)健康診断の記録の保存等

①事業者は、雇い入れ時の健康診断または定期健康診断等の結果に基づき、**健康診断個人票**を作成して、これを **5 年間保存**しなければならない。

②事業者は、雇い入れ時の健康診断または定期健康診断等を受けた労働者に対し、遅滞なく、当該健康診断の結果を通知しなければならない。

③常時 **50 人以上**の労働者を使用する事業者は、定期健康診断等を行ったときは、**遅滞なく、定期健康診断結果報告書を所轄労働基準監督署長**に提出しなければならない。

（安衛則第 43 条ほか）

出題傾向・パターン

　過去の出題では、雇い入れ時の健康診断と定期健康診断との共通している部分と異なっている部分についての理解が求められている。具体的には、2 つの健康診断における、健診項目の省略の可否、所轄労働基準監督署への結果の報告義務の有無についての正誤問題が多い。

受験対策

　まずは、雇い入れ時の健康診断と定期の健康診断における、健診項目の省略の可否について理解しておくことが重要である。

　雇い入れ時の健康診断においては、原則、健診項目の省略はできない。ただし、「医師による健康診断を受けた後、3 月を経過しない者を雇い入れる場合」には健診項目の省略が、例外的に認められている。ここでは、「3 月」であり、「6 月」ではないことに注意する。

　一方、定期健康診断においては、健診項目の省略が可能となっている。ただし、「既往歴および業務歴の調査」「自覚症状および他覚症状の有無の検査」「血圧の測定」「体重・視力・聴力の検査」「尿検査」の健診項目については省略ができない。

　続いて、雇い入れ時の健康診断と定期の健康診断における、所轄労働基準監督署長への結果の報告義務の有無についても理解しておく。

雇い入れ時の健康診断においては、いかなる規模の事業場の事業者であっても、所轄労働基準監督署長への結果の報告義務は生じない。一方、定期健康診断においては、常時50人以上の労働者を使用する事業者の場合には所轄労働基準監督署長への結果の報告義務が発生する。

> **ヤマネのOne Point**
> 定期健康診断においても、「既往歴および業務歴の調査」「自覚症状および他覚症状の有無の検査」「血圧の測定」「体重・視力・聴力の検査」「尿検査」は必ず実施する！

■その他の健康診断　重要度 B

(1)事業者は、**特定業務（＝有害業務および深夜業務等）** に従事する労働者に対し、当該業務への**配置替えの際**および**6月以内ごとに1回**、定期に、定期健康診断と同じ項目について医師による健康診断を行わなければならない。

(2)事業者は、労働者を**本邦外の地域**に**6月以上派遣しようとするとき**は、あらかじめ、当該労働者に対し、定期健康診断の項目および厚生労働大臣が定める項目のうち医師が必要であると認める項目（注6）について、医師による健康診断を行わなければならない。

（注6）海外派遣前の代表的な健診項目として、**ＡＢＯ式およびＲｈ式の血液型検査**がある。

(3)事業者は、**本邦外の地域**に**6月以上派遣した労働者**を**本邦の地域内における業務に就かせるとき**（一時的に就かせるときを除く）は、当該労働者に対し、定期健康診断の項目および厚生労働大臣が定める項目（注7）のうち医師が必要であると認める項目について、医師による健康診断を行わなければならない。

（注7）帰国後の代表的な健診項目として、**糞便塗抹検査**がある。

(4)事業者は、事業に附属する食堂または炊事場における**給食の業務に従事する労働者**に対し、その**雇い入れの際**または当該業務への**配置替えの際**、**検便による健康診断**を行わなければならない。

(5)事業者は、次の業務に常時従事する労働者に対し、その雇い入れの際、当該

業務への配置替えの際および当該業務についた後**6月以内ごとに1回**、定期に、**歯科医師による健康診断**を行わなければならない。

塩酸、硝酸、硫酸、亜硫酸、弗化水素、黄りんその他歯またはその支持組織に有害な物のガス、蒸気または粉じんを発散する場所における業務

(安衛則第45条ほか)

出題傾向・パターン

過去の出題では、海外派遣労働者の健康診断に関して、海外派遣前と帰国後それぞれの代表的な健診項目を選択させることが多い。また、歯科医師による健康診断の対象となる労働者を選択させる問題も出題されている。

受験対策

まずはそれぞれの健康診断の内容をしっかりと理解しておきたい。特に、海外派遣労働者の健康診断に関して、海外派遣前と帰国後それぞれの代表的な健診項目を押さえておくことが重要である。海外派遣前はＡＢＯ式およびＲｈ式の血液型検査であり、帰国後は糞便塗抹検査である。「行きは血を採り、帰りはうんち採る」と押さえておくとよい。

加えて、歯科医師による健康診断の対象となる労働者についても覚えておく。その際には、「歯医者さん、フッと笑った歯が黄色い」の語呂合わせで押さえておくとよい。なお、この語呂合わせの「歯医者」は歯科医師による健康診断、「さん」は酸のつくもの、「フッと」は弗化水素、「黄色い」は黄りんをそれぞれ指している。なお、炭酸ガス（＝二酸化炭素）の名称には酸がついているが、歯に影響を与えるわけではないので、炭酸ガスを発散する場所における業務に従事している労働者については、歯科医師による健康診断の対象外であることにも留意しておく。

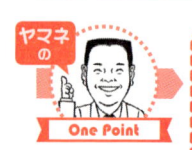

ヤマネの One Point

行きは血を採り、帰りはうんち採る

歯医者さん、フッと笑った歯が黄色い
　　↓　　　　↓　　　　↓
　酸のつくもの　弗化水素　黄りん

I 労働安全衛生法および関係法令

1. 労働安全衛生法（政令、労働安全衛生規則〈第3編を除く〉を含む）

5 健康の保持増進等

■ 医師による面接指導の実施要件 ■

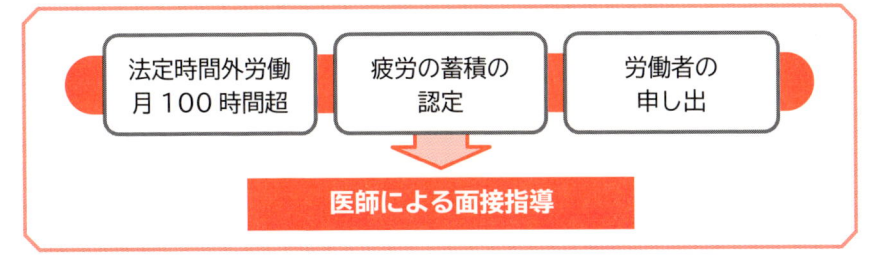

- 法定時間外労働 月100時間超
- 疲労の蓄積の認定
- 労働者の申し出

↓

医師による面接指導

長時間労働者への医師による面接指導　重要度 A

(1) 事業者は、労働者の**週40時間を超える労働**が**1月当たり100時間を超え**、かつ、**疲労の蓄積**が認められるときは、**労働者の申し出**を受けて、**医師による面接指導**を行わなければならない。

(2) 事業者の指定した医師（産業医、またはその他の医師）が実施するが、労働者が希望しない場合は、指定した医師以外の医師が実施する。

(3) 事業者は、**面接指導の結果を記録**し、これを**5年間保存**しなければならない。

(4) 事業者は、面接指導の結果に基づき、当該労働者の健康を保持するために必要な措置について、**遅滞なく**、医師の意見を聴かなければならない。

（安衛法第66条ほか）

出題傾向・パターン

過去の出題では、(1)と同様の文章を出題し、3か所空欄を作り、その空欄に用語を指摘させるような問題が多い。また、面接を行う医師の要件、医師からの意見聴取の時期等の正誤を問う問題も出題されている。

受験対策

産業医や事業者が指定した医師以外の医師が当該面接指導を行うことが可能である旨も押さえておきたい。

1日目　第1種・第2種共通科目 ── 関係法令（有害業務に係るもの以外のもの）

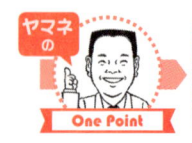

ヤマネの One Point　産業医以外の医師が面接指導を行ってもOK！

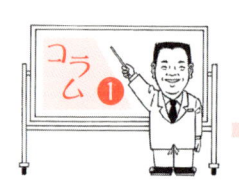

コラム① 改正労働安全衛生法に基づくストレスチェック制度とは？

　2014年6月25日に労働安全衛生法が改正され、従業員が50人以上の事業場において、1年以内ごとに1回、ストレスチェックの実施を義務付ける制度が創設されました。この背景には、うつ病などのメンタルヘルス不調者が10年間で2倍に増加し、労働者にとって過重な労働が続くと、心理面だけでなく、心疾患や脳血管疾患等あらゆる疾患を発症するリスクが高まっていることが考えられます。

　ストレスチェック制度の運営も衛生管理者の重要な業務になるため、押さえておきたいポイントをご紹介します。

【ポイント1】
常時使用する労働者には、ストレスチェックを実施しなければならない！

　事業者は、常時使用する労働者に対して、医師、保健師等による心理的な負担の程度を把握するための検査（ストレスチェック）を実施しなければなりません（ただし、労働者数50人未満の場合は当分の間努力義務）。

【ポイント2】
検査結果は直接本人に通知され、同意なくして事業者には提供されない！

　検査結果は、検査を実施した医師、保健師等から直接本人に通知され、本人の同意なく事業者に提供することは禁止されています。

【ポイント3】
検査の結果、労働者から申し出があった場合は、医師による面接指導を実施する！

　事業者は、検査の結果、高ストレスと判定された者等一定の要件に該当する労働者から申し出があった場合には、医師による面接指導を実施しなければなりません。また申し出を理由とする不利益な取扱いは禁止されています。

【ポイント4】
面接指導の結果に基づき、就業上の措置を講じなければならない！

　事業者は、面接指導の結果に基づき、医師の意見を聴き、必要に応じ就業上の措置*を講じなければなりません。

*就業上の措置とは、労働者の実情を考慮し、就業場所の変更、作業の転換、労働時間の短縮、深夜業の回数の減少等の措置を行うこと。

厚生労働省HPより一部抜粋

I 労働安全衛生法および関係法令

1. 労働安全衛生法（政令、労働安全衛生規則〈第3編を除く〉を含む）

6 全般

■ 派遣労働者に関する労働者死傷病報告 ■

事業者	提出義務の有無	提出先
派遣元	必要	派遣元の所轄労働基準監督署長
派遣先	必要	派遣先の所轄労働基準監督署長

労働者死傷病報告　　　　　　　　　　　　　重要度 B

(1) 事業者は、労働者が労働災害その他就業中または事業場内もしくはその附属建設物内における負傷、窒息または急性中毒により死亡し、または休業したときは、原則として、遅滞なく、報告書（以下、**労働者死傷病報告**）を所轄労働基準監督署長に提出しなければならない。

(2) 派遣労働者が派遣中に労働災害に被災し休業したときは、**派遣元および派遣先双方の事業者**が、労働者死傷病報告を作成し、**それぞれの所轄労働基準監督署長に提出**しなければならない。
（安衛則第97条ほか）

出題傾向・パターン

(2)と同様の文章を出題し、3か所空欄を作り、その空欄に用語を指摘させる内容となっている。

受験対策

ここでは、労働者死傷病報告を作成し提出する義務のある者は派遣元および派遣先双方の事業者であることと、提出先はそれぞれの所轄労働基準監督署長であることを押さえておきたい。

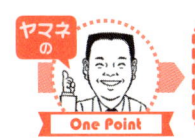

ヤマネのOne Point

派遣労働者に関する労働者死傷病報告の提出義務は、派遣元および派遣先双方の事業者に生じる

第1種・第2種共通科目

2 日目

関係法令
有害業務に係るもの以外のもの

Ⅰ 労働安全衛生法および関係法令
  2. 労働安全衛生法関係省令
    ① 労働安全衛生規則（第3編）
    ② 事務所衛生基準規則

Ⅱ 労働基準法
    ① 総則
    ② 労働契約（解雇）・賃金
    ③ 賃金、労働時間、休憩および休日
    ④ 年次有給休暇
    ⑤ 女性
    ⑥ 就業規則および寄宿舎規則

I 労働安全衛生法および関係法令
2. 労働安全衛生法関係省令
1 労働安全衛生規則（第3編）

■ 労働安全衛生規則（第3編）■

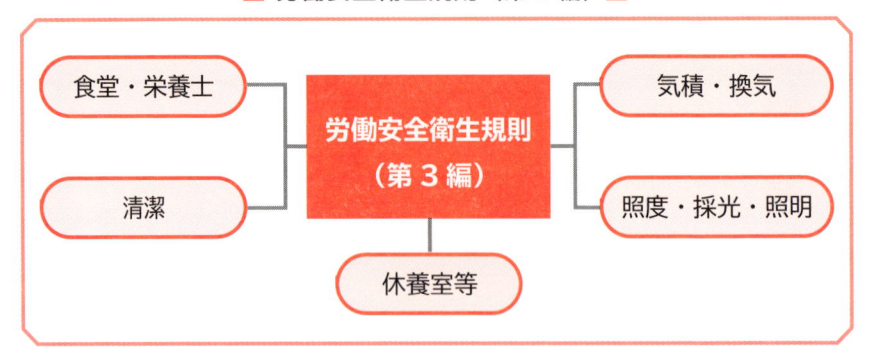

- 食堂・栄養士
- 清潔
- 休養室等
- 気積・換気
- 照度・採光・照明

→ 労働安全衛生規則（第3編）

■ 気積・換気　　　重要度 A

(1) 事業者は、労働者を常時就業させる屋内作業場の**気積**を、**設備の占める容積**および**床面から4mを超える高さ**にある空間を除き、労働者1人について、**10m³以上**としなければならない。

(2) 事業者は、労働者を常時就業させる屋内作業場においては、窓その他の開口部の直接外気に向かって開放することができる部分の面積が、常時床面積の**20分の1以上**になるようにしなければならない。ただし、換気が十分行われる性能を有する設備を設けたときは、この限りでない。

(3) 事業者は、(1)の屋内作業場の気温が**10℃以下**であるときは、換気に際し、労働者を**毎秒1m以上の気流**にさらしてはならない。

（安衛則第600条ほか）

▌出題傾向・パターン

過去の出題では、屋内作業場の気積が必要な基準を満たしているか否か、窓等の開口部の面積が床面積に対する割合の基準を満たしているか否か等の理解が求められている。

> **受験対策**
>
> まずは、気積・換気に関する基準を理解しておく。窓等の面積が床面積の 20 分の 1 以上となっていれば、換気設備の設置は特に必要ないことがポイントである。

照度・採光・照明　　　　　重要度 A

(1) 事業者は、労働者を常時就業させる場所の作業面の照度を、下表の基準に適合させなければならない。ただし、感光材料を取り扱う作業場、坑内の作業場その他特殊な作業を行う作業場については、この限りでない。

■ **作業別の照度区分**　（注1）lx は、照度の単位（ルクス）を表す記号。

作業の区分	基準
精密な作業	300lx 以上
普通の作業	150lx 以上
粗な作業	70lx 以上

(2) 事業者は、採光および照明については、明暗の対照が著しくなく、かつ、まぶしさを生じさせない方法によらなければならない。
(3) 事業者は、労働者を常時就業させる場所の**照明設備**について、**6月以内ごとに1回**、定期に、**点検**しなければならない。　　（安衛則第604条ほか）

> **出題傾向・パターン**
>
> 過去の出題では、作業面の照度の基準を満たしているか否か、照明設備の点検頻度の基準を満たしているか否かの理解が求められる。

> **受験対策**
>
> 照度・採光・照明に関する基準を理解しておくことが重要である。(1)の照度については、次の手順で押さえる。精密な作業の必要照度である300lx 以上をまず暗記する。続いて、その 300lx を 2 で割ると、150lx（以上）となり、これは普通の作業の必要照度となる。さらに、150lx を 2 で割ると 75 となり、それから 5 を差し引くと、70lx（以上）となり、

これは粗な作業の必要照度となる。

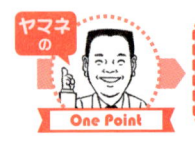

> **ヤマネのOne Point**
> 必要照度は、300÷2÷2−5

■休養室等　重要度 A

(1) 事業者は、常時 **50 人以上**または常時**女性 30 人以上**の労働者を使用するときは、労働者が臥床することのできる**休養室**または**休養所**を、男性用と女性用に区別して設けなければならない。　　　　　　　（安衛則第618条）

> **出題傾向・パターン**
>
> 過去の出題では、休養室等の基準を満たしているか否かの理解が求められる。また、5つの選択肢にそれぞれ異なる男性労働者数と女性労働者数の事業場の例を挙げ、休養室等を男性用と女性用に区別しなければならない規模の事業場の選択肢を選ばせる問題も出題されている。

> **受験対策**
>
> 休養室等に関する基準を理解しておくことが重要である。その際には、たとえ、常時50人未満の労働者を使用する場合であっても、常時女性30人以上の労働者を使用する場合には、休養室等を男性用と女性用に区別して設けなければならないことも押さえておく。

■清潔　重要度 B

(1) 事業者は、次の措置を講じなければならない。
　①日常行う清掃のほか、**大掃除**を、**6 月以内ごとに 1 回**、定期に、統一的に行うこと。
　②ねずみ、昆虫等の発生場所、生息場所および侵入経路ならびにねずみ、昆虫等による被害の状況について、**6 月以内ごとに 1 回**、定期に、統一的に調査を実施すること。そして、当該調査の結果に基づき、ねずみ、昆虫等の発生を防止するため必要な措置を講ずること。

(2)事業者は、原則として、次に定めるところにより便所を設けなければならない。
① 男性用と女性用に区別すること。
② **男性用大便所の便房の数**は、同時に就業する男性労働者 **60 人以内ごとに 1 個以上**とすること。
③ **男性用小便所の箇所数**は、同時に就業する男性労働者 **30 人以内ごとに 1 個以上**とすること。
④ **女性用便所の便房の数**は、同時に就業する女性労働者 **20 人以内ごとに 1 個以上**とすること。　　　　　　　　　　　　　（安衛則第 619 条ほか）

> **出題傾向・パターン**
>
> 過去の出題では、大掃除等の頻度基準を満たしているか否か、便所の便房等の基準を満たしているか否かの理解が求められる。

> **受験対策**
>
> 清潔に関する基準を理解しておくことが重要である。大掃除やねずみなどの発生を防止するための必要措置を講じることの頻度については、照明設備の点検と同様の「6 月以内ごとに 1 回」であるので、セットで覚えておくとよい。

食堂・栄養士　　　　　　　　　　　　　　重要度 A

(1)事業者は、事業場に附属する食堂または炊事場については、次に定めるところによらなければならない。
① 食堂と炊事場とは区別して設け、採光および換気が十分であって、掃除に便利な構造とすること。
② **食堂の床面積**は、食事の際の 1 人について、**1 ㎡以上**とすること。
③ 炊事従業員**専用の休憩室および便所**を設けること。
(2)事業者は、事業場において、労働者に対し、**1 回 100 食以上**または **1 日 250 食以上**の給食を行うときは、**栄養士**を置くように努めなければならない（注 2）。　　　　　　　　　　　　　　　　（安衛則第 630 条ほか）

（注 2）「努めなければならない」とは、努力義務を意味している。

出題傾向・パターン

過去の出題では、食堂の床面積の基準を満たしているか否か、炊事従業員の休憩室および便所の基準を満たしているか否かの理解が求められる。

受験対策

食堂に関する基準を理解しておくことが重要である。特に、炊事従業員の専用の便所を設けることはもちろんのこと、休憩室も専用であることが求められていることにも留意する。

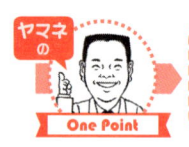

ヤマネのOne Point

炊事従業員には、専用の便所だけでなく、専用の休憩室も必要！

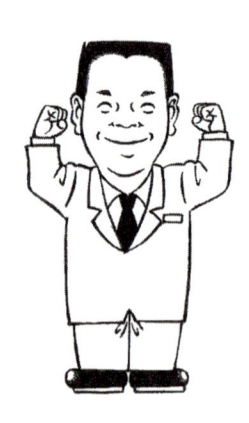

I 労働安全衛生法および関係法令
2. 労働安全衛生法関係省令

2 事務所衛生基準規則

■ 供給空気中の量・含有率 ■

物質	基準
一酸化炭素（含有率）	100万分の10（10ppm）以下
二酸化炭素（含有率）	100万分の1000（0.1%）以下
浮遊粉じん（量）	0.15mg/m³以下
ホルムアルデヒド（量）	0.1mg/m³以下

空気調和設備等による調整　　重要度 A

(1) 事業者は、空気調和設備または機械換気設備を設けている場合は、室に供給される空気が、次の各号に適合するように、当該設備を調整しなければならない。
　①**浮遊粉じんの量**が、**0.15mg/m³以下**であること。
　②当該空気中に占める**一酸化炭素の含有率**、**二酸化炭素の含有率**が、それぞれ**100万分の10以下**および**100万分の1000以下**であること。
　③**ホルムアルデヒドの量**が、**0.1mg/m³以下**であること（注3）。

（注3）ホルムアルデヒドについては、厚生労働省による「職域における屋内空気中のホルムアルデヒド濃度低減のためのガイドライン」で、職域においては**0.08ppm以下**、特定作業場（ホルムアルデヒド等を製造し、または取り扱う作業場であって、作業の性質上 0.08ppm 以下とすることが著しく困難な作業場）においては**0.25ppm以下**とするように努めるよう求められている。本ガイドラインに基づいて、ホルムアルデヒドの濃度測定を行う際には、作業場の中央付近の**床上50cm以上150cm以下**の位置を測定点とする。

(2) 事業者は、(1)の設備により室に流入する空気が、特定の労働者に直接、継続して及ばないようにし、かつ、室の気流を**毎秒 0.5m以下**としなければならない。

(3) 事業者は、空気調和設備を設けている場合は、**室の気温**が**17℃以上28℃以下**および**相対湿度**が**40%以上70%以下**になるように努めなければならない。
　　　　　　　　　　　　　　　　　　　　　　　　　　（事務所則第5条）

出題傾向・パターン

　過去の出題では、空気調和設備等による調整に関する選択肢の正誤を問われることが多い。具体的には、室に供給される空気中の各物質の量・含有率の基準、室の気流や気温、相対湿度の基準に関する理解が求められる。
　また、室に供給される空気中の各物質の量・含有率に関する説明文の中に空欄を作り、その空欄に量・含有率の数値を指摘させる問題も出題されている。

受験対策

　空気調和設備等による調整に関する基準を理解しておくことが重要である。なお、室に供給される空気中の4つの物質の量・含有率を押さえる際には、これらは「室に供給される空気中」における量・含有率であって、「室自体」における量・含有率ではないことに留意する。

点検等　重要度 A

(1) 事業者は、**機械による換気のための設備**について、初めて使用するとき、分解して改造または修理を行ったとき、および **2月以内ごとに1回**、定期に、異常の有無を**点検**し、その結果を記録して、これを **3年間保存**しなければならない。

(2) 事業者は、**空気調和設備を設けている場合**は、病原体によって室の内部の空気が汚染されることを防止するため、次の措置を講じなければならない。

①**冷却塔および冷却水**について、当該冷却塔の使用開始時および使用を開始した後、**1月以内ごとに1回**、定期に、その汚れの状況を点検し、必要に応じ、その清掃および換水等を行うこと。

②**加湿装置**について、当該加湿装置の使用開始時および使用を開始した後、**1月以内ごとに1回**、定期に、その汚れの状況を点検し、必要に応じ、その清掃等を行うこと。

③空気調和設備内に設けられた**排水受け**について、当該排水受けの使用開始時および使用を開始した後、**1月以内ごとに1回**、定期に、その汚れおよび閉塞の状況を点検し、必要に応じ、その清掃等を行うこと。

④冷却塔、冷却水の水管および加湿装置の清掃を、それぞれ **1年以内ごとに1回**、定期に、行うこと。

（事務所則第9条ほか）

出題傾向・パターン

過去の出題では、点検等に関して、5つの選択肢にそれぞれ異なる点検の実施頻度を挙げ、当規則で求められている正しい実施頻度の選択肢を選ばせることが多い。また、点検等に関する選択肢の正誤を問う問題も出題されている。

受験対策

異常の有無の点検については「2月以内ごとに1回」であり、冷却塔などの汚れの状況の点検については「1月以内ごとに1回」であり、区別して押さえておく。

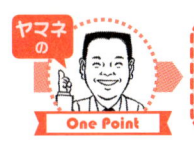

ヤマネのOne Point

異常の有無は2月で、汚れの状況は毎月点検！

作業環境測定　重要度 B

(1) 事業者は、中央管理方式の空気調和設備を設けている建築物の室で、事務所の用に供されるものについて、**2月以内ごとに1回**、定期に、次の事項を測定し、その結果を記録して、これを**3年間保存**しなければならない。
　・**一酸化炭素の含有率**、**二酸化炭素の含有率**、**室温**および**外気温**、**相対湿度**

(2) 事業者は、室の建築、大規模の修繕または大規模の模様替（以下、建築等という）を行ったときは、当該建築等を行った室におけるホルムアルデヒドの量について、当該建築等を完了し、当該室の使用を開始した日以後最初に到来する6月から9月までの期間に1回、測定しなければならない。

（事務所則第7条ほか）

出題傾向・パターン

過去の出題では、作業環境測定に関する選択肢の正誤を問われることが多い。具体的には、作業環境測定の実施頻度に関する理解が求められる。

受験対策

作業環境測定に関する基準を理解しておくことが重要である。ここでは、所轄労働基準監督署への作業環境測定結果の報告の必要はないことに留意する。

Ⅱ 労働基準法

1 総則

■ 平均賃金 ■

$$平均賃金 = \frac{事由発生日以前3箇月間に支払われた賃金総額}{事由発生日以前3箇月間の総日数}$$

■ 定義　　　　　　　　　　　　　　　　　　　重要度 C

⑴定義
　①**労働者**とは、職業の種類を問わず、事業または事務所（以下、事業という）に使用される者で、賃金を支払われる者をいう。
　②**使用者**とは、事業主または事業の経営担当者その他その事業の労働者に関する事項について、事業主のために行為をするすべての者をいう。
　③**賃金**とは、賃金、給料、手当、賞与その他名称のいかんを問わず、労働の対償として使用者が労働者に支払うすべてのものをいう。

⑵平均賃金
　①**平均賃金**とは、これを算定すべき事由の発生した日以前3箇月間にその労働者に対し支払われた賃金の総額を、その期間の総日数で除した金額をいう。

出題傾向・パターン
過去の出題では、用語の定義についての正誤を問われる内容となっている。

受験対策
　平均賃金は、算定すべき事由の発生した日以前3箇月の賃金総額を、その期間の総日数で除したものであることを押さえておく。

Ⅱ 労働基準法

2 労働契約（解雇）・賃金

■ 解雇 ■

	原則	例外
解雇の制限	1. 業務上の傷病による療養のための休業期間とその後30日間 2. 産前産後の休業期間とその後30日間	1. 天災事変等で事業の継続が不可能になったとき（認定必要） 2. 打切補償を支払ったとき（左記の1.の場合のみ）
解雇の予告	1. 少なくとも30日前には予告すること 2. 予告しないときは30日分以上の平均賃金を支払うこと	1. 天災事変等で事業の継続が不可能になったとき（認定必要） 2. 労働者の責めに帰すべき事由によるとき（認定必要）
解雇予告の適用除外	日々雇い入れられる者	1か月を超えて引き続き使用されるに至った場合
	2か月以内の期間を定めて使用される者	所定の期間を超えて引き続き使用されるに至った場合
	季節的業務に4か月以内の期間を定めて使用される者	所定の期間を超えて引き続き使用されるに至った場合
	試みの使用期間中の者	14日を超えて引き続き使用されるに至った場合

> **出題傾向・パターン**
>
> 過去の出題では、解雇制限、解雇予告、解雇予告の適用除外に関する選択肢の正誤を問われている。原則のみならず例外についても詳細な理解が求められる。

> **受験対策**
>
> 解雇については、解雇制限（原則解雇できない労働者）、解雇予告（一般労働者）、解雇予告の適用除外（解雇予告の必要のない労働者）の3つのグループに分けて区別して理解しておくことが重要である。

解雇制限においては、産前産後の期間を確実に押さえておく。産前の期間は6週間（多胎妊娠の場合は14週間）であり、産後の期間は8週間である。解雇予告については、解雇予告と平均賃金の支払いが併用できることを押さえておく。たとえば、20日分の平均賃金を支払えば、10日前の解雇予告も可能である。解雇予告の適用除外については、試みの使用期間中の者であっても、雇い入れてから14日を超えてしまったら、解雇予告等が必要となることを理解しておく。

　原則のみならず、例外についても確実な理解が求められる。たとえば、業務上負傷し、または疾病にかかり療養のために休業している労働者については、打切補償を支払って解雇することが可能であるが、産前産後休業している女性については打切補償を支払って解雇することはできない。また、労働者の責に帰すべき事由があったとしても、業務上負傷し、または疾病にかかり療養のために休業している労働者を解雇することはできない。労働者の責に帰すべき事由については、解雇予告の例外規定に該当し、解雇制限の例外規定には該当しない。

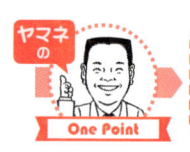

> **ヤマネのOne Point**
> 試みの使用期間中の者でも、14日を超えたら、即時解雇できない！

■ 賃金支払い5原則 ■

5原則	例外
通貨払	法令・労働協約・労働者同意の銀行振込
直接払	例外なし
全額払	法令・労使協定
毎月1回以上払	臨時賃金・賞与等
毎月一定期日払	臨時賃金・賞与等

出題傾向・パターン

過去の出題では、賃金支払いに関する選択肢が賃金支払い5原則の観点から法令に違反しているか否かが問われている。

受験対策

賃金支払い5原則を押さえておく。

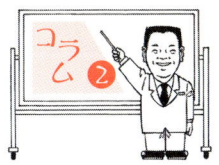

コラム❷ 衛生管理者試験の試験時の心構えについて

鉄則❶　名前と受験番号を忘れずに
試験開始前に試験官から、名前と受験番号を書くよう指示されますが、くれぐれもお間違えのないように！

鉄則❷　あわてない
試験開始の合図で深呼吸。試験時間はたっぷりあります。緊張せず、ゆったりした気分で問題に取り組みましょう。見たことがない問題が出ても焦ってパニックにならないこと。自分を信じて冷静に解答を絞り込んでいけば、正解にたどり着くチャンスはあります。

鉄則❸　出題のパターンは決まっている
答えの選択肢は5つで、問のパターンは2つだけ。「5つのうちから正しいものを1つ選べ」か「5つのうちから間違えているものを1つ選べ」のどちらかです。正しいものを選ぶのか間違えているものを選ぶのか間違えないようにするには、問題文に線引きして確認するといいでしょう。

鉄則❹　時間配分を考える
できない問題が出ても動揺しない、そしてそういう問題は後回しにして時間をかけないこと。できる問題から確実に解いていきましょう。

鉄則❺　すべて埋める
マークシート形式の試験では、空欄を作らないのが鉄則。自信のない問題も解答しておけば正解する可能性があります。空欄は確実に不正解なのです。

鉄則❻　見直しをする
全部埋めてもすぐ会場を出ないで、もう一度見直しましょう。ケアレスミスをしていませんか？　マークシートミスはしていませんか？　1段ずつずれてたなんてことになったら、後悔してもしきれませんよ。

Ⅱ 労働基準法

3 賃金、労働時間、休憩および休日

■ 変形労働時間制 ■

変形労働時間制	期間	実施条件	労使協定の届出
1か月単位の変形労働時間制	1か月以内	労使協定または就業規則等	必要
フレックスタイム制	1か月以内	就業規則等および労使協定	不要
1年単位の変形労働時間制	1か月超1年以内	労使協定	必要
1週間単位の非定型的変形労働時間制	1週間	労使協定	必要

■ 法定労働時間、休憩、法定休日　　重要度 B

(1) 使用者は、労働者に、休憩時間を除き**1週間について40時間**を超えて、労働させてはならない。
(2) 使用者は、1週間の各日については、労働者に、休憩時間を除き**1日について8時間**を超えて、労働させてはならない。
(3) 1週の法定労働時間は**40時間**であるが、**44時間**の例外がある（常時**10人未満**の労働者を使用する**商業**、**サービス業**等）。
(4) 使用者は、労働時間が**6時間を超える場合**においては**少なくとも45分**、**8時間を超える場合**においては**少なくとも1時間**の休憩時間を労働時間の**途中**に与えなければならない。
(5) 休憩時間は**一斉**に与えなければならない。ただし、労使協定があるときを除く。
(6) 使用者は、休憩時間を**自由**に利用させなければならない。
(7) 使用者は、労働者に対して、**毎週少なくとも1回の休日**を与えなければならない。使用者は、代わりに**4週間**を通じ**4日以上**の休日を与えてもよい。

（労基法第32条ほか）

出題傾向・パターン

過去の出題では、休憩および法定休日に関する選択肢の正誤が問われている。具体的には、労働時間に対して必要な休憩時間、休憩時間の一斉付与、法定休日の付与についての理解が求められる。

受験対策

休憩について「超える」の部分に注意する。たとえば、労働時間が8時間の場合には、与えなければならない休憩時間は1時間ではなく、少なくとも45分である。さらに、原則として、休憩時間は一斉付与であることも押さえておく。

加えて、法定休日は原則毎週少なくとも1回であるが、例外として、4週間を通じて4日以上でもよいことも押さえておく。

■三六協定による時間外・休日労働と割増賃金　重要度 B

(1) 使用者は、労使協定を締結しこれを**行政官庁**（所轄労働基準監督署長）に届け出た場合においては、法定労働時間（原則として1日8時間、1週40時間）を**延長**し、または**法定休日**（原則として毎週1回の休日）に労働させることができる。

(2) 使用者が、法定労働時間を超えて労働（以下、法定時間外労働）させた場合においては、その法定時間外労働については、通常の労働時間または労働日の賃金の計算額の**2割5分以上の率**（a）で計算した割増賃金を支払わなければならない。なお、法定時間外労働の時間が**限度時間**（注4）を超えた場合においては、その超えた時間の労働については、aの率を超える率（b）で計算した割増賃金を支払うように努めなければならない。

(注4) **限度時間**とは、法定時間外労働の限度の時間のことであり、「労働基準法第36条第1項の協定で定める労働時間の延長の限度等に関する基準（平成10年労働省告示第154号）」において定められている。たとえば、1か月については**45時間**、1年間については**360時間**とされている。なお、臨時的に特別な事情がある場合に限り、労使で「特別条項付き三六協定」を結ぶことで、限度時間を超えて労働させることも可能である。

ただし、法定時間外労働の時間が1か月について**60時間**を超えた場合においては、その超えた時間の労働については、通常の労働時間の賃金の計算額の**5割以上の率**（c）で計算した割増賃金を支払わなければならない。

なお、所定の中小事業主については、当分の間、cについての規定は適用しない。

なお、使用者が、労使協定でcの規定により割増賃金を支払うべき労働者に対して、c（5割以上の率）の割増賃金の支払に代えて、通常の労働時間の賃金が支払われる休暇（以下、**代替休暇**）を与えることを定めた場合において、当該労働者が代替休暇を取得したときは、当該労働者の1か月について60時間を超えた法定時間外労働のうち、取得した代替休暇に対応する時間の労働については、bの率（bの率を定めていない場合等はaの率）による割増賃金を支払うことを要するが、cの率による割増賃金を支払うことを要しない。

(3) 使用者が、休日に労働させた場合においては、その日の労働については、通常の労働時間または労働日の賃金の計算額の **3割5分以上の率** で計算した割増賃金を支払わなければならない。

(4) 使用者が、**午後10時** から **午前5時** まで（一定の場合は午後11時から午前6時まで）の間において労働させた場合においては、その時間の労働については、通常の労働時間の賃金の計算額の **2割5分以上の率** で計算した割増賃金を支払わなければならない。

(5) この(2)～(4)の割増賃金の基礎となる賃金（＝時間単価）には、次のもの（＝**算定除外賃金**）は算入しない。

家族手当、通勤手当、別居手当、子女教育手当、臨時に支払われた賃金、1か月を超える期間ごとに支払われる賃金、住宅手当

(6) 労働時間は、事業場を異にする場合においても、労働時間に関する規定の適用については **通算** する。　　　　　　　　　　（労基法第36条ほか）

> **出題傾向・パターン**
>
> 過去の出題では、法定時間外労働、法定休日労働、および深夜労働の割増賃金、算定除外賃金、事業場を異にする場合の労働時間の計算の考え方についての選択肢の正誤が問われている。

> **受験対策**
>
> それぞれの割増賃金率と、割増賃金の基礎となる時間単価を算出する際に計算上含めない賃金である算定除外賃金を押さえる。また、事業場を異にする場合、労働時間を通算し、労働時間に関する規定を適用していくこ

とも理解する。

変形労働時間制　重要度 A

(1) 1か月単位の変形労働時間制
① 使用者は、**労使協定**または**就業規則**等により、**1か月以内の一定の期間**を平均し1週間当たりの労働時間が **40 時間**を超えない定めをしたときは、**1か月単位の変形労働時間制**をとることができる。
② 1か月単位の変形労働時間制をするためには、労使協定または就業規則等に所定の事項を定めなければならないが、**労使協定による場合**は、この労使協定を**行政官庁**（**所轄労働基準監督署長**）に**届け出**なければならない。

(2) フレックスタイム制
① 使用者は、**就業規則**等により、**始業**および**終業**の時刻を本人の決定にゆだねることとした労働者について、労使協定に所定の事項を定めたときは、**1か月以内の清算期間**による**フレックスタイム制**をとることができる。
② フレックスタイム制をするためには、就業規則等および労使協定に所定の事項を定めなければならないが、**労使協定**の**行政官庁**（**所轄労働基準監督署長**）への**届出義務はない**。

(3) 1年単位の変形労働時間制
① 使用者は、労使協定に所定の事項を定めたときは、**1か月を超え1年以内**の対象期間による**1年単位の変形労働時間制**をとることができる。
② 1年単位の変形労働時間制と1週間単位の非定型的変形労働時間制をするためには、いずれも労使協定を締結し、これを**行政官庁**（**所轄労働基準監督署長**）に**届け出**なければならない。

(4) 1週間単位の非定型的変形労働時間制
① 使用者は、所定の業種で常時 **30 人未満**の労働者を使用するときは、**1週間単位の非定型的変形労働時間制**をとることができる。　　（労基法第 32 条）

出題傾向・パターン

過去の出題では、変形労働時間制の内容や実施要件に関する選択肢の正誤が問われている。また、1か月単位の変形労働時間制を説明する文章を出題し、3か所空欄を作り、その空欄に数字や用語を指摘させる問題も出題されている。

> 受験対策

　4つの変形労働時間制について、その実施要件をそれぞれ押さえておくことが重要である。

　特に、1か月単位の変形労働時間制の実施要件は「労使協定の締結（届出必要）か就業規則等への記載のどちらかを行うこと」であるが、フレックスタイム制の実施要件は「労使協定締結（届出不要）と就業規則等への記載のどちらも行うこと」であるので、区別して理解しておく。さらに、フレックスタイム制の労働時間の清算期間は、1か月以内であることも押さえておく。

　なお、変形労働時間制やみなし労働時間制を採用した場合、三六協定の締結の有無にかかわらず、使用者は法定労働時間を超えて労働させることができる。みなし労働時間制には、「事業場外労働のみなし労働時間制」「専門業務型裁量労働制」「企画業務型裁量労働制」がある。

　事業場外労働のみなし労働時間制とは、労働者が労働時間の全部または一部について事業場外で業務に従事した場合において、労働時間を算定しがたいときは、原則として、所定労働時間（各会社の就業規則等で定められている労働時間）労働したものとみなす制度である。

　専門業務型裁量労働制とは、労使協定により、所定の事項を定め、行政官庁に届け出た場合において、労働者を所定の専門業務（新商品もしくは新技術の研究開発、情報処理システムの分析または設計の業務、衣服の新たなデザインの考案の業務等）に就かせたときは、当該労働者は、その協定で定める時間労働したものとみなす制度である。

　企画業務型裁量労働制とは、労使委員会がその委員の5分の4以上の多数による議決により所定の事項に関する決議をし、かつ、使用者が、当該決議を行政官庁に届け出た場合において、所定の企画業務（事業の運営に関する事項についての企画、立案、調査および分析の業務等）に就かせたときは、当該労働者は、当該労使委員会で決議した時間労働したものとみなす制度である。

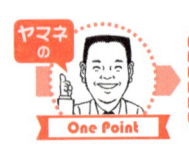

ヤマネのOne Point　フレックスの清算期間は1か月以内！

労働時間等に関する規定の適用除外

重要度 B

(1) 労働時間、休憩および休日に関する規定は、次のいずれかに該当する労働者については適用しない。

① 農業、畜産業または水産業に従事する者。

② 事業の種類にかかわらず**監督もしくは管理の地位にある者**または**機密の事務を取り扱う者**。

③ 監視または断続的労働に従事する者で、使用者が行政官庁（所轄労働基準監督署長）の許可を受けた者。

（労基法第41条）

出題傾向・パターン

過去の出題では、労働時間等に関する規定の適用除外に関する選択肢の正誤が問われている。主に上記②と③について、許可が必要か否かが問われる。

受験対策

まずは、労働時間等に関する規定（法定時間外労働や法定休日労働の割増賃金の支払い、休憩時間の付与）の適用除外となる労働者を確実に押さえておく。上記②については、許可の有無にかかわらず、労働時間等に関する規定の適用除外となり、一方、③については許可を受けたものについて、労働時間等に関する規定の適用除外となることを理解する。つまり、③については許可を受けていなければ、労働時間等に関する規定は適用される。

ちなみに、②の「監督もしくは管理の地位にある者」とはいわゆる管理職にある者である。また、「機密の事務を取り扱う者」には社長秘書等が該当する。

なお、①、②、③に該当する者であっても、深夜時間帯の労働を行った場合は、深夜割増賃金を支払わなければならない。また、要件を満たしている場合は、有給休暇を与えなければならない。

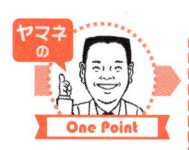

ヤマネのOne Point

監督もしくは管理の地位にある者または機密の事務を取り扱う者は、許可の有無にかかわらず、労働時間等に関する規定が適用されない

2日目 第1種・第2種共通科目 ── 関係法令（有害業務に係るもの以外のもの）

Ⅱ 労働基準法

4 年次有給休暇

■ 年次有給休暇付与日数 ■

継続勤続年数	6か月	1年6か月	2年6か月	3年6か月	4年6か月	5年6か月	6年6か月
年次有給休暇日数	10労働日	11労働日	12労働日	14労働日	16労働日	18労働日	20労働日

(注5) 6年6か月以降は毎年20労働日で変わらず。

年次有給休暇　重要度 A

(1) 使用者は、その雇い入れの日から起算して**6か月間**継続勤務し、全労働日の**8割以上**出勤した労働者に対して、継続し、または分割した**10労働日**の有給休暇を与えなければならない。

(2) 使用者は、**1年6か月以上**継続勤務した労働者に対しては、上表のとおりの有給休暇を与えなければならない。ただし、継続勤務した期間を6か月経過日から1年ごとに区分した各期間（最後に1年未満の期間を生じたときは、当該期間）の初日の前日の属する期間において出勤した日数が全労働日の8割未満である者に対しては、当該初日以後の1年間においては有給休暇を与えることを要しない。

(3) 使用者は、労使協定により、所定の事項を定めた場合において、労働者が有給休暇を、時間を単位として請求したときは、有給休暇の日数のうち当該労使協定で定めた日数（**5日以内**に限る）については、**時間**を**単位**として有給休暇を与えることができる。

(4) いわゆるパートタイマーやアルバイトについても、通常の労働者に**比例**した（上表とは異なる）所定の年次有給休暇を取得する権利が認められている（＝**比例付与**）。**週所定労働日数**が**4日以下**の者については、原則として比例付与の対象であるが、その者の週所定労働時間が**30時間以上**あれば、原則どおりの年次有給休暇の対象となる。

(5) 使用者は、年次有給休暇を労働者の**請求する時季**に与えなければならない

（＝労働者の**時季指定権**）。ただし、請求された時季では事業の正常な運営が妨げられる場合には、他の時季に与えることができる（＝使用者の**時季変更権**）。

(6)使用者は、労使協定により時季に関する定めをしたときは、年次有給休暇のうち**5日を超える部分**については、その定めにより与えることができる（＝計画的付与）。

(7)使用者は、年次有給休暇の期間については、就業規則等で定めるところにより、**平均賃金**または所定労働時間労働した場合に支払われる通常の賃金を支払わなければならない。ただし、労使協定により、健康保険法に定める標準報酬日額に相当する金額を支払う旨を定めたときは、これによらなければならない。

(8)労働者が業務上負傷し、または**疾病にかかり療養のために休業した期間**および**育児休業または介護休業した期間**ならびに**産前産後の女性が休業した期間**は、出勤率の算定上これを**出勤したものとみなす**。　　　　（労基法第39条）

出題傾向・パターン

過去の出題では、年次有給休暇の付与日数、比例付与の要件、計画的付与、出勤率の算定、平均賃金による支払等に関する選択肢の正誤が問われている。

受験対策

まずは、年次有給休暇付与日数の表を確実に押さえておく。対象となる労働期間において、全労働日の8割以上出勤した労働者に対しては有給休暇を前表のとおり与えなければならない。

また、短時間労働者等（週の労働時間が30時間未満で、所定労働日数が週4日以下（年間所定労働日数の場合は216日以下））への比例付与についても押さえておきたい。計算式は、通常の労働者の付与日数×比例付与対象者の週所定労働日数÷5.2（厚生労働省が定める通常の労働者の週所定労働日数）である。加えて、有給休暇の時効は2年であることも押さえておく。

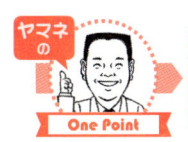

> **ヤマネのOne Point**　有給休暇の時効は2年！

Ⅱ 労働基準法

5 女性

■ 女性の就業制限 ■

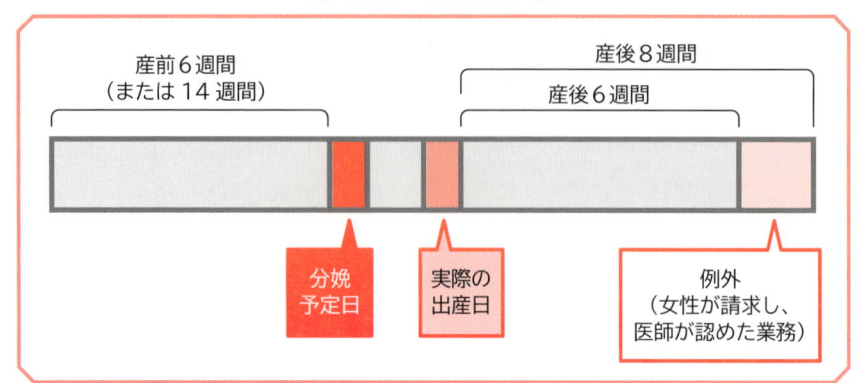

産前6週間（または14週間）
産後8週間
産後6週間

分娩予定日
実際の出産日
例外（女性が請求し、医師が認めた業務）

■ 産前産後等　　　重要度 A

(1) 使用者は、**6週間**（**多胎妊娠**の場合にあっては、**14週間**）**以内**に出産する予定の女性が休業を請求した場合においては、その者を就業させてはならない。
(2) 使用者は、**産後8週間**を経過しない女性を就業させてはならない。ただし、**産後6週間**を経過した女性が**請求**した場合において、その者について**医師**が支障はないと認めた業務に就かせることは、差し支えない。
(3) 使用者は、妊娠中の女性が請求した場合においては、他の軽易な業務に転換させなければならない。
(4) 使用者は、妊娠中の女性および産後1年を経過しない女性（以下、**妊産婦**）が請求した場合においては、変形労働時間制および三六協定等を適用させることによって、法定労働時間（原則として1日8時間、1週40時間）を超えて、または法定休日（原則として毎週1回の休日）に労働させてはならない。
(5) 使用者は、妊産婦が請求した場合においては、**深夜業**をさせてはならない。
(6) **生後満1年**に達しない生児を育てる**女性**は、法令で定められた休憩時間の

ほか、**1日2回**おのおの**少なくとも30分**、その生児を育てるための時間（＝**育児時間**）を請求することができる。

(7)使用者は、(6)の育児時間中は、その女性を使用してはならない。

(8)使用者は、生理日の就業が著しく困難な女性が休暇を請求したときは、その者を**生理日**に就業させてはならない。　　　　　　　　（労基法第65条ほか）

出題傾向・パターン

過去の出題は、妊産婦についての法定時間外労働の可否、妊産婦についての深夜業の可否に関する正誤が問われている。また、(1)および(2)と同様の文章を出題し、4か所空欄を作り、その空欄に産前産後の期間と産後の就業特例に関する期間を指摘させる問題も出題されている。

受験対策

まずは、妊産婦に関する規定について理解しておく。原則、妊産婦であっても1日についての法定時間外労働の時間数の制限はない。ただし、妊産婦が請求した場合においては、変形労働時間制（フレックスタイム制を除く）および三六協定等を適用させることによって、法定時間外労働および法定休日労働をさせてはならない。なお、この場合であっても、労働時間等に関する規定の適用除外者（例：監督もしくは管理の地位にある者）については法定時間外労働および法定休日労働をさせても差し支えない。また、妊産婦が請求した場合においては、深夜業をさせてはならない。なお、この場合においては、労働時間等に関する規定の適用除外者であっても深夜業をさせてはならない。併せて、請求の有無にかかわらず、妊産婦にフレックスタイム制による労働をさせても差し支えないことも理解しておくとよい。

また、産前産後等の期間についてもしっかりと押さえておく。産前の期間とは、分娩予定日から起算して遡って6週間（多胎妊娠の場合は、同14週間）である。産後の期間とは、実際の出産日の翌日から起算して8週間の期間である。

ヤマネのOne Point：産前産後、前は6で、後は8

Ⅱ 労働基準法

6 就業規則および寄宿舎規則

■ 就業規則の絶対的記載事項と相対的記載事項 ■

	項目
絶対的必要記載事項	始業・終業の時刻、休憩時間、休日、休暇、就業時転換（交代制の場合）、賃金（臨時の賃金等を除く）の決定・計算・支払いの方法・締切・支払時期、昇給、退職に関する事項（解雇の事由を含む）
相対的必要記載事項	退職手当、臨時の賃金等、最低賃金額、労働者負担事項、安全衛生、職業訓練、災害補償、業務外傷病扶助、表彰・制裁、その他

就業規則と寄宿舎規則　　重要度 A

(1)就業規則

①**常時10人以上（パート含む）**の労働者を使用する使用者は、上記の事項について**就業規則**を作成しなければならず、作成または変更した場合は、**行政官庁（所轄労働基準監督署長）**に届け出なければならない。

②就業規則に記載すべき事項には、**絶対的必要記載事項**（いかなる場合でも就業規則に必ず記載しなければならない事項）と**相対的必要記載事項**（定めをおく場合には必ず就業規則に記載しなければならない事項）がある。絶対的必要記載事項および相対的必要記載事項については、上表のとおりである。

③絶対的必要記載事項や相対的必要記載事項以外の事項についても、その内容が法令または労働協約に反しないものであれば任意に記載することができる。これを**任意的記載事項**という。

④使用者は、就業規則の作成または変更について、当該事業場に、労働者の過半数で組織する労働組合がある場合においてはその労働組合、労働者の過半数で組織する労働組合がない場合においては労働者の過半数を代表する者（以下、労働組合等）の**意見**を聴かなければならず、また届出をするときに、当該**意見書を添付**しなければならない。

⑤使用者は、就業規則を、常時各作業場の見やすい場所へ掲示し、または備え付けること、書面を交付すること、磁気テープ、磁気ディスクその他これらに準ずる物に記録し、かつ、各作業場に労働者が当該記録の内容を常時確認できる機器を設置することのいずれかの方法によって、労働者に周知させなければならない。

(2)寄宿舎規則

①事業の附属寄宿舎に労働者を寄宿させる使用者は、次の事項について寄宿舎規則を作成しなければならず、作成または変更した場合は、行政官庁(所轄労働基準監督署長)に届け出なければならない。

- **起床、就寝、外出、外泊、行事、食事、安全および衛生に関する事項**
- **建設物および設備の管理に関する事項**

②使用者は、①(建設物および設備の管理に関する事項を除く)の作成または変更については、寄宿舎に寄宿する労働者の過半数を代表する者の**同意**を得て、この**同意書を届出書に添付**しなければならない。(労基法第89条ほか)

出題傾向・パターン

過去の出題では、就業規則および寄宿舎規則に関する選択肢の正誤が問われている。具体的には、それぞれに必要な添付書類や絶対的必要記載事項についての詳細な理解が求められる。

受験対策

まずは、就業規則および寄宿舎規則に必要な添付書類について正確に押さえておくことが重要である。就業規則を所轄労働基準監督署長に届出をする際には、労働組合等の同意書ではなく、意見書を添付しなければならないことに留意する。

続いて、就業規則および寄宿舎規則の絶対的必要記載事項を押さえておく。就業規則において、退職に関する事項は絶対的必要記載事項であるが、退職手当(=退職金)に関する事項は絶対的必要記載事項ではなく、相対的必要記載事項であることに注意する。加えて、就業規則の周知方法について、労働者に書面を交付する以外の方法も認められていることも押さえておくとよい。

ヤマネの One Point

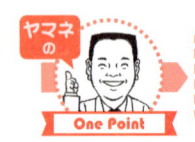

就業規則は意見で、寄宿舎規則は同意が必要

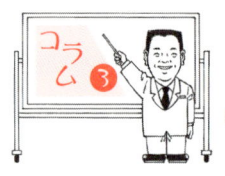

座ってできる！簡単ストレッチ！
勉強や仕事の合間でコーヒーブレイク！

　はっと気がついたら、もうこんな時間。早いところ、仕事を仕上げないと！　なんて思いながら、ずっと同じ体勢でパソコンに向かっていると、肩はガチガチ、背中はつりそう、眼も何だか疲れ気味……。そんな状態では、体にも負担がかかるし効率もよくありません。少し手をとめて、コーヒーブレイクをしながら、簡単ストレッチをしませんか？

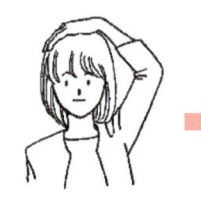

手を頭の反対側へかける

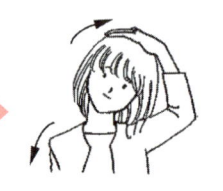

手の重みで首を倒し、決してひっぱらない。伸ばしている側の肩があがらないようにする。

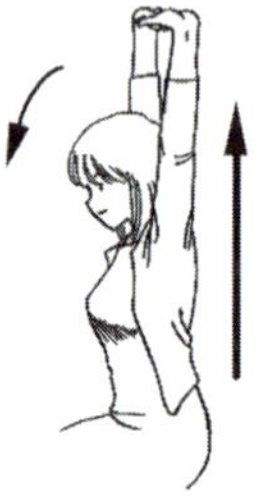

組んだ手を上に伸ばす。背筋を伸ばし、顔はやや下方に向ける。両腕は横から後ろまで持っていく。

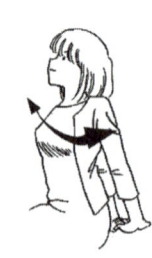

組んだ手を斜め後方に伸ばし、顔はやや上方に向ける。胸を張り、左右の肩こう骨を合わせるようにする。

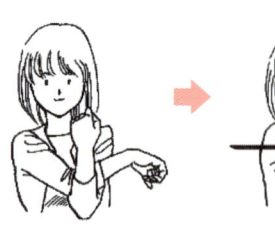

伸ばそうとする腕の肘より上の部分を他方の肘で抱える。

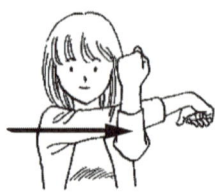

抱えた腕を引き上げアゴの下まで持ち上げる。

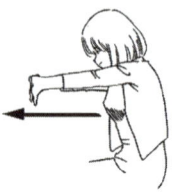

組んだ手を前に伸ばし、背中は丸め、肩こう骨の間を開くようにする。

第1種・第2種共通科目

3日目

労働衛生
有害業務に係るもの以外のもの

- Ⅰ 衛生管理体制
- Ⅱ 作業環境要素および職業性疾病
  1. 一般作業環境
     ① 温熱環境
     ② 視環境
  2. 有害生物とそれによる職業性疾病
     ① 食中毒
  3. 作業要因とそれによる職業性疾病
     ① VDT作業に伴う健康障害
     ② 脳・心臓疾患
- Ⅲ 作業環境管理
  ① 事務室等の作業環境管理
    （一般環境の気積等、騒音を含む）
- Ⅳ 厚生労働省による
     ガイドライン
- Ⅴ 作業管理
- Ⅵ 健康管理
- Ⅶ 健康の保持増進対策
- Ⅷ 労働衛生教育
- Ⅸ 労働衛生管理統計
- Ⅹ 救急処置
  ① 一次救命処置
  ② 応急手当

Ⅰ 衛生管理体制

衛生管理体制

■ 衛生管理の基本3管理 ■

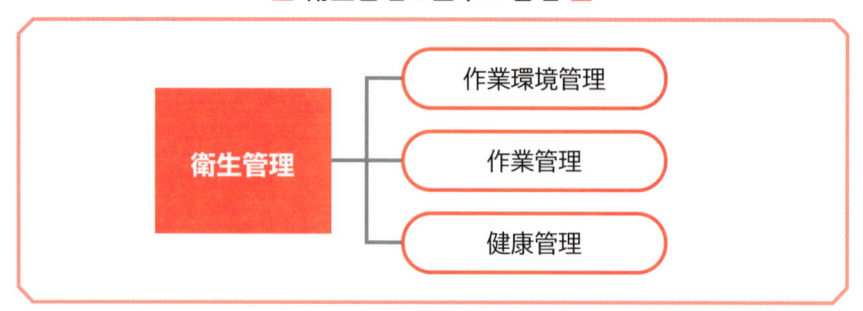

```
            ┌── 作業環境管理
   衛生管理 ──┼── 作業管理
            └── 健康管理
```

■衛生管理の基本3管理　　　重要度 B

(1) **衛生管理**とは、職場における**労働者の健康の保持増進を目的としたさまざまな方策を実施する**ことである。衛生管理を行うことで、事業者と労働者が協力して**労働災害を防止**し、**快適な職場環境を作る**ことが可能となる。具体的には、事業場において、衛生管理体制を確立し実践的活動を行っていくが、この活動の基本となるものが、作業環境管理、作業管理、健康管理で、これを衛生管理の**基本3管理**と称する。

(2) **作業環境管理**とは、適正な作業環境を形成・維持することを目的とし、作業場に存在する**有害要因を排除**していくための**作業環境上の管理**のことである。具体的には、**作業環境を測定**し、その測定結果からその**作業場を評価**し、その**評価に基づき具体的環境改善を行う**ことである。これは、労働者の健康障害を未然に防ぐための先取り管理といえる。

(3) **作業管理**とは、**職業性疾病の予防**を目的とし、**作業そのものを管理する**ことである。具体的には、まず、労働者の作業内容、実施方法や作業手順等や、使用する道具や機械設備等の分析を行う。続いて、その分析に基づき、適正な作業時間、作業強度、作業密度、作業手順、作業姿勢等を導き出していく。そして、それらを労働者に周知徹底させることにより、安全衛生面から作業と労働者とを調和させ、**健康障害につながる作業負荷**（＝有害要因）**の低減**

を図っていくことになる。

(4) **健康管理**とは、**労働者の疾病の早期発見と予防**、**健康の保持増進**を目的とし、さまざまな措置を講じていくことであり、労働者の健康の管理のことである。具体的には、疾病の早期発見と予防を目的とする**健康診断**、健康の保持増進を目的とする**健康測定**、心の健康の保持増進を目的とする**メンタルヘルスケア**等を行っていくことになる。

出題傾向・パターン

過去の出題では、衛生管理の3つの基本管理である「作業環境管理」「作業管理」「健康管理」をそれぞれ説明する選択肢の正誤が問われている。主に、作業環境管理と作業管理の定義の違いを正確に理解しているか否かが問われる。

受験対策

まずは、作業環境管理、作業管理、健康管理の定義を正確に理解しておくべきである。特に、作業環境管理と作業管理は用語が似ているので、その意味を混同せずに区別して理解しておくことがポイントである。端的にいうと、作業環境管理とは作業環境（作業場の環境）の管理のことであり、作業管理とは作業（仕事）自体の管理のことである。それぞれはまったく別の領域の管理となっている。

加えて、作業環境管理を進めていく際のプロセスも押さえておく。たとえば、ある作業場において、室温を測定（＝作業環境測定）したとする。仮に、室温が50℃だったとした場合、当該作業場については暑熱な作業場であると評価を下すことになる。つまり、この作業場は作業環境上、暑いという有害要因が存在することになるが、作業環境を良好にしていくためには、この暑いという有害要因を環境から排除しなければならない。そこで、エアコンを稼働させる等の改善措置を講じ、作業場内の温度を下げていくことになる。この「作業環境測定」→「評価」→「改善」という流れが作業環境管理を進めていく際のプロセスである。

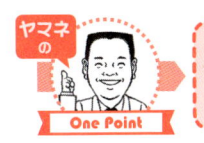

ヤマネのOne Point

作業環境管理 ≠ 作業管理

Ⅱ 作業環境要素および職業性疾病

1. 一般作業環境

1 温熱環境

■ 作業強度と至適温度の関係 ■

	温度	湿度	気流	輻射熱
実効温度	○	○	○	×
修正実効温度	○	○	○	○
アスマン通風乾湿計	○	○	×	×
不快指数	○	○	×	×
相対湿度	○	○	×	×

▌温熱環境　　　　　　　　　　　　重要度 A

(1)温熱要素

　温度感覚を左右する外的要件を**温熱条件**（**温熱要素**）といい、**気温**、**湿度**、**気流**（風）および**輻射熱**の 4 要素がある。

①気温

　空気の温度のことである。温度感覚を左右する最大要素である。温熱環境を測定するためには、一般的に**アスマン通風乾湿計**で測定する。

②湿度

　空気中の乾湿の度合いのことであり、一般的には、**相対湿度**（注 1）のことを指すことが多い。気温が同じでも、湿度の高低により温度感覚は異なる。湿度の測定には、アスマン通風乾湿計を用いる。測定方法は、**乾球温度**と**湿球温度**を計り、換算表によって求める。

> （注 1）相対湿度とは、それぞれの気温における飽和水蒸気量に対する実際の空気中の水蒸気量の比率のことをいう。

③気流

　風のこと。温熱環境を測定するためには、気流がある場合には、汗の蒸発が促進されて、伝導も増して涼しく感じる。一般的に**熱線風速計**で測定する。

④輻射熱

　放射熱のことである。炉や電気ストーブといった**輻射源**から放射されると、気温以上に暖かさを感じる。温熱環境を測定するためには、一般的に**黒球温度**

計で測定する。

(2)温熱指数

温熱要素から作られる温熱条件を表す尺度を**温熱指数**という。温熱指数の主なものには次のものがある。

① **実効温度**

感覚温度ともいう。気温（乾球温度）、湿度（乾球温度および湿球温度）、気流の3要素の測定値から**実効温度図表**の目盛を読むことにより求める。

② **修正実効温度**

気温の代わりに、輻射熱を考慮した黒球温度、湿度と気流の3つの値から求める。輻射熱源がある作業場の温熱評価に適している。

③ **不快指数**

気温、湿度から求められる蒸し暑さ指数である。次の計算式で求める。

不快指数 ＝ 0.72 ×（乾球温度＋湿球温度）＋ 40.6

④ **WBGT**（湿球黒球温度指数）

高温環境の評価に用いられ、気温、湿度、気流、黒球温度により求める。次の計算式で求められる。

屋外で太陽照射がある場合

WBGT ＝ 0.7 ×自然湿球温度（注2）＋ 0.2 ×黒球温度＋ 0.1 ×乾球温度

屋内の場合、屋外で太陽照射がない場合

WBGT ＝ 0.7 ×自然湿球温度＋ 0.3 ×黒球温度

（注2）自然湿球温度とは、輻射熱を防いだ状態で自然気流に暴露された湿球温度のことをいう。

> **出題傾向・パターン**
>
> 過去の出題は、それぞれの温熱指数を説明する選択肢の正誤を問う問題が出題されている。具体的には、温熱指数と温熱要素の関係を理解しているか否かが問われる。また、WBGTの算出式の穴埋め問題も出題されている。

> **受験対策**
>
> 温熱指数と温熱要素の関係を確実に理解しておくことが重要である。たとえば、実効温度は気温と湿度、気流の3要素から求められ、輻射熱は加味されていない。加えて、WBGTの算出式は「なにぃ～！七味か！」と覚えるとよい。な（0.7）、に（0.2）、ぃ（0.1）、七（0.7）、味（0.3）である。

79

至適温度

重要度 A

作業強度	季節	年齢	性別		至適温度
大	冬	低	男	➡	低い
小	夏	高	女	➡	高い

(1) **至適温度**とは、暑からず寒からずという温度感覚を伴う温度のことで、年齢、性別、人種、民族、飲食物、作業強度、季節などにより異なる。

(2) 筋肉作業とデスクワークを比較した場合、作業強度の大きい筋肉作業のほうが、作業強度の小さいデスクワークよりも至適温度が低くなる。

(3) 人間は外部環境に順応しようとする働きがあり、夏は、暑い環境に身体がなれるため、高い温度でも快適と感じることができるので、至適温度は高くなる。逆に、冬は寒さに身体がなれるため、低い温度でも快適と感じることができるので、至適温度は低くなる。

出題傾向・パターン

過去の出題では、至適温度の定義や特徴、至適温度と作業強度の関係に関する選択肢の正誤が問われている。

受験対策

まずは、至適温度は「暑からず寒からずという温度感覚を伴う温度のこと」であり、つまり、「各個人が快適に感ずる温度」である旨を理解しておく。特に、至適温度と作業強度の関係がポイントなので、確実に押さえておく。作業強度が大きい筋肉作業を行うと、その作業者は体が温まることにより、室内の温熱環境に関して「暑い」と不快感を感じる。よって、筋肉作業の作業者にとって、室内の気温を下げることが快適さにつながる（＝至適温度が低い）。一方、作業強度が小さいデスクワークを行うと、その作業者は体が温まらず、室内の温熱環境に関して「寒い」と不快感を感じる。よって、デスクワークの作業者にとって、室内の気温を上げることが快適さにつながる（＝至適温度が高い）。

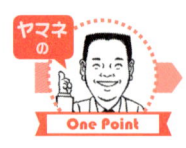

ヤマネの One Point

作業強度の大きい筋肉作業のほうが、作業強度の小さいデスクワークよりも至適温度が低い

Ⅱ 作業環境要素および職業性疾病

1. 一般作業環境

2 視環境

■ 照明の分類 ■

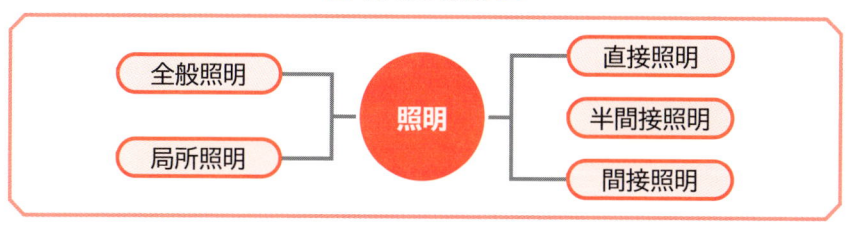

```
全般照明 ─┐          ┌─ 直接照明
          ├─ 照明 ─┼─ 半間接照明
局所照明 ─┘          └─ 間接照明
```

採光、照明、採色　　重要度 A

(1) **ルクス**とは、照度の単位のことである。光度1カンデラの光源から1m離れた所の直角の面の照度が1ルクスとなる。

(2) 採光とは、自然光（主に太陽光）によって明るさを得ることである。採光においては、窓の方向や面積、部屋の奥行き等が問題となり、また、開角や仰角について留意する。

　① **開角**とは、室内の1点と窓の上辺を結ぶ線が、その1点と窓外の遮光建物の頂点を結ぶ線で作る角度のことであり、5度以上とする。

　② **仰角**（入射角）とは、室内の1点と窓の上辺を結ぶ線が、その点における水平線とで作る角度のことであり、28度以上とする。

(3) 照明とは、電灯などの人工の光線によって明るさを得ることである。照明は照らす範囲によって、全般照明と局所（局部）照明に分類される。全般照明と局所照明を併用する場合、全般照明は局所照明の明るさの **10分の1（10%）以上**とする。

　① **全般照明**とは、作業場全体を均等に明るくする照明のことである。

　② **局所照明**とは、手元等部分的に照らす照明のことである。

(4) 照明はその方法によって、直接照明、半間接照明、間接照明に分類される。

　① **直接照明**とは光源から出る光を直接利用する方法である。

　② **半間接照明**とは光源から出る光をカバーを通して利用する方法である。

　③ **間接照明**とは光源から出る光を天井や壁に**反射**させて間接的に利用する方

3日目　第1種・第2種共通科目 ── 労働衛生（有害業務に係るもの以外のもの）

81

法である。
(5)作業面や床面にあまり強い影を作らないようにするが、立体視を必要とする作業では**適度な影**が必要である。前方からの照明使用の場合、眼と光源とを結ぶ線と視線とがつくる角度を **30 度以上** とする。普通の作業では、**白色光**を使用する。
(6)彩色について、目の高さより上の天井や壁には照明効果を高めるために白色等の明るい色を使用し、目の高さ以下の壁にはまぶしさを防ぎ、汚れの目だたない濁色を使用する。

> **出題傾向・パターン**
>
> 　過去の出題では、採光、照明、彩色をそれぞれ説明する選択肢の正誤が問われている。特に、照明の分類や使用する際の留意事項を理解しているか否かが問われる。また、ルクスの定義について正誤を問う問題も出題されている。

> **受験対策**
>
> 　照明について、確実に理解しておくことが重要である。全般照明と局所照明を併用する場合、全般照明は局所照明の明るさの 10 分の 1「以上」であり、「以下」ではないことに留意しておく。また、反射光を利用する方法は、他の照明方法ではなく、間接照明であることも押さえておく。
>
> 　さらに、前方から明かりを取るときは、眼と光源を結ぶ線と視線とで作る角度が 30°「以上」であり、「以下」でない。
>
> 　加えて、ルクスの定義について、理解しておく。照度の単位はカンデラではなく、ルクスである。

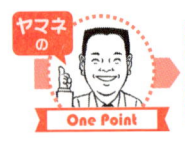

ヤマネの One Point　「以上」と「以下」の表現の違いに注意する！

II 作業環境要素および職業性疾病

2. 有害生物とそれによる職業性疾病

1 食中毒

■ 細菌性食中毒の分類 ■

			原因菌	キーワード
細菌性	感染型		腸炎ビブリオ	塩
			サルモネラ菌	糞尿（うんち）
			ウェルシュ菌	タンパク質
			カンピロバクター	寒さに強い
	毒素型	食品内	黄色ブドウ球菌	熱に強い
			ボツリヌス菌	神経毒
		生体内	O-157	出血性大腸炎
			セレウス菌	熱に強い

■ 食中毒　重要度 A

(1) 細菌性食中毒

①**感染型食中毒**とは、食材、食物に付着している細菌そのものの感染によって引き起こされる食中毒である。細菌自体が中毒を引き起こす。

Ⓐ**腸炎ビブリオ**

　塩気の多いところで繁殖し、**病原性好塩菌**ともいう。魚介類が主な原因食品である。潜伏期間は 10〜20 時間程度であり、熱には弱い。腹痛、水様性下痢等の症状となる。

Ⓑ**サルモネラ菌**

　糞に繁殖する。潜伏期間は 6〜48 時間程度であり、熱には弱い。**糞尿**による汚染食肉（ネズミなどの排泄物の汚染、ゴキブリ等）、鶏卵が主な原因食品である。急性胃腸炎型の症状となる。

Ⓒ**ウェルシュ菌**

　汚染された肉類や魚介類等の蛋白質に繁殖する。潜伏期間は 12 時間程度であり、熱に強い。水様性の下痢、嘔吐等の症状となる。生体内毒素型に分類されることもある。

Ⓓ**カンピロバクター**

汚染された鶏肉や牛肉、飲料水等に繁殖する。潜伏期間は2～7日程度であり、低温（4℃以下）でも生存可能である。発熱、頭痛、下痢等の症状となる。

②**毒素型食中毒**（**食品内**）とは、食物内にて細菌が増殖し、その際に産生された毒素によって引き起こされる食中毒である。細菌自体は中毒を起こさない（細菌そのものの生死は関係なく、その細菌が分泌する毒素により中毒を引き起こす）。

Ⓐ**黄色ブドウ球菌**

にぎり飯、弁当、あんこ等を汚染し、**エンテロトキシン**という毒素を産出する。潜伏期間は2～3時間であり、**熱には強い**。嘔吐が主症状であり、続いて腹痛、下痢等を起こす。回復は比較的早い。

Ⓑ**ボツリヌス菌**

缶詰、いずし等を汚染し、ボツリヌストキシン（＝**神経毒**）という毒素を産出する。潜伏期間は8～36時間であり、熱に強い。神経症状を引き起こし、**致死率は高い**。

③**毒素型食中毒**（**生体内**）とは、摂取された細菌が体内にて細菌が増殖し、その際に産生された毒素によって引き起こされる食中毒である。細菌自体は中毒を起こさない。

Ⓐ**O－157**

糞便が付着した食肉や野菜等を汚染し、**ベロ毒素**という毒素を産出する。潜伏期間は3～10日程度であり、熱に弱い。発熱、激しい腹痛、嘔吐、**鮮血まじりの水様性の下痢**等の症状を引き起こす。

Ⓑ**セレウス菌**

米や小麦を原料とするピラフ、スパゲティ等の食品を汚染し、**エンテロトキシン**という毒素を産出する。嘔吐型と下痢型があり、潜伏期間は嘔吐型が1～5時間程度、下痢型が8～16時間程度であり、熱に強い。嘔吐型は激しい吐き気、嘔吐等の症状を引き起こし、下痢型は腹痛、下痢等の症状を引き起こす。

エンテロトキシンは、細菌が産生する蛋白毒素の総称である。腸管に作用して胃炎、腸炎などの異常反応を引き起こす。熱に強いブドウ球菌、熱に不安定なサルモネラ菌、ウェルシュ菌、セレウス菌など、多くの細菌が産生する。

(2) ウイルス性中毒

① 食材、食物に付着しているウイルスの感染によって引き起こされる食中毒である。

Ⓐ ノロウイルス

カキ等の貝類、感染者の嘔吐物や糞便等に繁殖し、さらに人の腸内で増殖する。潜伏期間は1～2日程度であり、**冬季に発生**しやすい。ウイルスの失活化には、エタノールや逆性石鹸はあまり効果がなく、高温加熱による殺菌が効果的である。吐き気、嘔吐、下痢、発熱等の症状となる。

(3) 自然毒による食中毒

① 自然毒による食中毒としては、フグ中毒（**テトロドトキシン**）、カビの産生する毒素（アフラトキシン）、きのこ毒等がある。

(4) 化学性食中毒

① 化学性食中毒としては、砒素、農薬、メタノール等によるものがある。

出題傾向・パターン

細菌性食中毒の感染型と毒素型のそれぞれの細菌の特徴やウイルス性食中毒のウイルスの特徴を理解しているか否かが主に問われている。

受験対策

感染型の細菌は、それ自体が食中毒を引き起こす。腸炎ビブリオは塩気を好み、サルモネラ菌はうんちを好み、また、ウェルシュ菌は蛋白質を好む。カンピロバクターは寒さに強い。一方、毒素型の細菌はそれ自体が食中毒を引き起こすのでなく、その細菌から産出された毒素が食中毒を引き起こす。黄色ブドウ球菌やボツリヌス菌、セレウス菌の毒素は熱に強い。また、ボツリヌス菌は神経毒とも称されており、O-157は赤痢菌と似た症状を引き起こす。「感染・毒素・腸・サ・ブ・ボ・塩・うんち・熱に強くて神経毒」と覚えて、表をいつでも再現できるようにしておこう。

加えて、ウイルス性食中毒についてもそれぞれ理解しておきたい。ノロウイルスによる食中毒は夏季ではなく、冬季に集団発生しやすい。

ヤマネのOne Point

ノロウイルスは冬季に発生しやすい！

II 作業環境要素および職業性疾病
3. 作業要因とそれによる職業性疾病

1 VDT作業に伴う健康障害

■ **VDTガイドラインの推奨値** ■

	推奨値
ディスプレイ画面の照度	500lx 以下
キーボード面等の照度	300lx 以上
文字の大きさ	3mm 以上
ディスプレイ画面との距離	40cm 以上
一連続作業時間	1時間以内

■ VDT作業　　　　　　　　　　　　　　重要度 A

(1) 定義

① **VDT**（Visual Display Terminals）**作業**とは、事務所において、ディスプレイ、キーボード等により構成されるVDT機器を使用して、データの入力・検索・照合等、文書・画像等の作成・編集・修正等、プログラミング、監視等を行う作業をいう。

(2)「VDT作業における労働衛生管理のためのガイドライン」に基づく措置

① ディスプレイ画面の照度は **500lx（ルクス）以下** とする。書類上およびキーボード面等の照度は **300lx（ルクス）以上** とする。

② グレア（まぶしさ）を防ぐため、反射防止型ディスプレイを用いて、照明は **間接照明** 等を用いる。

③ ディスプレイに表示する文字の大きさは、小さすぎないように配慮し、文字の高さがおおむね **3mm 以上** とする。

④ ディスプレイとは **40cm 以上** の視距離を設け、ディスプレイ画面の上端が **眼の高さとほぼ同じか、やや下** になる高さにする。

⑤「単純入力型」および「拘束型」の作業において **一連続作業時間は1時間** を超えないようにし、次の連続作業までに **10〜15分の作業休止時間** を設ける。さらに、一連続作業時間内においても1〜2回程度の小休止を設ける。

⑥ 一定のVDT作業従事者については、**VDT特殊健康診断**（配置前健康診断

および定期健康診断）を次の項目について実施する。なお、定期のVDT特殊健康診断については、1年以内ごとに1回、実施するが、**一般の定期健康診断と併せて**実施しても差し支えない。

業務歴・既往歴の調査、自覚症状の有無の調査、眼科学的検査（視力検査等）、筋骨格系に関する検査（上肢の運動機能の検査等）

（厚生労働省による「VDT作業における労働衛生管理のためのガイドライン」）

(3)健康障害

① VDTの健康障害として、**頸肩腕症候群**（頸、肩、腕、指の疲れおよび痛み等）、**眼精疲労**、**腰痛**等がある。これらの症状の特徴として、**自覚症状**が**他覚的所見**に**先行**して現れることが挙げられる。

出題傾向・パターン

過去の出題では、「VDT作業における労働衛生管理のためのガイドライン」やVDTの健康障害についての選択肢の正誤が問われている。主に、VDT機器についての措置、作業における留意事項、健康障害の特徴を理解しているか否かが問われる。

受験対策

まずは、「VDT作業における労働衛生管理のためのガイドライン」に基づく措置を押さえておく。VDT機器について、ディスプレイ画面の照度は500lx「以下」で、書類上およびキーボード面等の照度は300lx「以上」とする。ここでは、ルクス（lx）の数値を覚えるだけでなく、「以上」と「以下」という文言までしっかりと区別して押さえておく。作業における留意事項として、ディスプレイとは30cmではなく、40cm以上の視距離を設けることにも注意したい。

加えて、VDTの健康障害について、それぞれ押さえておく。ここでは、自覚症状が、他覚的所見（＝検査等による発見）に先行して現れることがポイントである。つまり、VDT健康診断の結果を待つまでもなく、「肩が凝る」「目が疲れる」などの自覚症状をすでに感じていることが多い。

ヤマネのOne Point

VDTの健康障害は自覚あり！

Ⅱ 作業環境要素および職業性疾病
3. 作業要因とそれによる職業性疾病

2 脳・心臓疾患

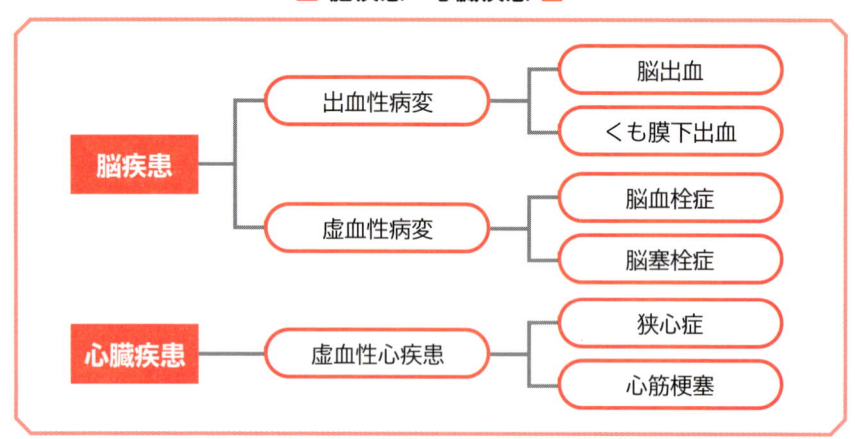

■ 脳疾患・心臓疾患 ■

- 脳疾患
  - 出血性病変
    - 脳出血
    - くも膜下出血
  - 虚血性病変
    - 脳血栓症
    - 脳塞栓症
- 心臓疾患
  - 虚血性心疾患
    - 狭心症
    - 心筋梗塞

脳疾患・心臓疾患 重要度 A

(1) **脳疾患(脳卒中)**

① **出血性病変**とは、脳内外の出血により、脳の様々な機能が障害を受ける疾患である。

　Ⓐ **脳出血**：脳実質内で脳の血管が破綻し出血することにより発症する。頭痛、嘔吐、意識障害等の症状がみられる。

　Ⓑ **くも膜下出血**：脳表面のくも膜下腔で脳動脈瘤が破綻の上、出血し脳を圧迫することにより発症する。急激で激しい頭痛等の症状がみられる。

② **虚血性病変（脳梗塞）**とは、脳の一部の血流が減少することにより脳組織が壊死する疾患である。

　Ⓐ **脳血栓症**：**脳血管自体の動脈硬化**により、血栓が形成され、脳血管が閉塞され脳の一部の血流が減少し脳組織が壊死することにより発症する。半身の運動麻痺や感覚障害、言語障害、視野の障害等の症状がみられる。

　Ⓑ **脳塞栓症**：**心臓や動脈壁の血栓**がはがれて、それが脳血管に至り、脳血管が閉塞され脳の一部血流が減少し脳組織が壊死することにより発症する。

脳血栓症とほぼ同様の症状がみられる。

(2) **心臓疾患**
① **虚血性心疾患**とは、動脈硬化等による冠状動脈の閉塞または狭窄により、心筋への血流が阻害され血液不足になることによる心臓の疾患である。
　Ⓐ **狭心症**：冠状動脈の一部が動脈硬化等により狭くなり、心筋への血流が阻害され血液不足になり発症する。数分以内（長くとも15分以内）の激しい胸の痛み、呼吸困難等の症状がみられるが、心筋は壊死していない。
　Ⓑ **心筋梗塞**：冠状動脈の一部が動脈硬化等により完全に詰まってしまい、心筋への血流が阻害され血液不足になり発症する。15分以上（長い場合は1時間以上）に渡って、狭心症と同じ症状が継続し、心筋は壊死している。

＊運動負荷心電図検査は、虚血性心疾患の発見に効果的である。
＊動脈硬化とは、コレステロールの蓄積等により、動脈壁が肥厚・硬化して弾力性を失った状態であり、進行すると血管の狭窄や閉塞を招く。

出題傾向・パターン

過去の出題では、脳疾患や心臓疾患についての選択肢の正誤が問われている。特に、脳疾患や心臓疾患を引き起こす原因を理解しているか否かが主に問われている。

受験対策

まずは、脳疾患や心臓疾患を引き起こす原因をそれぞれ区別して理解しておく。脳の出血性病変については、脳出血は脳実質内の出血、くも膜下出血は脳表面のくも膜下腔における脳動脈瘤の破綻による出血が原因である。脳の虚血性病変については、脳血栓症は脳血管自体の動脈硬化により形成された血栓による脳血管の閉塞、脳塞栓症は心臓や動脈壁により形成された血栓による脳血管の閉塞が原因である。心臓疾患については、狭心症は冠状動脈の一部が狭くなってしまったこと、心筋梗塞は冠状動脈の一部が完全に詰まってしまったことが原因である。

加えて、運動負荷心電図検査が虚血性心疾患の発見に効果的であることも覚えておこう。

ヤマネのOne Point
脳血栓症は脳が原因、脳塞栓症は心臓が原因！
心臓疾患は冠状動脈が原因！

3日目　第1種・第2種共通科目 ── 労働衛生（有害業務に係るもの以外のもの）

Ⅲ 作業環境管理

1 事務室等の作業環境管理
（一般環境の気積等、騒音を含む）

■ 二酸化炭素濃度 ■

	濃度
外気の二酸化炭素濃度	0.03～0.04％（＝ 300ppm～400ppm）
呼気中の二酸化炭素濃度	4％（＝ 40000ppm）
室内の二酸化炭素基準濃度	0.1％（＝ 1000ppm）

■ 換気・騒音　　　　　　　　　　　　重要度 A

(1)成分等
① **外気の空気の組成**は、**酸素 20.93％**、**窒素 79.04％**、**二酸化炭素 0.03～0.04％**である。
② 人間の**呼気の成分**は、**酸素約 16％**、**二酸化炭素 4％**である。
③ 室内の**二酸化炭素基準濃度は 0.1％**である。

(2)必要換気量
① 作業室内にいる成人1人に対して、衛生上入れ換えの必要がある空気の量であり、1時間当たりに交換される空気の量で表される。
　算出式は次のとおりである。

$$\frac{\text{在室者の1時間当たりの呼出二酸化炭素量（m}^3\text{／h）}}{\text{室内の二酸化炭素基準濃度　－　外気の二酸化炭素濃度}}$$

※室内二酸化炭素基準濃度は 0.1％、外気の二酸化炭素濃度は 0.03～0.04％

② 必要換気量は労働の強度によって変化する。たとえば、労働の強度の大きい仕事ほど呼吸数も増え、これにより**必要換気量**も増加する。

(3)換気回数
① **必要換気回数**とは、1時間に必要な換気回数のことである。必要換気量を気積（空気の容積）で除することにより求める。

②換気回数には適度な回数がある。仮に、必要以上に換気を行うと不必要な気流を生じさせ、室内の温度に影響を与え、冷暖房の効果を低下させることにつながる。

(4)騒音

①聴覚について、人は**約20～2万Hz**（ヘルツ）の音を感じることができる。音の強さは振動幅が大きいほど強い音になり、長期間ばく露により騒音障害になりやすい。また、音の高さは周波数が大きいほど高い音になり、難聴になりやすい。

出題傾向・パターン

過去の出題では、5つの選択肢にそれぞれ異なる算出式を挙げ、正しい必要換気量の算出式を指摘させる問題が多い。さらに、あらかじめ必要換気量の算出式を示し、式を構成する項目のそれぞれの二酸化炭素濃度を指摘させる問題も出題されている。また、必要換気量の計算問題や換気回数についての正誤問題の出題も見られる。なお、騒音については、労働生理科目や、第1種試験科目である、労働衛生（有害業務に係るもの）科目において出題されている。

受験対策

まずは、必要換気量の算出式を確実に押さえておく。その際には、算出式を構成している項目を覚えるだけでなく、その項目のそれぞれの二酸化炭素濃度も押さえる。算出式の分母を構成している、「室内の二酸化炭素基準濃度」は0.1％であり、「外気の二酸化炭素濃度」は0.03～0.04％である。さらに、分子の「在室者の1時間当たりの呼出二酸化炭素量」を算出するために必要な「呼気中の二酸化炭素濃度」は4％である。また、濃度の単位が％の場合は100倍、ppmの場合は1,000,000倍することも覚えておこう。

加えて、換気回数についても理解しておく。換気回数には適度な回数があり、多ければいいわけでない。理論的には、必要換気回数だけ換気をすれば十分である。

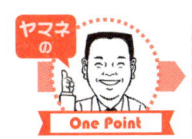

ヤマネのOne Point

換気のやりすぎには注意！

Ⅳ　厚生労働省によるガイドライン

厚生労働省によるガイドライン

■ 喫煙対策の方法 ■

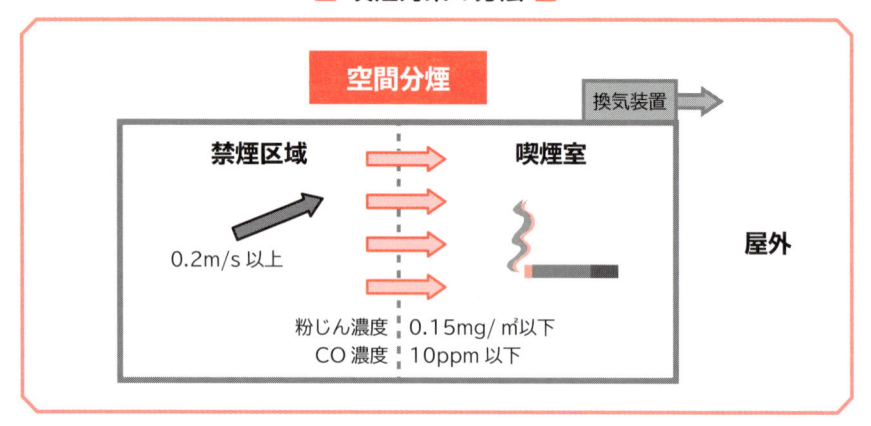

空間分煙

禁煙区域　→　喫煙室　　換気装置　→　屋外

0.2m/s 以上

粉じん濃度　0.15mg/㎡以下
CO 濃度　　10ppm 以下

■労働安全衛生法の一部を改正する法律に基づく職場の受動喫煙防止対策の実施について　重要度 B

(1) 適切な喫煙対策の方法としては、事業場全体を常に禁煙とする**全面禁煙**と、一定の要件を満たす喫煙室でのみ喫煙を認め、それ以外の場所を禁煙とする**空間分煙**があるが、本ガイドラインは空間分煙を中心に対策を講ずる場合を想定したものである。

(2) 施設・設備面の対策として、喫煙室等の設置、もしくは喫煙室の設置が困難である場合には、**喫煙コーナー**を設置する。

(3) 喫煙室等には、屋外排気装置（換気扇、天井扇、ラインファン、遠心ファン等）を設置し、空気清浄装置の設置のみは避けることが望ましい。

(4) たばこの煙が職場の空気環境に及ぼしている影響を把握するため、**事務所衛生基準規則**に準じて、職場の空気環境の測定を行い、以下を行う。

　① **浮遊粉じんの濃度**を **0.15mg/㎡以下**および**一酸化炭素の濃度**を **10ppm 以下**とするように必要な措置を講じること。

　② 非喫煙場所と喫煙室等との境界において喫煙室等へ向かう**気流の風速**を

0.2m/s以上とするように必要な措置を講じること。

> **出題傾向・パターン**
>
> 過去の出題では、施設・設備面の対策についての選択肢の正誤が問われている。主に、喫煙室等の構造、設置する機器を理解しているか否かが問われる。

> **受験対策**
>
> 喫煙室について構造および設置する機器の面から理解しておく。喫煙室は、入口ドアのすき間、吸気口などの空気が「流入」する箇所がない密閉構造ではなく、非喫煙場所から喫煙室への気流が0.2m/s以上となるように設計するのが望ましい。また、喫煙室等に設置すべき機器は、局所排気装置や換気扇などの喫煙対策機器で空気清浄装置の設置のみは避けることが望ましい（ガス状成分を完全には除去できないため）。

> **ヤマネのOne Point**
>
> 喫煙室等には、まず局所排気装置や換気扇を設置する！

職域における屋内空気中のホルムアルデヒド濃度低減のためのガイドライン　重要度 B

(1) 事業者は、**ホルムアルデヒド**による労働者の健康リスクの低減を図るため、**職域**における屋内空気中のホルムアルデヒドの濃度を **0.08ppm以下**とし、**特定作業場**（注3）については屋内空気中のホルムアルデヒドの濃度を **0.25ppm以下**とするよう努める。

（注3）ホルムアルデヒド等を製造し、または取り扱う作業場であって、作業の性質上 0.08ppm以下とすることが著しく困難な作業場のことである。

(2) 濃度測定は、作業場の**中央付近**の**床上50cm以上150cm以下**の位置で行う。

(3) 濃度低減のための措置としては、**換気装置の設置**または**増設、継続的な換気の励行、発散源の撤去・交換・コーティング**等がある。

(4) ホルムアルデヒド等の化学物質に室内空気が汚染されること等により、目、鼻、喉等への刺激、頭痛等の多様な症状を**シックハウス症候群**という。

出題傾向・パターン

過去の出題では、「職域における屋内空気中のホルムアルデヒド濃度低減のためのガイドライン」に基づく濃度、測定条件についての選択肢の正誤が問われている。

受験対策

まずは、職域ではホルムアルデヒドの濃度を0.08ppm、特定作業場では0.25ppm以下としなければならないことを押さえておく。また、測定点は、作業場の中央付近の床上50cm以上150cm以下の位置であることも覚えておこう。

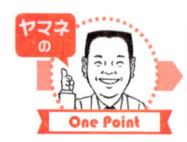

> ヤマネのOne Point
> 測定点は中央50cm以上150cm以下！

労働者の心の健康の保持増進のための指針（メンタルヘルスケアについての指針）　重要度 A

■ 4つのケア ■

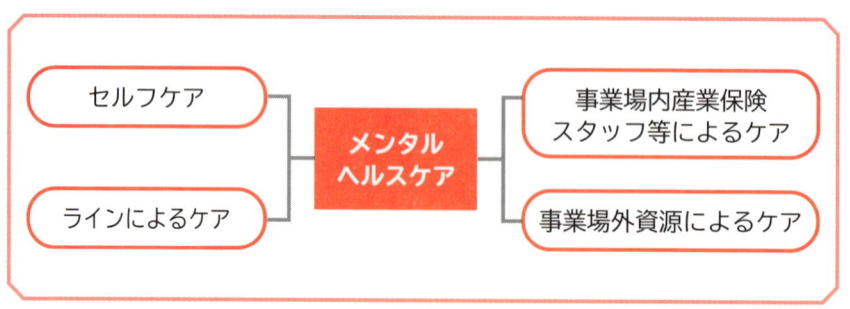

- セルフケア
- ラインによるケア
- 事業場内産業保険スタッフ等によるケア
- 事業場外資源によるケア

→ メンタルヘルスケア

(1) **メンタルヘルスケア**とは、事業場において事業者が講ずるように努めるべき労働者の心の健康の保持増進のための措置のことをいう。
(2) メンタルヘルスケアは、**セルフケア**（労働者自身によるケア）、**ラインによるケア**（管理監督者によるケア）、**事業場内産業保健スタッフ等によるケア**

（産業医等によるケア）および**事業場外資源によるケア**（事業場外の医師等によるケア）の4つのケアが継続的かつ計画的に行われることが重要である。
(3) 労働者の個人情報を主治医等の医療職や家族から取得する際には、事業者はあらかじめ**本人から同意**を得るとともに、これらの情報は本人から提出を受けることが望ましい。

出題傾向・パターン

過去の出題では、5つの選択肢の項目から、メンタルヘルスケアの4つのケアに該当しない選択肢を指摘させる内容となっている。また、個人情報の取得についての正誤を問う問題も出題されている。

受験対策

メンタルヘルスケアの4つのケアを理解しておくことが重要である。セルフケアとは「自分自身によるケア」、ラインによるケアとは「上司によるケア」、事業場内産業保健スタッフ等によるケアとは「産業医等によるケア」、事業場外資源によるケアとは「外部の医師等によるケア」である。加えて、労働者本人以外から情報を取得する際には、本人の同意が必要であることも押さえておく。

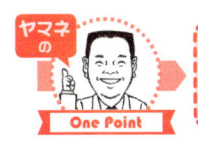

ヤマネのOne Point

情報を得る際には、本人の同意が必要！

職場における腰痛予防対策指針　重要度 A

■ 主な腰痛対策 ■

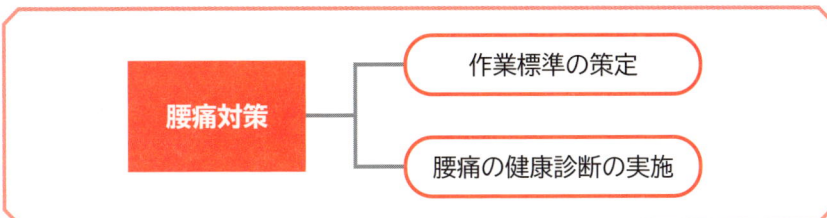

腰痛対策
├─ 作業標準の策定
└─ 腰痛の健康診断の実施

(1)腰部に著しい負担のかかる作業を行わせる場合には、作業の全部または一部を自動化または機械化し、労働者の負担を軽減することが望ましいが、それが困難な場合には、適切な補助機器等を導入する。
(2)持ち上げる、引く、押す等の動作は、**重心を低くし**、**膝を軽く曲げ**、呼吸を整え、下腹部に力を入れながら行う。
(3)腰部に過度の負担のかかる作業については、腰痛の予防のため、作業時間、作業量、作業方法、使用機器等についての**作業標準を策定**する。
(4)満18歳以上の男子労働者が人力のみにより取り扱う物の重量は、体重の概ね40％以下となるように努める。満18歳以上の女子労働者では、男性が取り扱うことのできる重量の60％位までとする。
(5)重量物を取り扱うときは、重量をできるだけ明示し、著しく重心の偏っている荷物はその旨を明示する。
(6)腰痛の発生要因の1つとして、職場の対人ストレス等の心理・社会的要因がある。
(7)腰痛には、腰部の痛みのほか、臀部や大腿部の痛みやしびれ等が含まれる。
(8)重量物取扱い作業、介護作業等腰部に著しい負担のかかる作業に常時従事する労働者に対しては、当該作業に配置する際(再配置する場合を含む)およびその後6か月以内ごとに1回、定期に、医師による**腰痛の健康診断**を実施する。配置する際に行う腰痛の健康診断の項目は、次のとおりである。
既往歴および業務歴の調査、自覚症状の有無の検査、脊柱の検査、神経学的検査、腰椎のX線検査、運動機能テスト

出題傾向・パターン

過去の出題では、5つの選択肢の項目から、配置する際に行う腰痛の健康診断の項目に該当しない選択肢を指摘させる内容や、腰痛予防対策についての正誤を問う問題が出題されている。

受験対策

配置する際に行う腰痛の健康診断の項目を理解しておくことが重要である。なお、上肢のエックス線検査は腰痛の健康診断の項目に該当しない。加えて、腰痛の予防のため、作業時間、作業量、作業方法、使用機器等についての作業標準を策定しておくべきことも押さえておく。

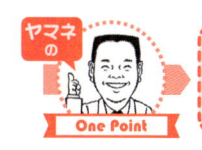

> **ヤマネのOne Point**
> 上肢のエックス線検査は腰痛の健康診断に含まれない！

■ 事業者が講ずべき快適な職場環境の形成のための措置に関する指針　重要度 B

(1) 快適な職場環境づくりを進めるに当たって考慮すべき事項

① 継続的かつ計画的な取組み
- 快適職場推進担当者の選任等の体制を整備する。
- 快適な職場環境の形成を図るための機械設備等の性能や機能の確保についてのマニュアルを整備する。
- 作業内容の変更、年齢構成の変化、技術の進展等に対応した見直しを実施する。

② 労働者の意見の反映
- 作業者の意見を反映する場を確保する。

③ 個人差への配慮
- 温度、照明等の職場の環境条件について、年齢等の個人差へ配慮する。

④ 潤いへの配慮
- 職場に潤いを持たせ、リラックスさせることへの配慮をする。

> **出題傾向・パターン**
> 過去の出題では、5つの選択肢の項目から、快適な職場環境づくりを進めるに当たって考慮すべき事項に該当しない選択肢を指摘させる内容となっている。

> **受験対策**
> 4つの考慮すべき項目を確実に押さえておく。快適な職場とは、労働者が生きがい、充足感を感じ、生き生きと働ける職場であり、事業者の意向の反映や、快適職場環境の基準値の達成は該当しない。

Ⅴ 作業管理

作業管理

■ 作業管理を進める手順 ■

```
作業負荷の分析
作業手順等の分析      →      作業の改善
道具等の分析                 労働衛生保護具の使用
```

作業管理　重要度 A

①**作業管理**とは、衛生管理の基本3管理のうちの1つであり、**職業性疾病の予防の観点**から、**作業自体を管理**することを目的として、**作業方法や作業姿勢の改善、作業時間や保護具（防毒マスク等）の管理**を行うことである。

②作業管理を進めていく手順としては、まず基本となる作業ごとにどの程度の負荷がかかるのか、**道具**や**機械**または設備等に問題点はないか、**作業手順**や**作業姿勢**に問題点はないか等を検討する。検討した結果、問題があれば、**作業内容や作業方法を改善**することにより、**健康障害の予防**などを図っていく。また、作業方法の変更等だけでは改善効果が期待できないような場合には、**労働衛生保護具**の使用も行う。

出題傾向・パターン

過去の出題では、作業管理の定義についての選択肢の正誤が問われている。

受験対策

衛生管理の基本3管理のうちの1つである「作業管理」について、その主旨をしっかり理解しておくべきである。作業管理と作業環境管理についてはその意味を混同せずに区別して理解しておこう。作業管理とは作業自

体の管理のことであり、作業環境管理とは作業環境の管理のことである。

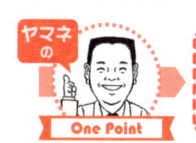

ヤマネのOne Point　作業管理とは、作業自体の管理！

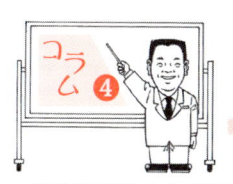

コラム④　衛生管理者試験に合格するためのツボ5箇条！

　衛生管理者の合格率は40%〜50%と言われています。国家試験の中には一桁の合格率のものもあることを考えると、衛生管理者試験は特別難易度が高いわけではありません。そうはいっても、油断は禁物！ ここでいくつか合格するためのツボについてお話しましょう。

【ツボ1】まず試験日を決めて申し込む！
　衛生管理者試験の受験者の中には、勉強して自信がついてから受験申請しようという人がたまにいますが、こういう人は一生合格できません！ 受けようと思ったら即申し込んで、自分を追い込んでそこから逃げられない状況を作ることが大事です。

【ツボ2】参考書、問題集は浮気をしない！
　本屋さんに行けばたくさんの衛生管理者テキストや問題集が所狭しと並んでいます。つい何冊か購入した人もいるでしょう。それはお金と時間の無駄。衛生管理者試験合格率トップクラスのウェルネットが徹底した過去問題の分析に基づき合格に必要な重点項目のみを集約して作った本書と問題集1冊で十分です。

【ツボ3】毎日15分でも勉強する！
　仕事、家事、育児、人にはそれぞれの事情があり、勉強時間もまちまち。「今日は忙しくて時間がとれなかった」というのは言い訳です。誰にも1日24時間平等です。短時間でも毎日勉強しましょう。通勤時、ランチ時、すきま時間を利用してたとえ1〜2問問題を解いただけでもモチベーションの維持につながります。

【ツボ4】勉強場所を定めない！
　いつ勉強するかと同様、どこで勉強するかもそれぞれ。電車内、居間、トイレ、風呂、ベッドの上、要はリラックスかつ集中できる場所であればどこでもいいのです。

【ツボ5】過去問を制す！
　衛生管理者試験において「過去問を制するものは試験を制す」です。過去問題集とは、過去に本試験で実際に出題された出題頻度の高い問題を編纂したものですが、衛生管理者試験も、大半は過去に出題されたものから似たような形で出題される傾向があります。つまり過去問1冊を繰り返し解けば、本試験でも似たような問題に複数遭遇するのです。さあ、本書で知識の定着をはかったら、ひたすら過去問演習です！ これが合格への近道です！

VI 健康管理

健康管理

■ 健康診断と健康測定 ■

	目的	標的	実施
健康診断	疾病の早期発見・予防	有所見者	義務
健康測定	健康保持増進	健常者	任意

健康管理　　重要度 A

(1) **健康管理**とは、衛生管理の基本3管理のうちの1つであり、労働者の健康を保持増進させ、また労働者の**職業適応能力**の向上を図ることを目的として、さまざまな措置を講じていくことであり、労働者の健康の管理のことである。

(2) 健康管理においては、**疾病の早期発見**と**予防**を目的とする**健康診断**、**健康の保持増進**を目的とする**健康測定**、**心の健康の保持増進**を目的とする**メンタルヘルスケア**等を行っていく。

出題傾向・パターン

過去の出題では、健康測定の目的についての選択肢の正誤が問われている。健康測定と健康診断の目的の違いを正確に理解しているか否かが問われる。

受験対策

健康診断と健康測定を区別して理解しておくことが重要である。健康診断の目的は「疾病の早期発見と予防」であり、その実施は法令により義務付けられている。一方、健康測定の目的は、「健康の保持増進」であり、その実施は法令により義務付けられてはいない。

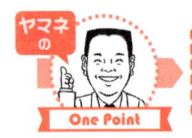

ヤマネのOne Point

健康測定の目的は、「疾病の早期発見と予防」ではなく、「健康の保持増進」！

Ⅶ 健康の保持増進対策

健康の保持増進対策

■ 定期健康診断と健康測定の項目 ■

	心拍数（循環器機能）	肺活量（呼吸器機能）	尿酸の量（血液）
定期健康診断	×	×	×
健康測定	○	○	○

健康測定

重要度 B

(1) **健康測定**は、労働者が自分の健康状態について正確な知識を持ち、自分で健康管理すること、つまり、健康の保持増進を目的とする。健康測定では、**生活状況調査**、**医学的検査**、**運動機能検査**を行う。

①**生活状況調査**

職場の人間関係、家庭の状況、通勤状況、私生活、趣味、嗜好品等について聞き取りによる調査を実施し、日常生活の状況および調査結果を自分がどのように評価しているかを把握し、健康指導のための基礎資料とする。

②**医学的検査**

健康状態を**身体能力面**から**検査**する。検査項目の例として、形態（身長、体重等）、循環器機能（血圧、**心拍数**等）、血液（**尿酸の量**等）、呼吸器機能（**肺活量**等）がある。

③**運動機能検査**

健康状態を**運動能力面**から**検査**する。検査種目の例として、**握力・上体起こし**等（**筋力**）、**立位体前屈・座位体前屈**等（**柔軟性**）、**全身反応時間**等（**敏捷性**）、**閉眼片足立ち**等（**平衡性**）、**最大酸素摂取量**等（**全身持久力**）がある。

(2) 健康測定の結果を受けて、運動指導、保健指導、栄養指導、**メンタルヘルスケア**等の**健康指導**を実施する。

出題傾向・パターン

過去の出題では、5つの選択肢に項目を挙げ、定期健康診断の健診項目には含まれず、健康測定の医学的検査項目にのみ該当する選択肢を指摘させる内容とな

3日目 第1種・第2種共通科目 ── 労働衛生（有害業務に係るもの以外のもの）

101

っている。また、運動機能検査種目と測定される内容の組合せの選択肢の中から誤っている組合せを指摘させる問題も出題されている。さらに、健康指導についての選択肢の正誤も問われている。

受験対策

健康測定の生活状況調査、医学的検査、運動機能検査をそれぞれ理解する。特に、医学的検査項目について、心拍数の検査、肺活量の測定、尿酸の量の検査が定期健康診断の診断項目には含まれていないことを押さえておく。また、運動機能検査について、上体起こしは、柔軟性を測定するのではなく、筋力を測定する検査種目であることも理解しておく。加えて、健康指導にはメンタルヘルスケアが含まれることも押さえておくとよい。

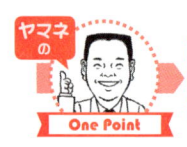

ヤマネのOne Point

健康指導にはメンタルヘルスケアが含まれる！

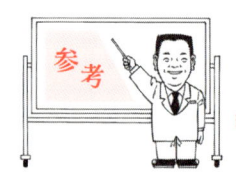

参考 事業場における労働者の健康保持増進のための指針

（一部抜粋）

●健康保持増進計画
　事業者による、労働者の健康保持増進を図るための基本的な計画。運動指導等健康の保持増進措置は、継続的かつ計画的に行われる必要があるため、当該計画の策定に努めることが必要である。
●健康保持増進計画の内容
　①事業者が健康保持増進を積極的に推進する旨の表明に関すること
　②健康保持増進計画の目標の設定に関すること
　③事業場内健康保持増進体制の整備に関すること
　④労働者に対する健康測定、運動指導、メンタルヘルスケア、栄養指導、保健指導等健康保持増進措置の実施に関すること
●健康保持増進措置を実施するスタッフ
　①産業医：健康測定を実施し、その結果に基づいて個人ごとの指導票を作成する。さらに、当該個人指導票により、健康保持増進措置を実施するほかのスタッフに対しても指導を行う。
　②産業栄養指導担当者：健康測定の結果に基づき、必要に応じて栄養指導を行う。
　③産業保健指導担当者：健康測定の結果に基づき、必要な保健指導を行う。

Ⅷ 労働衛生教育

労働衛生教育

■ 主な教育手法 ■

教育手法	長所	短所
講義法	学習者の反応を見ながら学習指導を展開できる	学習者が受け身になってしまうことがある
討議法	学習者が積極的に学習活動に参加でき、相互の発言により思考を深めることができる	進行が逸脱したり、時間の浪費を招いてしまうことがある
役割演技法	対人関係を実際に近い状態で学習することができ、相手の気持ちを洞察する力を養うことができる	進行が停滞したり、個人批判に陥ったりすることがある
事例研究法	具体的な事例を素材として積極的に学習することができる	事例作成に手間がかかり、リーダーに指導技術が要求される
視聴覚的方法	現場に行かなくても実物に近い状態を見ることができ、学習者に強い印象を与えることができる	設備に経費がかかり、準備に時間を要することがある

■ 労働衛生教育　　　　　　　重要度 B

労働衛生教育は、職務を通じて行われるか否かによって、**OJT**（On the Job Training）と **OFF・JT**（Off the Job Training）に分類することができる。

(1) OJT と OFF・JT

① **OJT**

管理監督者等により職場内で職務を通じて行われる訓練のことである。**個人の仕事、能力に応じた指導**ができる、**日常的機会をとらえて**指導ができる、教育効果の把握が容易である、等の特徴がある。

② **OFF・JT**

労働者を一時仕事から切り離して行う訓練のことである。専門講師等により**教育内容の原理原則**を**体系的かつ効率的**に指導できるという特徴がある。

(2)主な教育手法

労働衛生教育には、教育手法によって、**講義法**、**討議法**、**役割演技法**、**事例研究法**、**視聴覚的方法**がある（詳細については前ページの表を参照）。

出題傾向・パターン

過去の出題では、OJTとOFF・JTの定義について、また主な教育手法について正誤を問う問題が出題されている。

受験対策

OJTとOFF・JTの定義と、主な教育手法の長所と短所を理解しておくことが重要である。講義法は学習者の反応を見ながら学習指導を展開していくことが可能であることが長所である。

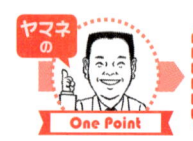

ヤマネのOne Point

体系的かつ効率的なのは、OFF・JT

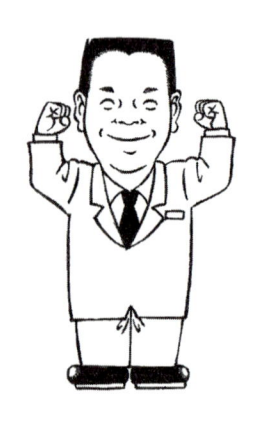

IX 労働衛生管理統計

労働衛生管理統計

■ 疾病休業統計 ■

$$疾病休業日数率 = \frac{疾病休業延日数}{在籍労働者の延所定労働日数} \times 100$$

$$負傷休業日数率 = \frac{負傷休業延日数}{在籍労働者の延所定労働日数} \times 100$$

$$病休件数年千人率（疾病休業年千人率） = \frac{疾病休業件数}{在籍労働者数} \times 1,000$$

$$病休度数率 = \frac{疾病休業件数}{在籍労働者の延実労働時間数} \times 1,000,000$$

$$病休強度率 = \frac{疾病休業延日数}{在籍労働者の延実労働時間数} \times 1,000$$

労働衛生管理統計　重要度 A

(1) 疾病休業統計
① 事業場の労働衛生状況を把握するためには、労働衛生管理基準を調査し、評価することが必要である。そのために用いるのが労働衛生管理統計であり、その中でも疾病休業統計は最も重要である。算出式については上の表を参照。
② 算出式を構成する項目について、次の留意事項がある。
　Ⓐ **疾病休業件数**…負傷が原因となって引き続き発生した疾病についても含める。
　Ⓑ **疾病休業延日数**…年次有給休暇のうち疾病によることが明らかなものも含める。死亡および永久労働不能について7500日分として算入する。
　Ⓒ **延実労働時間数**…残業時間数および休日労働時間も算入する。

(2) 統計管理の知識
① 生体から得られたある指標が**正規分布**（注4）という型をとって分布する場合、そのばらつきの程度は、値のばらつきの程度である分散や、分散の平方

根である**標準偏差**で表される。
②異なる集団の平均値が同じであったとしても、分散が異なっていれば、異なった特徴を持つ集団である。
③疫学において、ある事象と健康事象において相関が認められたとしても、因果関係が成り立っているとは限らない。
④労働衛生管理統計では、種々の検査において、**偽陰性率**（注5）が低くなるように、**スクリーニングレベル**（注7）が低く設定されるため、**偽陽性率**（注6）が高い統計データとなる。

注4 正規分布とは、平均値を中心にデータのばらつきが対称的に集積するような分布のことである。
注5 偽陰性率とは、有所見者を正常者と判定する率のことをいう。
注6 偽陽性率とは、正常者を有所見者と判定する率のことをいう。
注7 スクリーニングレベルとは、精密検査に先立って実施されるスクリーニング検査において、正常と有所見を判定するための値である。

$$偽陰性率 = \frac{精密検査で疾病ありと判定された者のうちスクリーニング検査で陰性と判定された者の人数}{精密検査で疾病ありと判定された者の人数}$$

$$偽陽性率 = \frac{精密検査で疾病なしと判定された者のうちスクリーニング検査で陽性と判定された者の人数}{精密検査で疾病なしと判定された者の人数}$$

(3) 有所見率と発生率
①**有所見率**とは、ある時点(例えば、健康診断の日)における検査の有所見者の割合のことである。
②**発生率**とは、一定の期間（例えば、前回の健康診断日から今回の健康診断日）に有所見が発生した人の割合をいう。
③**有所見率**と**発生率**は**異なる指標**であり、有所見率が高くとも、発生率が高いとは限らない。

出題傾向・パターン

過去の出題では、疾病休業統計の算出式の各項目が空欄となっており、それらの各項目を指摘させる問題が多い。さらに、スクリーニング検査結果表を示し、偽陰性率および偽陽性率を計算させる問題も出題されている。また、統計管理の知識について正誤を問う問題も見られる。

受験対策

疾病休業統計については、すべての算出式の理解が必要だが、とくに、病休度数率と病休強度率について「度件100万、強日（火）で1000度」の語呂合わせで押さえておこう。「度」は病休度数率、「件」は分子の項目が疾病休業件数、「100万」は100万を乗じることを意味し、また、「強」は病休強度率、「日（火）」は分子の項目が疾病休業延日数、「1000度」は1000を乗じることを意味している。統計管理の知識では、偽陰性率と偽陽性率の意味を理解しておくことがポイントである。偽陰性率は有所見者を正常者と判定する率、偽陽性率は正常者を有所見者と判定する率である。さらに、健康管理統計においては、有所見率と発生率は意味の異なる指標であり、明確に区別しなければならない。

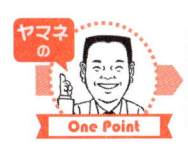

> **ヤマネのOne Point**　有所見率と発生率は異なる！

X 救急処置

1 一次救命処置

■ 一次救命処置 ■

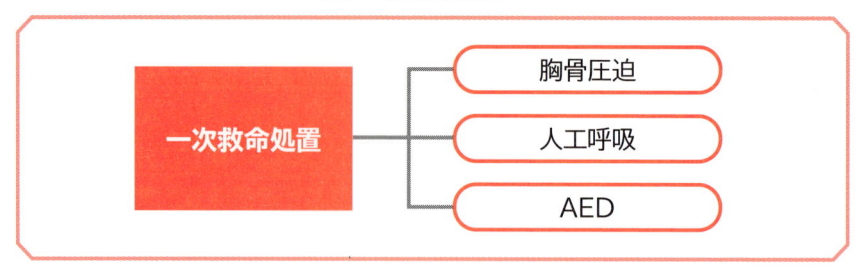

一次救命処置
- 胸骨圧迫
- 人工呼吸
- AED

■ 一次救命処置　重要度 A

(1)初期の段階

①傷病者を発見したら、肩を軽くたたきながら大声で呼びかけて反応がなければ、その場にて大声で叫び、周囲の注意を喚起し、**119番通報**と **AED**（注8）の手配を依頼する。もし反応がある場合には、**回復体位**(横向きに寝た姿勢)をとらせて、経過を観察し、②以降の処置は行わない。

（注8）AED（自動体外式除細動器）とは、電気ショック（電気的除細動）を与えることによって心臓の働きを正常に戻していく装置である。

② **10秒以内**で傷病者の胸の様子や呼吸音の有無等を観察し、呼吸の確認を行う。正常な呼吸や普段どおりの息がない場合は、心停止とみなし、以降に心肺蘇生を行うこととなる。

(2)心肺蘇生の実施

①**胸骨圧迫**を **30回**実施する。胸骨圧迫は、傷病者を硬い平たいところに寝かせて、1分間に **100回～120回**のテンポで、胸が**約5cm沈むように圧迫するが、6cmを超えない**ようにする。

②**人工呼吸**が可能な場合は、**2回**の人工呼吸を行う。その際は、気道確保を行う必要がある(頭部後屈・あご先挙上法)。胸骨圧迫30回と人工呼吸2回を **1サイクル**とし、救急隊が到着するまで、または **AED** が装着されるまで、当サイクルを繰り返し行っていく。

(3) AEDの使用

① **AED** は、電極パッドを右上前胸部（鎖骨下）と左下側胸部（左乳頭部外側下方）に貼り付けて使用する。

② 心電図解析の自動解析の結果、電気ショックが必要とされた場合は、音声メッセージの指示に従い、電気ショックボタンを押す。その後、何らかの応答等を得られるか、または**救急隊が到着するまで、胸骨圧迫30回と人工呼吸2回の1サイクルを繰り返し行っていく**。なお、電気ショックが必要とされなかった場合についても、同サイクルを繰り返し行っていく。

(4) 気道異物による窒息の対処

① 気道異物による窒息が起こっている場合の主な対処方法には次のものがある。

Ⓐ **ハイムリック法**（腹部突き上げ法）

傷病者の後方からへそとみぞおちの間付近を握りこぶしで突き上げる方法。

Ⓑ **背部叩打法**

傷病者の後方から左右の肩甲骨の中間あたりを手のひらの手掌基部で力強く叩く方法。

出題傾向・パターン

過去の出題では、一次救命処置の流れにおける各実施項目についての選択肢の正誤が問われている。主に、胸骨圧迫と人工呼吸のセットの回数割合、胸骨圧迫の実施の速さ、AED使用の留意事項を理解しているか否かが問われる。

受験対策

まず、一次救命処置の流れをしっかり理解し、詳細を押さえていく。初期の段階においては、呼吸の有無を確認する。心肺蘇生においては、胸骨圧迫30回、人工呼吸2回（可能な場合）を1サイクルとし、このサイクルを繰り返し行っていく。また、胸骨圧迫は1分間に100〜120回実施できるような速さで行っていく。

加えて、AEDの使用を開始した後も、胸骨圧迫や人工呼吸を引き続き行っていく場合もあることも押さえておく。

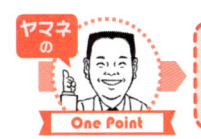

ヤマネの One Point

心肺蘇生は「さんじゅう、にぃ（30、2）」

Ⅹ 救急処置

2 応急手当

■ 止血法 ■

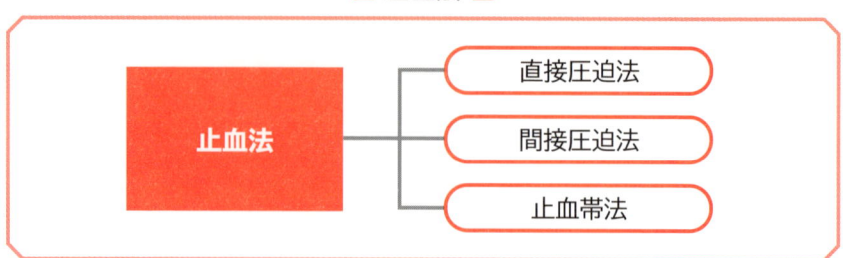

止血法
- 直接圧迫法
- 間接圧迫法
- 止血帯法

出血　重要度 A

(1) 出血の種類
① 出血とは血管から血管外に血液が流れ出る状態のことである。出血には**毛細血管性出血**（にじんでくるような出血）、**静脈性出血**（ゆっくりとあふれ出るような出血）、**動脈性出血**（拍動性の多量出血）がある。

(2) 止血法
① 体内の**血液量**は体重の**約13分の1**であり、短時間に全血液量の**3分の1**の量が失われると、出血によるショックとなり生命は**危険な状態**となる、全血液量の**2分の1**の量が失われると出血により**死亡**する。したがって、応急処置として、速やかに止血を開始する必要がある。止血法に次の3つの方法がある。

Ⓐ **直接圧迫法**
出血部を直接圧迫する方法であり、傷口を心臓より高く上げ、消毒ガーゼ等で押さえ、止血するまで強く圧迫する。四肢の大動脈以外からの出血の止血に適している。

Ⓑ **間接圧迫法**
出血部位より心臓に近い部位の動脈を強く圧迫する方法であり、各部位の止血点を指で骨に向けて強く圧迫する。動脈からの出血に適している。

Ⓒ **止血帯法**

大出血（大動脈切断等）の場合で間接圧迫法等により止血できないときに、三角巾、ネクタイ等により傷口より3cm程度心臓に近い部位を5cm幅で二重に回し半結びし、そこに止血棒を回して締め付ける。止血帯法は**最後の手段**として用いる。

> **出題傾向・パターン**
>
> 過去の出題では出血に関する数値、止血法についての選択肢の正誤が問われている。主に、各出血量による人体への影響度、3つの止血法の特徴を理解しているか否かが問われる。

> **受験対策**
>
> 3つの止血法をそれぞれ理解しておく。止血帯法は他の方法で止血できない場合の最後の手段である。その際には、ゴム紐等の幅の細いものを使用してはならず、三角巾やネクタイ等を用いて行う。

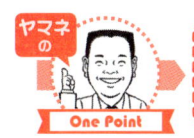

ヤマネのOne Point　止血帯法にはゴム紐は×！

熱傷（火傷）　重要度A

(1) 熱傷の深さ
① 熱傷とは、熱等（炎、熱湯、蒸気、薬品、電気等）により皮膚やその下の組織が損傷することをいう。
② 火傷はその深度により、Ⅰ度、Ⅱ度、Ⅲ度に分けられる。なお、**45℃程度**の熱源への長時間接触による**低温熱傷**は熱傷深度が深く難治性となりやすい。
　Ⓐ Ⅰ度
　　皮膚が赤くなり、ヒリヒリ痛む状態であり、**皮膚表面の熱傷**である。
　Ⓑ Ⅱ度
　　水疱を伴い、強い痛みがあり灼熱感を伴う。
　Ⓒ Ⅲ度
　　皮膚の深度まで損傷が及び、皮膚はただれ、**組織が壊死**する。
(2) 熱傷の重症度（深度、体表面積）
① 熱傷は、深度と体表面積により、軽度、中等度、重症に分類される。

次は、Artz の判定基準による成人の場合である。

Ⓐ**軽度**

　Ⅱ度の場合は体表面積の 15％未満の熱傷、またはⅢ度の場合は体表面積の 2％未満の熱傷。

Ⓑ**中等度**

　Ⅱ度の場合は体表面積の 15％以上 30％未満の熱傷、またはⅢ度の場合は体表面積の 2％以上 10％未満の熱傷。

Ⓒ**重症**

　Ⅱ度の場合は体表面積の 30％以上の熱傷、またはⅢ度の場合は体表面積の 10％以上の熱傷。

(3) 熱傷の処置

① 熱傷の処置方法は次のとおりである。

　Ⓐ 小範囲の時には、まず第一に**水で冷やす**。痛みが取れるまで冷やす。

　Ⓑ **水疱**がある場合には**破らない**ように注意し、消毒したガーゼを当て包帯を軽く巻く。

　Ⓒ 熱傷面に**付着した衣類**は、**無理にはがさず**、その周囲のみ切り取る。

　Ⓓ 薬品による熱傷の場合には、まず衣服を脱がしてから水を流して皮膚の薬品を洗い流すと同時に皮膚を冷やす。

　Ⓔ **アスファルト**や**タール**による熱傷の際には、それらを皮膚から**はがさず**に、120〜450℃の高温になっているので、ただちに水をかけて冷やす。

　Ⓕ 熱傷によりショックに陥った際には、脳血流を確保するため、仰向けに寝かせて、**頭部を低く**して足を高くする体位をとらせる。

> **出題傾向・パターン**
>
> 過去の出題では熱傷の深度、熱傷の処置についての選択肢の正誤が問われている。

> **受験対策**
>
> 熱傷の深度について理解しておく。深度がⅠ→Ⅱ→Ⅲとなるにつれ、より重篤となっていく。加えて、熱傷の処置方法をしっかりと押さえておく。熱傷にはチンク油を塗ってはならない。また、水疱を破ったり、アスファルトやタールをはがしたりしてはならない。

> **ヤマネのOne Point**　熱傷は、Ⅰが軽くて、Ⅲが重篤

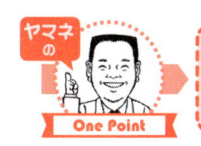

骨折

重要度 A

(1)骨折の分類
①**骨折**とは、骨に対して外部からの力が、骨の抵抗力以上に加わった場合等に起こる、骨の折れ、ひびのことである。
②骨折は、それによる皮膚損傷の有無によって、**単純骨折**（皮膚の下で骨が折れ、皮膚に損傷がない状態）と、**複雑骨折**（骨折とともに皮膚、皮下組織が損傷し、骨折端が外に出ている状態＝開放骨折）とに分類される。
③骨折は、その程度の度合いによって、**不完全骨折**（骨にひびが入っている状態）と**完全骨折**（骨が完全に折れている状態、骨の変形、軋轢音）とに分類される。

(2)骨折の処置
①骨折の処置方法は次のとおりである。
　Ⓐ骨折の疑いがある部位は無理に動かさないようにする。
　Ⓑ皮膚から突出している骨は皮下に戻さない。
　Ⓒ骨折部位にずれが生じないように**副子**を当てて動かないようにする。手や足に当てるときは、**副子の先端が手先または足先から少し出る**程度にする。
　Ⓓ**脊髄損傷**が疑われる際には、損傷部位の脊柱を極力動かさないようにして安静位置を保つようにする。搬送時には、事故者を**硬い板の上**に乗せて脊柱が曲がらないようにして行う。

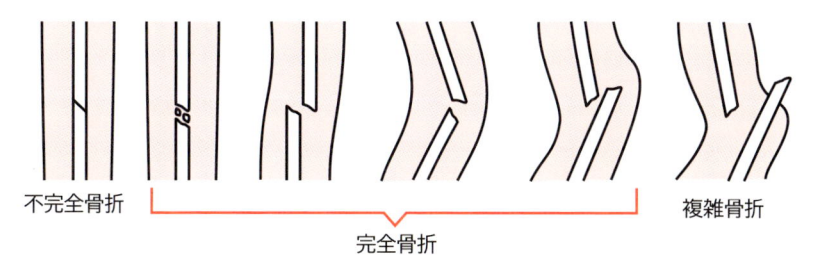

不完全骨折　　　　完全骨折　　　　複雑骨折

> **出題傾向・パターン**
>
> 過去の出題では骨折の分類、骨折の処置についての選択肢の正誤を問われている。

> **受験対策**
>
> 骨折の分類や処置方法についてしっかりと理解しておく。ここでは、複雑骨折は、骨が複雑に骨折しているわけではなく、骨折端が皮膚の外に出ている開放骨折であることがポイントである。処置については、骨折部を動かしてはならないことや、副子は長いものを使用すること、脊髄損傷が疑われる際には硬い板の上に乗せて搬送することを押さえておく。

ヤマネのOne Point

複雑骨折は開放骨折

熱中症　重要度 A

(1)熱中症の分類
①高温条件による障害を総称して**熱中症**という。熱中症はその重症度により、Ⅰ度（熱失神、熱痙攣）、Ⅱ度（熱疲労）、Ⅲ度（熱射病）に分類され、Ⅲ度の重篤度が最も大きい。

　Ⓐ**熱失神（熱虚脱）：Ⅰ度**
　　発汗による脱水と放熱により、脳に血液を十分に送ることができなくなり、めまい、立ちくらみ、**血圧低下**、脱力感等が起こる。失神することもある。発汗が見られる。体温の上昇は見られない。処置としては、涼しい場所に移動させ、水分を与える。

　Ⓑ**熱痙攣（熱けいれん）：Ⅰ度**
　　発汗により水分と塩分が不足している状態で、**水分のみを補給**することにより血液中の塩分濃度が低下し、**筋肉のけいれん**等が起こる。発汗が見られる。**体温の上昇は見られない**。処置としては、涼しい場所に移動させ、水分と塩分を与える。

　Ⓒ**熱疲労：Ⅱ度**
　　発汗状態が長く続くことにより、**体内の水分と塩分が失われ、ショック症**

114

状、頭痛、吐き気等が起こる。発汗が見られる。体温の上昇が見られる場合もあるが、40℃を超えることはない。処置としては、涼しい場所に移動させ、足を高く、頭を低くして仰向けの状態にし、**水分と塩分を与える**。

Ⓓ**熱射病**：Ⅲ度

視床下部にある**体温調節中枢が変調**をきたすことにより、体温調節機能が失われ、**発汗停止**、**意識障害**等が起こる。熱中症の中では最も危険な状態であり、致死率は高く、緊急の治療が必要となることが多い。**体温が40℃以上**になることもある。処置としては、早急に体温を冷やす必要があるため、氷水に身体を入れたり、扇風機等に当てたりする。早急な医師による治療が必要となる。

出題傾向・パターン

過去の出題では熱中症の分類におけるそれぞれの特徴や処置についての選択肢の正誤を問われている。

受験対策

まずは、熱中症の分類におけるそれぞれの特徴を理解しておく。熱射病では高熱が出るが、熱痙攣と熱失神（熱虚脱）では高熱が出ない。熱痙攣の原因が血液中の塩分濃度の上昇ではなく、塩分濃度の低下であることもポイントである。

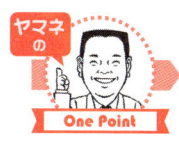

ヤマネのOne Point

熱痙攣と熱失神（熱虚脱）は熱出ない、
熱射病は熱出て最も危険

第1種・第2種共通科目

4日目

労働生理

Ⅰ 人体の組織および機能
　① 循環器系
　② 呼吸器系
　③ 運動器系（筋肉）
　④ 消化器系
　⑤ 腎臓・泌尿器系
　⑥ 神経系
　⑦ 内分泌系・代謝系
　⑧ 感覚器系
　⑨ 血液系（造血器系）
Ⅱ 労働による人体の機能の変化
　① ストレス・体温
Ⅲ 疲労およびその予防
　① 疲労・睡眠

Ⅰ 人体の組織および機能

1 循環器系

■ 心臓の構造 ■

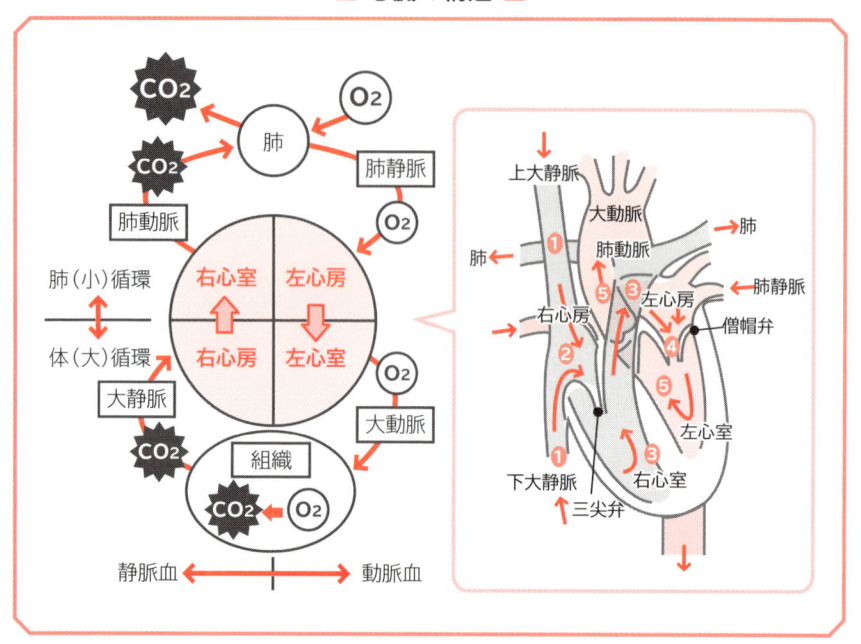

循環器系 　重要度 A

(1) 心臓は、筋肉組織（心筋）で構成され、心筋の収縮と弛緩によって血液を静脈から吸引し、動脈へ送り出すことによって身体中に循環させるポンプの役割を持つ。

(2) 心臓には、4つの部屋（**右心房**、**右心室**、**左心房**、**左心室**）と、血液の逆流を防ぐための4つの心臓弁膜（**三尖弁**、**肺動脈弁**、二尖弁＝僧帽弁、**大動脈弁**）がある。

(3) 血液は心臓から、**右心室**→**肺動脈**→**肺**→**肺静脈**→**左心房**→**左心室**→**大動脈**→**全身の各組織の毛細血管**→**大静脈**→**右心房**（→右心室）の順に、体内を循環している。

(4) **肺循環**とは、**小循環**とも呼ばれ、(3)の循環のうち、**右心室→肺動脈→肺→肺静脈→左心房**までの循環を呼ぶ。各組織の**二酸化炭素**を肺に運び、肺で新しい**酸素**を取り込む。

(5) **体循環**とは、**大循環**とも呼ばれ、(3)の循環のうち、**左心室→大動脈→全身の各組織の毛細血管→大静脈→右心房**までの循環を呼ぶ。全身の各組織に**酸素**を供給し、各組織で発生した**二酸化炭素**を運び出す。

(6) **動脈血**とは、**酸素を多く含んだ血液**のことであり、**静脈血**とは、**二酸化炭素を多く含んだ血液**のことである。よって、肺静脈および大動脈には動脈血が流れ、大静脈および肺動脈には静脈血が流れている。

(7) 心臓の活動には**収縮期**（拍出）、**拡張期**（流入）、**休止期**がある。**右心房**にある**洞房結節**で発生した刺激が**刺激伝導系**を介して心筋に伝わることにより、心臓は規則的に収縮と拡張を繰り返している。心房、心室とも左右が**同時に**収縮・拡張する。つまり、心房と心室は**交互に**収縮・拡張していることになる。

出題傾向・パターン

過去の出題では、心臓の構造、血液の循環、心臓の働きについての選択肢の正誤が問われている。主に、肺循環および体循環における血液の流れの順序、動脈血等の血液の名称と大動脈等の血管の名称の区別を理解しているか否かが問われる。

受験対策

まず、心臓の構造について押さえた後、左図を通して、血液の流れる順序をしっかりと理解する。なお、肺循環と体循環における血液の流れの順序に関する選択肢の正誤を判断するためには、左図を自ら描けるようにしておく必要がある。

また、血液の名称と血管の名称を区別して押さえておくことが重要である。動脈血や静脈血は血液の名称であり、大動脈や肺動脈、大静脈、肺静脈は血管の名称である。たとえば、酸素を多く含んでいる動脈血は肺動脈を流れているわけではない。肺動脈を流れている血液は、二酸化炭素を多く含んでいる静脈血である。

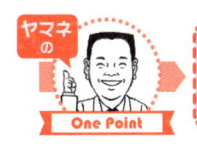

動脈血は肺動脈には流れていない！

I 人体の組織および機能

2 呼吸器系

■ 呼吸の体系 ■

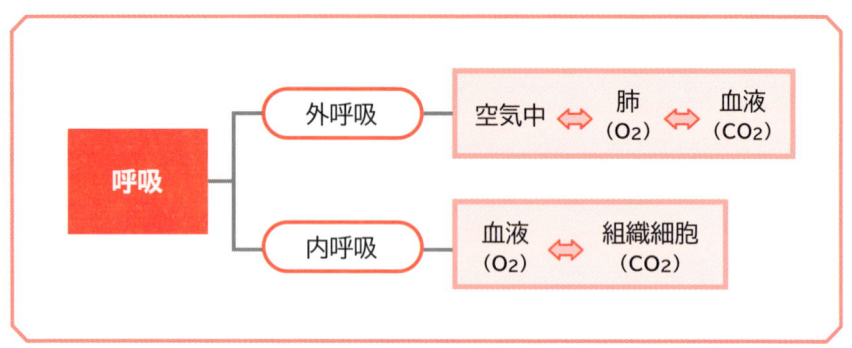

呼吸
- 外呼吸 → 空気中 ⇔ 肺(O_2) ⇔ 血液(CO_2)
- 内呼吸 → 血液(O_2) ⇔ 組織細胞(CO_2)

呼吸器系　　重要度 A

(1)呼吸器系の構造

①**呼吸器系**とは、**気道口腔**、**鼻腔**、**咽頭**、**喉頭**、**気管**、**気管支**と**肺**から構成されている。肺に入った気管支はさらに細い管に分かれ、管の先端は肺胞という袋状の組織になっている。

(2)呼吸の種類

①呼吸には、**外呼吸**と**内呼吸**の2種類がある。

　Ⓐ**外呼吸**

　　肺呼吸ともいう。空気中の酸素を肺に取り入れ、血液に送り込み、血液中の二酸化炭素を肺を通じて空気中へ排出する。

　Ⓑ**内呼吸**

　　組織呼吸ともいう。血液によって運ばれてきた酸素を全身の各組織に取り込み、各組織で発生した二酸化炭素を血液に送り出す。

(3)呼吸運動

①肺そのものは能動的に運動を行わないため、**呼吸筋**と**横隔膜**の運動により胸郭内の容積を周期的に増減させ、呼吸運動が起こる。**呼吸運動**には、**吸気運動**と**呼気運動**の2種類がある。

Ⓐ **吸気運動**

息を吸うことである。横隔膜が下に下がり、呼吸筋の収縮により胸郭（肋骨等で作られている骨の枠組み）が拡大し、胸腔（心臓、肺等がある空間）容積が増すことにより、**肺内圧力**が**低下**し、外気が気道を通って肺に入る。

Ⓑ **呼気運動**

息を吐くことである。呼吸筋の収縮により胸郭が縮小、横隔膜が上に持ち上がることで胸腔容積が狭くなることにより、**肺内圧力**が**上昇**し、肺の中から空気が外へと排出される。

② **呼吸中枢**は**延髄**にあり、血液中の**二酸化炭素**の増加により**刺激**を受け、筋肉に指令を出し、呼吸運動が行われる。その活動には、常に**一定量以上の二酸化炭素**が**血液中**に含まれていることが必要である。

③ 成人の呼吸数は**1分間に16回前後**で、運動、食事、入浴、発熱等によって増加する。

④ チェーンストークス呼吸とは、浅い呼吸から、徐々に深い呼吸となった後、次第に呼吸が浅くなり、一時的に呼吸停止となるサイクルが繰り返される呼吸のことである。

⑤ 睡眠時無呼吸症候群とは、上気道の閉塞等によって、睡眠時に呼吸が一時的に停止する病気のことである。

出題傾向・パターン

過去の出題では、主に、外呼吸と内呼吸の違い、吸気運動、呼吸中枢の位置、呼吸中枢を刺激する物質を理解しているか否かが問われる。

受験対策

外呼吸と内呼吸については、「外ではいと返事をし、内緒で組織を固める」の語呂合わせで押さえるとよい。「外」は外呼吸、「はい」は肺、「内緒」は内呼吸、「組織」は各組織を意味している。吸気運動については、胸腔の容積が増すことにより、肺内圧力が高くなるのではなく、低くなることを理解しておく。呼吸中枢は、延髄にある。なお、呼吸中枢を刺激する物質は窒素や酸素などではなく、二酸化炭素である。

ヤマネのOne Point

外ではい（肺）と返事をし、内緒で組織を固める

I 人体の組織および機能

3 運動器系（筋肉）

■ 筋肉の体系 ■

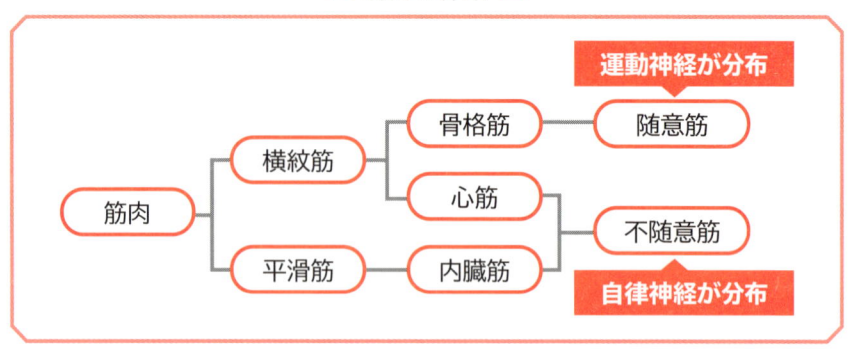

```
                    ┌─ 骨格筋 ─── 随意筋  ← 運動神経が分布
          ┌─ 横紋筋 ─┤
          │         └─ 心筋 ─┐
  筋肉 ─┤                   ├─ 不随意筋
          │         ┌─ 内臓筋 ┘
          └─ 平滑筋 ─┘          ← 自律神経が分布
```

筋の分類・エネルギー　　重要度 A

(1) 筋の分類

① 筋肉は、縞模様がある**横紋筋**と縞模様のない**平滑筋**に分類され、また機能的分類から、**随意筋**と**不随意筋**に分類される。

　Ⓐ **随意筋**…自分の意志でコントロールできる筋肉のこと。**運動神経の支配**を受ける。

　Ⓑ **不随意筋**…自分の意志ではコントロールできない筋肉のこと。**自律神経の支配**を受ける。

(2) 筋のエネルギー

① 筋の収縮にはエネルギーが必要であり、その源となるのが筋肉中にある**アデノシン三リン酸（ATP）**である。

　Ⓐ **アデノシン三リン酸（ATP）**は加水分解されるとリン酸基を1つずつ放ち、**アデノシン二リン酸（ADP）**からさらに**アデノシン一リン酸（AMP）**となる。

　Ⓑ この**アデノシン三リン酸**の加水分解エネルギーによって筋の収縮はまかなわれている。

　Ⓒ 筋肉中のグリコーゲンへの**酸素供給が十分**なときに**水**と CO_2 と**アデノ**

シン三リン酸（**ATP**）が作られ、**ATP** の再合成が正常に行われる。

Ⓓ筋肉中のグリコーゲンの**酸素供給が不十分**だと筋肉中に**乳酸**が蓄積し、筋疲労を感じることになる。

(3)筋の収縮の種類

①筋は収縮することによって力を出し、運動を行う。その収縮には**動的収縮**と**静的収縮**がある。動的収縮には、**短縮性収縮**（短縮されながら力を出す）と、**伸張性収縮**（引き伸ばされながら力を出す）があり、それらを総称して**等張性収縮**という。静的収縮には**等尺性収縮**がある。等尺性収縮は筋の長さを変化させずに筋力を発生させる。**VDT 作業や鉄棒にぶら下がった状態**がこの例である。

(4)筋の作業量

①筋と収縮力には次の関係がある。

Ⓐ筋肉が物を引き上げる**重さ**は、**筋の太さ**（筋線維の数と太さ）に**比例**する。

Ⓑ筋肉が物を引き上げる**高さ**は、**筋の長さ**（筋線維の長さ）に**比例**する。

Ⓒ筋が**収縮する瞬間**が、**最大の能力**を発揮する。

Ⓓ筋への**負荷が適当**なとき、**最大の仕事量**となる。

Ⓔ筋の**収縮が適当な速さ**のとき、**最大の効率**となる。

(5)筋疲労

①**身体活動強度（メッツ**、METs）

身体活動の強さを表す指標である。1 メッツ：安静時、3 メッツ：歩く、4 メッツ：自転車に乗る、6 メッツ：軽いジョギング　等

> **出題傾向・パターン**
>
> 過去の出題では、筋の分類、筋のエネルギーの生成過程、収縮の種類、作業量についての選択肢の正誤が問われている。

> **受験対策**
>
> グリコーゲンは、酸素供給が不十分なときに乳酸を産生する。また、長時間の姿勢保持を伴う VDT 作業では、等張性収縮ではなく等尺性収縮が主体となる。さらに、筋への負荷と速さについては、ともに「適当」がよく、負荷をかけすぎたり、早すぎたりするのはかえって逆効果である。

Ⅰ 人体の組織および機能

4 消化器系

■ 栄養素の分解と吸収 ■

	糖質（炭水化物）	たんぱく質	脂肪（中性脂肪）	無機塩・ビタミン類
分解場所	口等	胃等	十二指腸等	
酵素	アミラーゼ等	ペプシン、トリプシン等	リパーゼ等	
分解産物	ブドウ糖（グルコース）	アミノ酸	脂肪酸、グリセリン	
吸収	小腸、大腸（主に水分）			

■ 消化・吸収・エネルギー源 ■ 重要度 A

(1) 消化、吸収

① **消化器**には、**口腔**、**食道**、**胃**、**十二指腸**、**小腸**、**大腸**、**肝臓**、**胆嚢**、**膵臓**、**肛門**等がある。

② 消化とは、食物を吸収されやすい**コロイド状**にすることや、**酵素**により食物を分解し、分解産物を生成することである。

③ **口腔**で咀嚼された食物は、**食道**を通って**胃**に入り、**胃酸**などによって**消化**される。その後、**十二指腸**でさらに**胆汁**、**膵液**により**消化**が進んでいく。そして、**小腸**でほとんどの**栄養素**は**吸収**され、**大腸**では**水分**の**吸収**が主となる。最終的に食物は**肛門**を通って**体外**へと**排出**される。

④ 小腸等で吸収された栄養素は、**門脈**を通り**肝臓**へと運ばれていく。肝臓には**有害物質**を分解し、**解毒作用**があるので、毒性をなくした栄養素を静脈から心臓を経て、全身各組織へと運び、そこで吸収される。

■ 消化器 ■

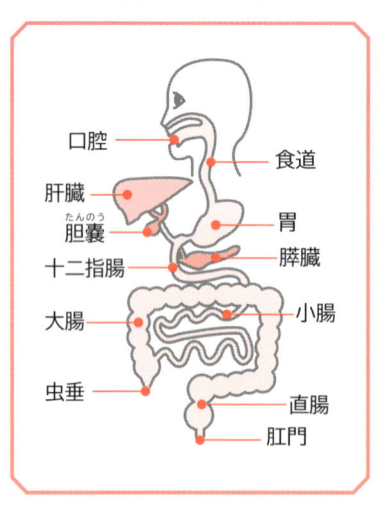

口腔、食道、肝臓、胆嚢、胃、膵臓、十二指腸、大腸、小腸、虫垂、直腸、肛門

(2)エネルギー源（3大栄養素、無機塩・ビタミン類）
①吸収された栄養素は、**エネルギー源**となる。エネルギー源には3大栄養素と呼ばれる**糖質**、**蛋白質**、**脂質（脂肪）**のほかに**無機塩・ビタミン類**等がある。

Ⓐ**糖質（炭水化物）**

糖質は、口等で酵素により**ブドウ糖（グルコース）**に分解され、腸壁より体内に吸収される。糖質の分解酵素には**アミラーゼ**等がある。

Ⓑ**蛋白質**

蛋白質は、胃等で酵素により**アミノ酸**に分解され、腸壁より体内に吸収される。蛋白質の分解酵素には**ペプシン**や**トリプシン**等がある。

Ⓒ**脂質（脂肪）**

脂質は、十二指腸等で酵素により**脂肪酸**と**グリセリン**に分解され、腸壁より体内に吸収される。脂質の分解酵素には**リパーゼ**等がある。

Ⓓ**無機塩・ビタミン類**

体内で酵素により分解されることなく、直接腸壁から体内に吸収される。

出題傾向・パターン

過去の出題では、3大栄養素およびビタミン・無機塩類の消化吸収についての選択肢の正誤が問われている。主に、3大栄養素がどの消化器官で何の酵素によってどんな物質に分解されるのか、無機塩・ビタミン類の酵素による分解の有無を理解しているか否かが問われる。

受験対策

3大栄養素および無機塩・ビタミン類の消化吸収について理解を深めておく。無機塩・ビタミン類については、酵素によって分解されない。

> ヤマネのOne Point：**無機塩・ビタミン類は分解されない！**

肝臓　重要度 A

(1)肝臓の構造
①肝臓は、横隔膜の右下にある人体最大の臓器で、重さは約1200gある。
②肝臓には、**肝動脈**（酸素を含む動脈血を送る血管）、**肝静脈**（二酸化炭素を

125

含む静脈血を送る血管）、**門脈**（消化器官で吸収された栄養分を含む門脈血を送る血管）の３つの血管が通っている。なお、肝臓に流れる血液の**5分の4**について門脈からの**門脈血**が占めている。さらに、肝臓で生成された胆汁を胆嚢に送る胆管がある。

(2)肝臓の働き

①肝臓の主な機能は次のとおりである。

 Ⓐ **消化**

  脂質を十二指腸でコロイド状に乳化することにより分解を助ける胆汁を生成する。胆汁は**アルカリ性**である。

 Ⓑ 栄養分の分解・合成・貯蔵

  ブドウ糖などから**グリコーゲン**を**生成**し、貯蔵する。**血糖濃度低下時**には、逆に**グリコーゲン**を**ブドウ糖**に**分解**し、**血糖濃度を上げる**。**アミノ酸**を**アルブミン、グロブリン**等の**血漿たんぱく質**に**再合成**する。余分なアミノ酸については分解して**尿素**にする。体内のブドウ糖が不足した際（飢餓時）には**糖新生**（アミノ酸等からブドウ糖を生成）を行う。**脂肪酸**から**コレステロール**を生成する。

 Ⓒ **ヘパリン**の生成

  血液凝固阻止物質の**ヘパリン**を生成する。

 Ⓓ **解毒作用**

  毒素や細菌、薬物等を分解し、無害な物質に変える。

(3)肝臓機能検査

①一般的には、血液中の **GOT**、**GPT**、**γ-GTP** の数値検査を行う。これらは肝臓にある酵素で、肝臓疾患がある場合、血液中におけるいずれの**数値**も**上昇**する。

> **出題傾向・パターン**
>
> 過去の出題では、肝臓の構造や働き、肝臓機能検査についての選択肢の正誤が問われている。主に、胆汁の性質、３大栄養素の分解物の再合成を理解しているか否かが問われる。

> **受験対策**
>
> 肝臓の構造や働き、肝臓機能検査について理解を深めておく。ここでは、肝臓が余分なアミノ酸を尿素にすることがポイントである。

Ⅰ 人体の組織および機能

5 腎臓・泌尿器系

■ 腎臓の構造 ■

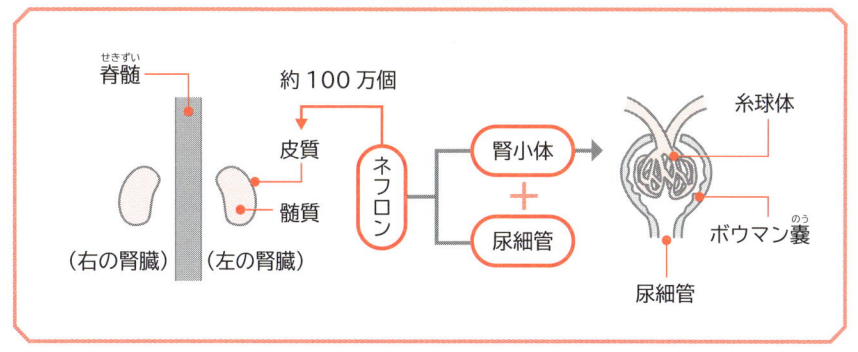

腎臓・泌尿器系

重要度 A

(1) 腎臓の構造

① **腎臓**は、脊柱の左右に一対あるそら豆型の臓器であり、それぞれから1本の尿管が伸びている。右腎の上には肝臓があるため、左腎よりやや低い位置にある。腎臓の表層部分を**皮質**、深部を**髄質**という。

② **腎小体1個**と**尿細管1本**で、**ネフロン**と呼ぶ腎単位を構成している。1つの腎臓の皮質には**約100万個**のネフロンがある。腎小体は、**糸球体**と呼ばれる細い毛細血管の塊とそれを包む**ボウマン嚢**と呼ばれる袋で構成され、**尿細管**は、**近位尿細管**、**ヘンレ係蹄**、**遠位尿細管**の3つで構成されている。

(2) 尿の生成と成分

① 腎臓に運ばれてきた血液中の**血球**および**蛋白質**以外の成分は、**糸球体**でろ過され、**原尿**となり、ボウマン嚢にたまる。続いて、**尿細管（近位尿細管、ヘンレ係蹄、遠位尿細管）**を通るなかで、**水**、**電解質**（ナトリウムやカリウム）、**糖**、**アミノ酸**等のほとんどが**体内で再吸収**される。さらに、**腎盂**、**尿管**を通り、**膀胱**で再び尿は貯留され、**尿道**を通り、**体外**へと**排泄**される。

② 尿は、95％の水分と5％の**固形成分**（電解質、毒素など）からなり、**弱酸性**の液体である。尿量は1日約1〜1.5ℓ前後あり、その比重は1.01〜

127

■ 尿の流れ ■

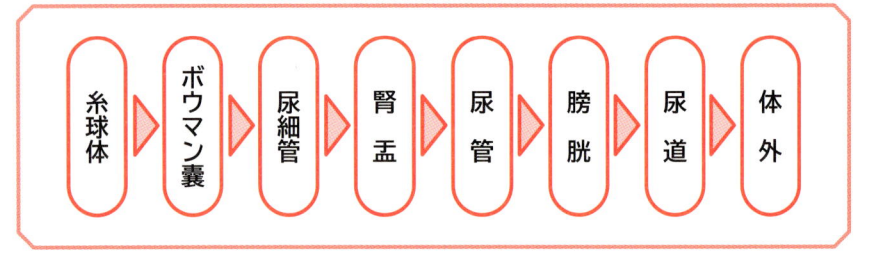

糸球体 ▶ ボウマン嚢 ▶ 尿細管 ▶ 腎盂 ▶ 尿管 ▶ 膀胱 ▶ 尿道 ▶ 体外

1.025である。この比重は水分摂取量によって変化し、水分摂取が多くなると比重は小さくなり、水分摂取が少なくなると比重は大きくなる。

(3)腎機能検査項目と腎臓疾患

①一般的な**腎機能検査項目**には、**尿検査**と**血液検査**があり、それらの検査結果から考えられる腎疾患には次のようなものがある。

Ⓐ**尿検査**
- **尿たんぱく**…………**慢性腎炎、ネフローゼ、糖尿病性腎症**等
- **尿糖**…………………**糖尿病、腎性糖尿**（血糖値は正常の状態）
- **尿鮮血**………………**腎炎、膀胱炎、尿路結石**等

Ⓑ血液検査
- **血液中尿素窒素（BUN）**…………**数値**が**高い**→**腎機能障害**

> **出題傾向・パターン**
>
> 過去の出題では、腎臓の構造、尿の生成と成分、腎機能検査項目と腎臓疾患の関係についての選択肢の正誤が問われている。主に、尿の性質、腎性糖尿、血液中の尿素窒素の数値と腎機能傷害の関係を理解しているか否かが問われる。

> **受験対策**
>
> ここでは、尿は通常アルカリ性ではなく、弱酸性を呈していることがポイントである。加えて、腎機能が低下すると、血液中の尿素窒素の値が低下するのではなく、上昇することもポイントとして押さえておく。

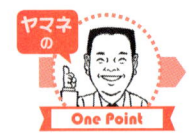

ヤマネのOne Point：尿は弱酸性！

Ⅰ 人体の組織および機能

6 神経系

■ 神経の体系 ■

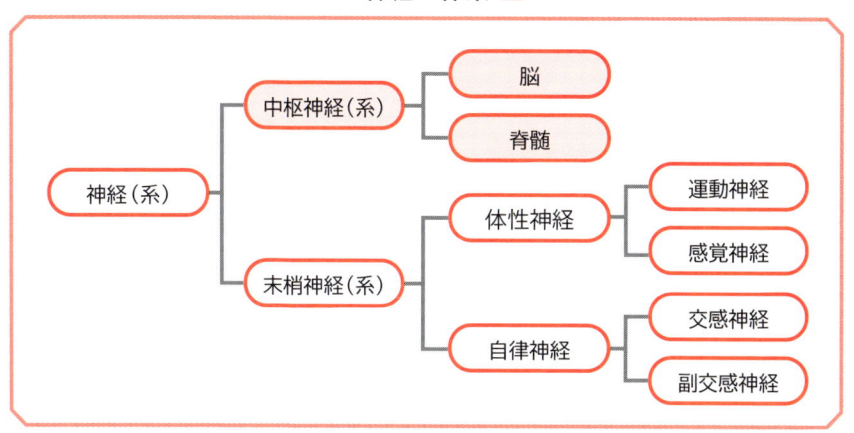

```
神経（系）┬ 中枢神経（系）┬ 脳
         │              └ 脊髄
         └ 末梢神経（系）┬ 体性神経 ┬ 運動神経
                        │          └ 感覚神経
                        └ 自律神経 ┬ 交感神経
                                   └ 副交感神経
```

神経系の構造と働き　　重要度 A

(1) **神経系**の基本単位は**ニューロン**である。1個の細胞体と2種類の**突起**（複数の**樹状突起**、1本の**軸索**）から構成されている。外来の刺激を樹状突起から神経細胞内に取り込み、その後、神経線維である軸索からその興奮を他のニューロンや筋肉などに伝達する。この**神経細胞**が多数集まっているところが**灰白質**であり、**神経線維**が多く集中しているところが**白質**である。

(2) 神経系は、**中枢神経系**（脳、脊髄）と**末梢神経系**（体性神経、自律神経）に区分される。

(3) **中枢神経**には、**脳**と**脊髄**が該当する。神経細胞の本体である。

　Ⓐ **脳**

　　脳は、**大脳半球**、**脳幹**、**小脳**に大別される。脳幹は**間脳**（視床・視床下部）、**中脳**、**橋**、**延髄**から構成されている。大脳の外側の**皮質部分**は灰白質で**神経細胞**が多く集中しており、**運動や感覚、思考、言語等の中枢**がある。大脳の内側の**髄質部分**は、**白質**で、**神経線維**が多く集中している。脳幹には**自律神経中枢**、視床下部には**体温調節中枢**、延髄には**呼吸中枢**や**心臓中枢**が

ある。

Ⓑ **脊髄**

延髄から伸び脊柱（背骨）の中に通っている。脊髄の断面を見ると、H型をした灰白質があり、そこには神経細胞が多く集中しており、そのまわりを神経線維が多く集中する白質が囲んでいる。灰白質の左右の前部を**前角**（前柱）、後部を**後角**（後柱）といい、脊髄の前方にある**脊髄神経**を**前根**、後方にある**脊髄神経**を**後根**という。脳幹と同様に、脊髄には**自律神経中枢**がある。

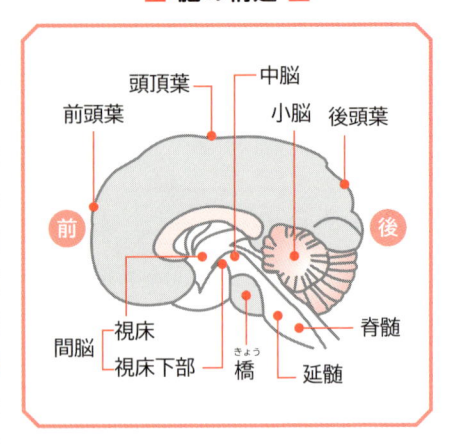

■ 脳の構造 ■

（頭頂葉、中脳、前頭葉、小脳、後頭葉、前、後、間脳、視床、視床下部、橋、延髄、脊髄）

(4)末梢神経は、中枢神経系と身体の器官を結ぶ働きをする。どの中枢神経に接続しているかによって、**脳神経**（脳に接続）、**脊髄神経**（脊髄に接続）に分かれる。また機能で分類すると**体性神経**と**自律神経**に分かれる。体性神経は、**感覚神経**（知覚情報を受け取り中枢へ伝達）と**運動神経**（運動の指令を中枢神経から作動体へ伝達）から成り、**自律神経は交感神経**（心臓の拍動を促進等）と**副交感神経**（心臓の拍動を抑制等）から成っている。

> **出題傾向・パターン**
>
> 過去の出題では、主に、神経の分類と働き、大脳の構造と働き、中枢の位置、ニューロンの定義を理解しているか否かが問われる。

> **受験対策**
>
> 大脳においては外側が灰白質、内側が白質となっているが、脊髄においては外側が白質、内側が灰白質となっていることに注意。なお、運動や感覚、思考、言語などの作用を支配する中枢は、大脳の外側の皮質にある。

ヤマネのOne Point　大脳の外側は灰色で、内側は白色

Ⅰ 人体の組織および機能

7 内分泌系・代謝系

■ ホルモン ■

内分泌器官	ホルモン	働き
副腎髄質	アドレナリン	血糖量の増加（肝臓のグリコーゲンをブドウ糖に分解）
副腎皮質	コルチゾール	血糖量の増加（アミノ酸からブドウ糖を生成）
	アルドステロン	体液中の塩類バランスの調節
膵臓（ランゲルハンス島）	インスリン	血糖量の減少（血液中のブドウ糖からグリコーゲンを合成）
	グルカゴン	血糖量の増加（肝臓のグリコーゲンをブドウ糖に分解）
副甲状腺	パラソルモン	体液中のカルシウムバランスの調節
松果体	メラトニン	睡眠の誘発

内分泌系、代謝系

重要度 A

(1) 内分泌系

①**ホルモン**とは、体内の内分泌器官から分泌される化学物質のことで、生物の成長や働きに有効な物質である。代表的なものについては、上の表を参照のこと。

(2) 代謝系

①**代謝**とは、食物等により摂取した栄養素の体内での化学変化のことである。代謝において、細胞に取り入れられた体脂肪やグリコーゲン等が分解されてエネルギーを発生し、ATP が生産されることを**異化**という。一方、体内に摂取された栄養素が種々の化学反応によって ATP に蓄えられたエネルギーを用いて細胞を構成する蛋白質等の生体に必要な物質に合成されることを**同化**という。

②**基礎代謝量**とは、**生命維持に必要な最小限のエネルギー量**のことであり、**年**

齢、性別、体格等により異なる。**体表面積**にほぼ**正比例**する。
③**安静時消費エネルギー**とは、安静に座っているときの消費エネルギーのことで、基礎代謝量の**約 1.2 倍**である。
④**エネルギー代謝率（RMR）**とは、作業に要したエネルギー量が**基礎代謝量**の何倍になるかを示す数値である。**動的筋作業**（肉体労働）の強度を表す指標として用いられる。RMR の算出式は、次のとおりである。

$$RMR = \frac{（労働で消費するエネルギー）-（安静時の消費エネルギー）}{（基礎代謝量）}$$

なお、安静時のエネルギー代謝率は 0 である。
⑤ RMR 0 超～1（極軽作業）、RMR 1 超～2（軽作業）、RMR 2 超～3（中等度作業1）、RMR 3 超～4（中等度作業2）、RMR 4 超～5（重作業）、RMR 4 以上で休憩が必要。RMR 5 を超える作業はかなりの重作業となる。

(2)肥満度の評価方法
①肥満の評価方法には **BMI**（Body Mass Index）や、**ブローカ法**等がある。
BMI の算出式は、次のとおりである。

$$BMI = \frac{体重（W）kg}{身長^2（H^2）m}$$

出題傾向・パターン

過去の出題では、ホルモン、基礎代謝量、エネルギー代謝率、BMI 等についての選択肢の正誤が問われている。また、5 つの選択肢にそれぞれ異なる算出式を挙げ、正しい BMI の算出式を指摘させる問題や、体重および身長の数値を与えられ、BMI を求めさせられる問題も出題されている。

受験対策

各ホルモンの分泌器官、働きを理解しておく。また、基礎代謝量が体表面積と正比例関係にあることや、エネルギー代謝率が動的筋作業の強度を表す指標として有用であることも押さえておく。BMI については、身長はcmではなく、m で計算することに注意する。

I 人体の組織および機能

8 感覚器系

■ 耳の構造 ■

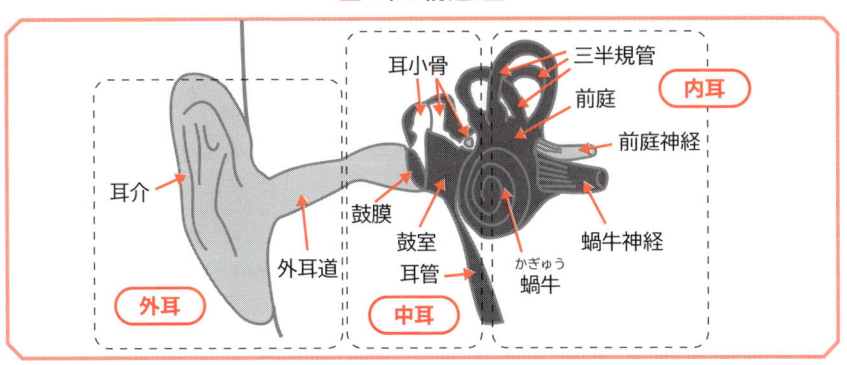

耳小骨、三半規管、前庭、内耳、前庭神経、蝸牛神経、蝸牛（かぎゅう）、耳介、鼓膜、鼓室、耳管、外耳道、外耳、中耳

感覚器系

重要度 A

(1) 5つの感覚

①**感覚器系**とは、身体内外情報を感知し、捉えることができる器官で、**視覚**、**聴覚**（および平衡感覚）、**嗅覚**、**味覚**、**皮膚感覚**の5つの感覚がある。

(2)視覚

①**視覚**が生じる眼の網膜には、明るい**光**と**色**を感じる**錐状体**（すいじょうたい）と、色は感じないが**明暗**を感じる**杆状体**（かんじょうたい）という視細胞がある。

②**水晶体**はその厚みを変えることにより**遠近の調節**を行い、**硝子体**は**眼球の形を保つ働き**を担っている。**虹彩**はその筋肉の働きにより、網膜へ入る**光量を調節**している。

③眼球の前後径を**長軸**と呼ぶ。近視ではこの長軸が長過ぎるため、網膜の前方で像を結び、遠視ではこの長軸が短すぎるため、網膜の後方で像を結ぶ。また、乱視では角膜が不正形のため、網膜に正しく像を結ばない。

(3)聴覚および平衡感覚

①外界から受けた音波が外耳道→鼓膜→耳小骨→前庭→蝸牛→聴神経から聴覚中枢に届き、**聴覚**が起こる。

②耳は、**外耳**（耳介と外耳道）、**中耳**（鼓膜、鼓室、耳小骨）、**内耳**（**前庭**、**半**

規管、蝸牛）から成る。**前庭**では**身体の傾き**を感じ、**半規管**では身体の**回転方向**や**速度**を感じる。つまり、**前庭**と**半規管**は**平衡感覚**を担当し、**蝸牛**は**聴力**を担当している。

③人の耳は1秒の振動数 **20〜2万Hz**の範囲が聞こえる。ヘルツ（Hz）とは、音の高低を表し、振動数が少ない音ほど低く感じ、振動数が多い音ほど高く感じる。騒音によって起こる聴力低下は、内耳の蝸牛内の有毛細胞に損傷が生じるもので、**4000Hz**あたりから**聴力低下**が始まる（**C^5dip** という）。

(4) 嗅覚

①**嗅覚**は非常に鋭敏で少量の臭いも敏感に感じ取る。しかし、同一臭気に対しては疲労しやすく（＝慣れてしまい）、しまいには感覚を失ってしまう。

(5) 味覚

①**味覚**には甘味、酸味、塩味、うま味、苦味があり、味覚は熱に侵されやすい。

(6) 皮膚感覚

①**皮膚感覚**には**痛覚**、**触覚**、**圧覚**、**温覚**、**冷覚**がある。触覚が強くなると圧覚が感じる。痛点、触点、温点、冷点といった感覚点が皮膚上に分布しており、それぞれがそれぞれの刺激のみ感知する。**痛点**が**皮膚全体**に**分布**し、**密度**も**高い**。冷覚のほうが温覚よりも鋭敏で急速に現れ、温覚は徐々に起こる。

出題傾向・パターン

過去の出題では、人間の5つの感覚についての選択肢の正誤が問われている。主に、錐状体と杆状体の働きの違い、長軸と近視や遠視の関係、聴力低下の原因箇所や音域、温覚と冷覚の鋭敏の度合いを理解しているか否かが問われる。

受験対策

「五感」と称される、視覚、聴覚（および平衡感覚）、嗅覚、味覚、皮膚感覚についての理解を深めておくことが重要である。網膜にある錐状体と杆状体の働きについては、「泥酔状態（錐状体）では明るい色気を感じ、勘定（杆状体）見て暗くなる」の語呂合わせで押さえておくとよい。また、通常会話音域の1000Hzから聴力低下が始まるのではなく、高音域の4000Hzあたりから聴力低下が始まる。

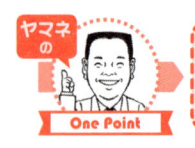

ヤマネのOne Point

泥酔状態（錐状体）では明るい色気を感じ、勘定（杆状体）見て暗くなる

I 人体の組織および機能

9 血液系（造血器系）

■ 血液の体系 ■

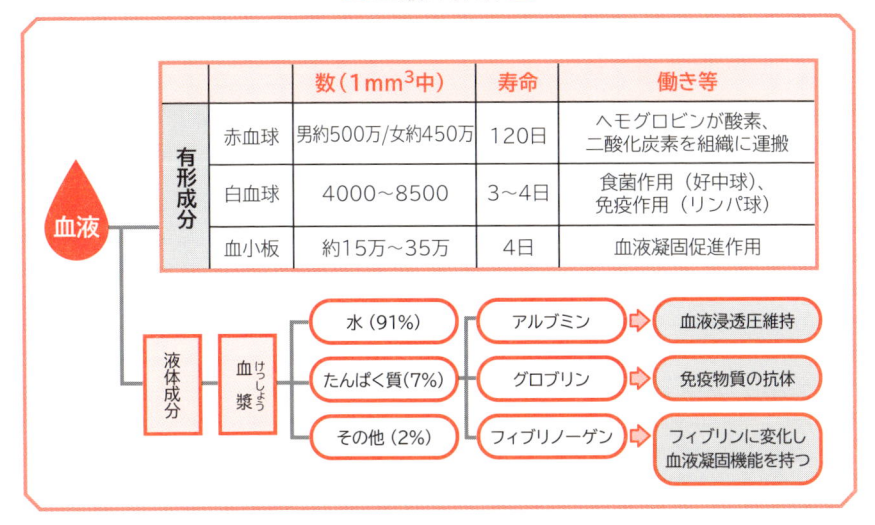

		数（1mm³中）	寿命	働き等
有形成分	赤血球	男約500万/女約450万	120日	ヘモグロビンが酸素、二酸化炭素を組織に運搬
	白血球	4000〜8500	3〜4日	食菌作用（好中球）、免疫作用（リンパ球）
	血小板	約15万〜35万	4日	血液凝固促進作用

液体成分 → 血漿（けっしょう）
- 水（91%）
- たんぱく質（7%） → アルブミン ⇒ 血液浸透圧維持
- たんぱく質（7%） → グロブリン ⇒ 免疫物質の抗体
- その他（2%） → フィブリノーゲン ⇒ フィブリンに変化し血液凝固機能を持つ

■ 血液系 ■ 重要度 A

(1) **赤血球**は、血液1mm³中に男性**約500万個**、女性**約450万個**あり、男女によって数に差がある。**寿命は120日**と非常に長い。赤血球中の**ヘモグロビン**が**酸素**、**二酸化炭素**を**運搬**する。このヘモグロビンの値が正常以下になった状態を**貧血**と呼ぶ。血液中に占める赤血球の割合を**ヘマトクリット値**といい、成人男性で約45％、女性約40％である。血液の**凝集反応**とは、**赤血球表面**にある**凝集原**と**血漿中**の**凝集素**との間で生じる反応である。

(2) **白血球**は血液1mm³中に**4000〜8500個**あり、男女によって数に差がない。寿命は**3〜4日**と非常に短い。**食菌作用**、**解毒作用**、**ヘパリン生成**、**ヒスタミン生成**（免疫反応）、**免疫作用**（免疫抗体産生）がある。白血球には顆粒球（好中球、好酸球、好塩基球）、単球、**リンパ球**がある。好中球は白血球の約60％を占め、病原菌の**貪食作用**がある。リンパ球は免疫機能の中心的役割を持ち、**Bリンパ球**（**抗体を産生**）や**Tリンパ球**（**細菌や異物**

(3) **血小板**は血液 1mm³ 中に**約 15 万〜 35 万個**あり、男女によって数に差がない。**寿命は約 4 日**と非常に短い。**血液凝固促進作用**を持つ。出血をするとすぐに血管から破れて凝集し、血栓を作って傷口をふさぐ役目をする。

(4) **血漿(けっしょう)**は液体成分である。水が 91％、たんぱく質 7％、その他 2％で構成されている。たんぱく質は、**血液浸透圧維持の働きを持つアルブミン、免疫物質の抗体を有するグロブリン**、そして**フィブリノーゲン**の 3 種類がある。**フィブリノーゲンは水溶性**で、これが出血し血管の外に出て酸素に触れると、**不溶性**の**フィブリン**に変化する。この変化によって**血液凝固作用**が起こる。

出題傾向・パターン

過去の出題では、血液の各成分についての選択肢の正誤が問われている。主に、赤血球と白血球の寿命や数の違い、ヘマトクリットの定義、血漿に存在しているたんぱく質、フィブリノーゲンの変化による血液凝固作用を理解しているか否かが問われる。

受験対策

血液の成分それぞれについての理解を深めておく。その際には、赤血球と白血球を対比させてセットで押さえる。数については、赤血球（男性約 500 万個 /1mm³、女性約 450 万個 /1mm³）のほうが白血球（4000 〜 8500 個 /1mm³）より圧倒的に多い。なお、白血球の数に男女差がないことは重要なポイントである。寿命については、「寿命は赤白いち・にぃ・さん・よん（120 日・3 〜 4 日）」の語呂合わせで押さえるとよい。この語呂合わせは、赤白の順番どおりに読み取り、「赤」が「いち・にぃ」に対応し「120 日」となり、「白」が「さん・よん」に対応し「3 〜 4 日」となる。

なお、ヘマトクリット値は、白血球や血小板等の他の成分に関連した数値ではなく、赤血球に関連した数値である。血漿中の、水に溶ける（水溶性）フィブリノーゲンが、血管の外に出た際に、水に溶けない（不溶性）フィブリンに変化し、血液凝固作用が起こることも押さえておく。

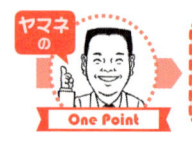

> **ヤマネのOne Point**
> 寿命は赤白いち・にぃ・さん・よん（120 日・3 〜 4 日）

II 労働による人体の機能の変化

1 ストレス・体温

■ **4つのストレッサー** ■

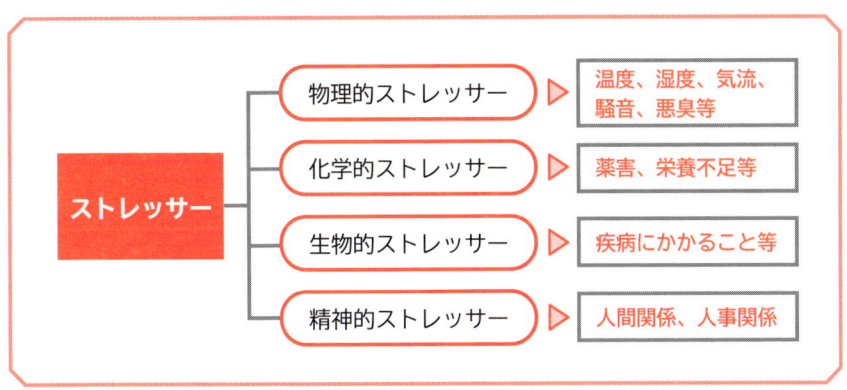

ストレッサー
- 物理的ストレッサー ▷ 温度、湿度、気流、騒音、悪臭等
- 化学的ストレッサー ▷ 薬害、栄養不足等
- 生物的ストレッサー ▷ 疾病にかかること等
- 精神的ストレッサー ▷ 人間関係、人事関係

■ ストレス・体温　　重要度 A

(1) ストレス

① **ストレス**とは、外部からの何らかの刺激に対して心身が順応しようとする反応のことで、この外部からの刺激を**ストレッサー**という。

② ストレッサーは、その**強弱や質により影響の度合いは異なる**。過度のストレッサーは、**自律神経系と内分泌系を介して**、心身の活動を抑圧することになるが、適度なストレッサーは活動の亢進や意欲の向上等をもたらす。

③ 典型的なストレス反応として、**副腎皮質ホルモン**の分泌の**著しい増加**がみられる。

④ 心身のバランスにとって適度なストレスは必要である。

⑤ ストレスにより、不安感、焦燥感、抑うつ感といった心理的な症状や、発汗、手足の震え、下痢等の自律神経の症状が生じることがある。また、高血圧症、狭心症、十二指腸潰瘍等の疾患が発生することもある。

(2) 体温

① **体温調節**とは、外部環境の温度に関係なく体内温度を一定に保つ調節のことで、熱の産生(産熱)と放散(放熱)を行い調節する。この調節には**物理的**

調節と化学的調節がある。
　Ⓐ**物理的調節**…人体が低温にさらされると、皮膚の**血管**を**収縮**させて**血流量**を**減少**させ、放熱を防ぐ。人体が高温にさらされると、皮膚の**血管**を**拡張**させて**血流量**を**増加**させ、熱を放散する。
　Ⓑ**化学的調節**…栄養素の酸化燃焼、分解等化学反応によって産熱する。
②**体温調節中枢**は、**間脳**の**視床下部**にある。
③**不感蒸泄**とは、発汗が行われていない状態で、常時水分が蒸発する状態をいい、1日に約**850g**が蒸発している。これに伴う放熱は全放熱量の約**25%**である。
④体温調節にみられるような内部環境を一定に保つ仕組みを**生体恒常性**（**ホメオスタシス**）といい、神経系と内分泌系により主に調節されている。

出題傾向・パターン

　過去の出題では、ストレッサーやストレス反応、ストレスによる障害、疾病についての選択肢の正誤が問われている。また、体温調節では恒常性の名称、体温調節中枢の位置、物理的調節について選択肢の正誤が問われる。

受験対策

　まず、ストレッサーの強弱や質によっては、自律神経系と内分泌系を介して心身の活動を抑圧することを理解しておく。また、典型的なストレス反応として、副腎皮質からホルモンの分泌が減少するのではなく増加することもポイントである。さらに、昇進や昇格がストレスの原因になることも押さえておこう。

　恒常性（ホメオスタシス）は、外部環境の変化に対して体内の環境を一定の範囲に保つ働きである。体温調節中枢が間脳の視床下部にあることは重要なポイントである。さらに、人体が低温にさらされると、血管は拡張するのではなく収縮し、人体が高温にさらされると、内臓ではなく皮膚の血流量が増加することを押さえておく。

体温調節中枢は間脳の視床下部にある！

Ⅲ 疲労およびその予防

1 疲労・睡眠

■ 身体的疲労と精神的疲労 ■

	原因	疲労対策
身体的疲労	動的筋作業など	身体を休める
精神的疲労	精神的緊張など	身体を動かす

疲労　重要度 B

(1) **疲労**とは、身体的、精神的な負荷が継続して起こったときに見られる身体的、精神的機能の低下、つまり作業能力の低下現象のことである。疲労というのは、身体が健康維持するための防御反応とも考えられている。つまり、心身の過度の働きを抑制し、休息をとらせようとする役割である。

(2) 疲労を分類すると、**身体的疲労**と**精神的疲労**、**全身疲労**と**局所疲労**、**慢性疲労**と**急性疲労**等がある。現在は、精神的疲労の占める割合が圧倒的に増えてきている。

(3) 疲労の回復には、休息、休養、睡眠が大切である。具体的には、作業途中に適度な休息を入れ、休日には十分に休養をとり、そして質のよい睡眠をとることを心がける。精神的疲労では、単に身体を休めるというよりもスポーツなどで身体を動かし、**気分転換**を図るほうが**疲労回復**するといわれている。

(4) 疲労の他覚的症状を客観的に検査するものに**フリッカー検査**がある。これは、**フリッカー光**といわれる点滅した光を目視し、点滅光として見えるか、一様な連続光として見えるかの境界をなす周波数を求め、**目の疲労**や、**精神疲労**（**中枢疲労**）の測定に用いる。

> **出題傾向・パターン**
> 過去の出題では、疲労を回復させるための措置、疲労の他覚的症状の検査方法の名称についての選択肢の正誤が問われている。

4日目　第1種・第2種共通科目──労働生理

139

> 受験対策

　「疲労」という文言には、「精神的疲労」も含まれると判断して解答にあたるとよい。よって、疲労を回復させるための措置としては、「単に身体を休める」ことは不適切となる。精神的疲労には、かえって、運動等によって身体を動かしたほうがいい場合もあるからである。
　疲労の他覚的症状の検査方法は、ハイムリック法やブローカ法などではなくフリッカー法である。ハイムリック法は異物を喉に詰まらせた者の救助方法であり、ブローカ法は肥満の評価方法の１つである。

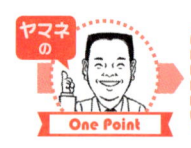

ヤマネのOne Point：精神的に疲れたら、運動しよう！

睡眠　重要度 B

(1) サーカディアン・リズム（概日リズム）とは、睡眠と覚醒のリズムのように１日の周期で繰り返される生物学的リズムのことであり、このリズムの乱れは疲労や睡眠障害の原因となる。
(2) **睡眠中**は、**体温の低下**が見られ、**副交感神経**の働きが**活発**となるため、心拍数は減少し、代謝も低下する。
(3) 睡眠中の脳波は大きく不規則な波となっている。この脳波の波形により、**レム睡眠**（浅い眠りで記憶を長期的なものに定着させている状態）と**ノンレム睡眠**（深い眠りで脳が休息している状態）に分類される。

> 出題傾向・パターン

　過去の出題では、睡眠中に活発に働く神経、レム睡眠とノンレム睡眠についての選択肢の正誤が問われている。

> 受験対策

　睡眠中に優勢的に働いているのは、昼に働く交感神経ではなく、夜に働く副交感神経であることを理解しておく。さらに、レム睡眠が浅い眠りで、ノンレム睡眠が深い眠りであることも押さえておく。

第1種のみの科目

5日目

関係法令
有害業務に係るもの

Ⅰ 労働安全衛生法および関係法令
1. 労働安全衛生法（政令、労働安全衛生規則〈第3編を除く〉を含む）
   ① 安全衛生管理体制
   ② 作業主任者・免許
   ③ 労働衛生保護具
   ④ 定期自主検査
   ⑤ 有害物に関する規制
   ⑥ 安全衛生教育
   ⑦ 作業環境測定
   ⑧ 健康診断
   ⑨ 健康管理手帳
2. 労働安全衛生法関係省令
   ① 労働安全衛生規則（第3編）
   ② 有機溶剤中毒予防規則
   ③ 特定化学物質障害予防規則
   ④ 酸素欠乏症等防止規則
   ⑤ 電離放射線障害防止規則
   ⑥ 粉じん障害防止規則
   ⑦ 石綿障害予防規則
   ⑧ 全般その他（鉛中毒予防規則・四アルキル鉛中毒予防規則・高気圧作業安全衛生規則）
3. じん肺法

Ⅱ 労働基準法
   ① 労働時間、休憩および休日
   ② 女性および年少者

I 労働安全衛生法および関係法令

1. 労働安全衛生法（政令、労働安全衛生規則〈第3編を除く〉を含む）

1 安全衛生管理体制

■ 衛生管理者専任制と衛生工学衛生管理者 ■

常時使用 労働者数	衛生 管理者数	下記業務に30人以上		通常の 事業場
		寒冷、振動、 重激、騒音	坑内、暑熱、放射線、 粉じん、異常気圧、ガス	
50～200人	1人以上			
201～500人	2人以上			
501～1000人	3人以上			
1001～2000人	4人以上	少なくとも 1人は専任	・少なくとも1人は専任 ・少なくとも1人は衛生工 学衛生管理者免許保有者	少なくとも 1人は専任
2001～3000人	5人以上			
3001人～	6人以上			

■ 安全衛生管理体制　　　　　　　　　　重要度 A

(1)衛生管理者

① **常時500人を超える**労働者を使用する事業場で、**坑内労働**または次のいずれかの業務に**常時30人以上**の労働者を従事させるものにあっては、衛生管理者のうち**少なくとも1人**を**専任**の**衛生管理者**としなければならない。

　Ⓐ**多量の高熱物体**を取り扱う業務および著しく**暑熱な場所**における業務
　Ⓑ**多量の低温物体**を取り扱う業務および著しく**寒冷な場所**における業務
　Ⓒラジウム放射熱、エックス線その他の**有害放射線**にさらされる業務
　Ⓓ土石、獣毛等の**じんあいまたは粉末を著しく飛散する場所**における業務
　Ⓔ**異常気圧下**における業務
　Ⓕ削岩機、鋲打機等の使用によって**身体に著しい振動**を与える業務
　Ⓖ**重量物**の取扱い等重激なる業務
　Ⓗボイラー製造等**強烈な騒音を発する場所**における業務
　Ⓘ鉛、水銀、クロム、砒素、黄りん、弗素、塩素、塩酸、硝酸、亜硫酸、硫酸、一酸化炭素、二酸化炭素、青酸、ベンゼン、アニリン、その他これに準ずる**有害物の粉じん、蒸気またはガスを飛散する場所**における業務

142

Ⓙその他厚生労働大臣の指定する業務
②常時500人を超える労働者を使用する事業場で、坑内労働または①のⒶⒸⒹⒺ、もしくは①の業務に常時30人以上の労働者を従事させるものにあっては、衛生管理者のうち1人を**衛生工学衛生管理者免許**を受けた者のうちから選任しなければならない。

(2)産業医

■ **産業医の専属制** ■

常時使用労働者数	産業医数	下記業務に500人以上	通常の事業場
		深夜、坑内、暑熱、寒冷、病原体　など	
50〜499人	1人以上		
500〜999人	1人以上		
1000〜3000人	1人以上	専属の者	専属の者
3001人〜	2人以上		

①次に挙げる業務に**常時500人以上**の労働者を従事させる事業場にあっては、その事業場に**専属**の**産業医**を選任すること。
　Ⓐ**多量の高温物体**を取り扱う業務および著しく**暑熱な場所**における業務
　Ⓑ**多量の低温物体**を取り扱う業務および著しく**寒冷な場所**における業務
　Ⓒラジウム放射熱、エックス線その他の**有害放射線**にさらされる業務
　Ⓓ土石、獣毛等の**じんあいまたは粉末を著しく飛散する場所**における業務
　Ⓔ**異常気圧下**における業務
　Ⓕ削岩機、鋲打機等の使用によって**身体に著しい振動**を与える業務
　Ⓖ**重量物**の取扱い等重激な業務
　Ⓗボイラー製造等**強烈な騒音を発する場所**における業務
　Ⓘ**坑内**における業務
　Ⓙ**深夜業**を含む業務
　Ⓚ水銀、砒素、黄りん、弗化水素酸、塩酸、硝酸、硫酸、青酸、か性アルカリ、石炭素その他これらに準ずる**有害物**を取り扱う業務
　Ⓛ鉛、水銀、クロム、砒素、黄りん、弗化水素、塩素、塩酸、硝酸、亜硫酸、硫酸、一酸化炭素、二酸化炭素、青酸、ベンゼン、アニリン、その他これらに準ずる**有害物のガス、蒸気または粉じんを発散する場所**における業務

Ⓜ**病原体**によって**汚染のおそれが著しい**業務

Ⓝその他厚生労働大臣が定める業務

(3)衛生委員会

①事業者は、当該事業場の労働者で、**作業環境測定**を実施している**作業環境測定士**である者を**衛生委員会**の委員として指名することができる。

（安衛則第7条ほか）

出題傾向・パターン

有害業務を行っている事業場の安全衛生管理体制の構築についての事例問題が出題されている。まず、ある事業場における常時使用する総労働者数と、特定の有害業務や深夜業務に従事する労働者数が示される。そして、各選択肢において当該事業場における安全衛生管理体制の構築例が示され、それぞれが法令に違反しているか否かが問われる。また、同様の事例問題で、各選択肢の正誤を問う問題も出題されている。

受験対策

衛生管理者専任制と産業医専属制の要件は似てはいるが、異なっていることに注意する。特に、産業医専属制の要件の所定の業務には深夜業務が含まれているのがポイントである。なお、一部の有害業務を行う事業場に関しては、衛生工学衛生管理者免許を有する者のうちから1人は衛生管理者に選任しなければならず、すべての衛生管理者を第1種衛生管理者免許を有する者のうちから選任した場合には、法令違反となる。

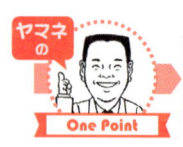

ヤマネのOne Point

産業医専属制の要件の業務には、深夜業務が含まれる

Ⅰ 労働安全衛生法および関係法令

1. 労働安全衛生法（政令、労働安全衛生規則〈第3編を除く〉を含む）

2 作業主任者・免許

■ 作業主任者 ■

作業主任者 ─┬─ 免許取得者
　　　　　　└─ 技能講習修了者

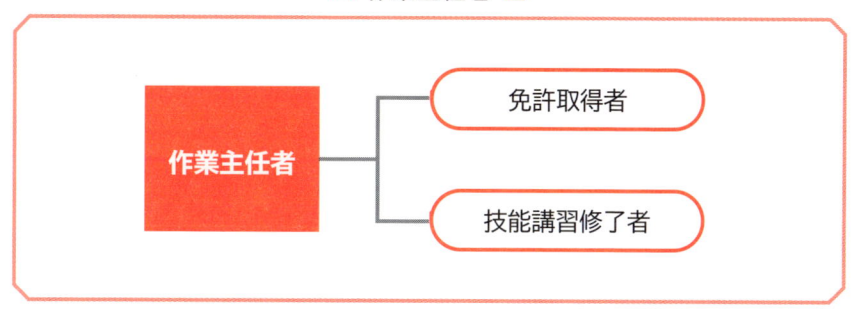

■ 作業主任者と免許
重要度 A

(1)事業者は、政令で定める作業については、**都道府県労働局長**の**免許**を受けた者（注1）または都道府県労働局長の登録を受けた者が行う**技能講習**を修了した者（注2）のうちから、当該作業の区分に応じて、**作業主任者**を選任し、その者に当該作業に従事する労働者の指揮その他の厚生労働省令で定める事項を行わせなければならない。

（注1）選任される者が免許を有していなければならない作業主任者は、下記の(2)のうち、Ⓐ「高圧室内作業主任者」、Ⓑ「エックス線作業主任者」およびⒸ「ガンマ線透過写真撮影作業主任者」である。
（注2）選任される者が技能講習を修了していなければならない作業主任者は、下記の(2)のうち、ⒶⒷおよびⒸを除く、作業についての作業主任者である。

(2)**作業主任者の選任が必要な作業**は、以下の作業である。
　Ⓐ**高圧室内作業**
　Ⓑ**エックス線業務に係る作業**
　Ⓒ**ガンマ線照射装置を用いて行う透過写真の撮影の作業**
　Ⓓ**特定化学物質等を製造し、または取り扱う作業**
　Ⓔ**鉛業務に係る作業**
　Ⓕ**四アルキル鉛等業務に係る作業**
　Ⓖ**酸素欠乏危険場所における作業**

Ⓗ 屋内作業場またはタンク、船倉もしくは抗の内部等において有機溶剤等を製造し、または取り扱う業務に係る作業
Ⓘ 石綿等を取り扱う作業または石綿等を試験研究のため製造する作業

（その他省略） （安衛法第 14 条ほか）

> **出題傾向・パターン**
>
> 過去の出題では、5 つの選択肢に作業を挙げ、作業主任者の選任義務のある作業を指摘させる内容となっている。また、逆に、作業主任者の選任義務のない作業を指摘させる問題も多く出題されている。さらに、5 つの選択肢に資格名を挙げ、免許の取得が必要な資格か、もしくは技能講習の修了により取得が可能な資格かの別を指摘させる問題も出題されている。

> **受験対策**
>
> まず、作業主任者の選任が必要な作業を押さえておく。なお、作業主任者の選任については、作業主任者の選任義務のない作業を指摘させる出題もあるので、代表的な作業主任者の選任義務のない作業である「試験研究のための特定化学物質を取り扱う作業」「レーザー光線を用いた作業」「騒音作業」「潜水作業」「はんだ付け作業」「アーク溶接作業」「セメントを袋詰めする作業」を押さえてみてもよい。その際には、「司令総監はあせらない！」の語呂合わせで覚えておく。「司」は試験研究のための特定化学物質を取り扱う作業、「令」はレーザー光線を用いた作業、「総」は騒音作業、「監」は潜水艦→潜水業務、「は」ははんだ付け作業、「あ」はアーク溶接作業、「せ」はセメントを袋詰めする作業を意味している。
>
> 続いて、免許の必要な作業主任者「高圧室内作業主任者」「エックス線作業主任者」「ガンマ線透過写真撮影作業主任者」を覚えるとともに、作業主任者の選任は必要ないが、潜水業務を行うこと自体に「潜水士」免許が必要なことも押さえておく。これら免許が必要な資格について、「高潜ガン X」の語呂合わせで覚えておく。「高」は高圧室内作業主任者、「潜」は潜水士、「ガン」はガンマ線透過写真撮影作業主任者、「X」はエックス線作業主任者を意味している。

> **ヤマネの One Point**
>
> 司令総監はあせらない！
> 免許は、高潜ガン X

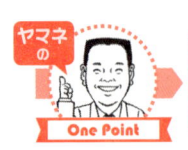

I 労働安全衛生法および関係法令

1. 労働安全衛生法(政令、労働安全衛生規則〈第3編を除く〉を含む)

3 労働衛生保護具

■ マスクに関する譲渡等の制限 ■

	譲渡等の制限
特定の防じんマスク	有
特定の防毒マスク	有
送気マスク	無

譲渡等の制限等　　　重要度 A

(1)次の機械等については、**厚生労働大臣**が定める**規格**を具備しなければ、**譲渡**し、**貸与**し、または**設置**してはならない。

防じんマスク(ろ過材および面体を有するもの)、**防毒マスク**(ハロゲンガス用、有機ガス用、一酸化炭素用、アンモニア用、亜硫酸ガス用)、**再圧室**、**潜水器**、**特定エックス線装置**、**ガンマ線照射装置**、**チェーンソー**、**電動ファン付呼吸用保護具**、など　　　(安衛法第42条ほか)

出題傾向・パターン

過去の出題では、5つの選択肢に装置や道具等を挙げ、譲渡等の制限に該当するもの、または該当しないものを指摘させる内容となっている。

受験対策

譲渡等の制限に該当する装置や道具等を押さえておく。なお、譲渡制限のない機械等を指摘させる出題も多いので、「化学防護服」「防振手袋」「防音保護具」を押さえておくのもよいだろう。さらに、平成26年の労働安全衛生法の改正により、電動ファン付呼吸用保護具が譲渡等の制限の対象に追加されたことも覚えておこう。

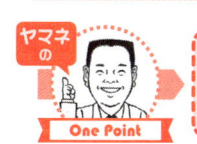

ヤマネのOne Point

化学防護服・防振手袋・防音保護具は制限なし!

Ⅰ 労働安全衛生法および関係法令
1. 労働安全衛生法（政令、労働安全衛生規則〈第3編を除く〉を含む）

4 定期自主検査

■ 定期自主検査の頻度 ■

設備等	実施頻度
ガンマ線照射装置（透過写真撮影用）	1月以内ごとに1回
局所排気装置・プッシュプル型換気装置（注3）	1年以内ごとに1回
除じん装置（注3）	
排ガス処理装置（注3）	
排液処理装置（注3）	
特定化学設備及びその附属設備	2年以内ごとに1回

（注3）特定の有害作業場に設置されている場合に実施
＊所轄労働基準監督署への報告義務はなし
＊全体換気装置は定期自主検査実施の対象外

定期自主検査を行うべき装置等と回数　重要度 A

(1)事業者は、特定の有害作業場に設置された次の装置等について、**定期に自主検査**を行ない、およびその**結果**を記録しておかなければならない。
　Ⓐ**局所排気装置**、**プッシュプル型換気装置**、**除じん装置**、**排ガス処理装置**、**排液処理装置**…**1年以内ごとに1回**
　Ⓑ**特定化学設備**および**その附属設備**…**2年以内ごとに1回**
　Ⓒ**透過写真撮影用ガンマ線照射装置**…**1月以内ごとに1回**（特定の場合は6月以内ごとに1回）
（その他省略）　　　　　　　　　　　　　　　　　（安衛法第45条ほか）

(2)定期自主検査の実施対象の機械であっても、物質によっては対象にならない。

■ 物質による定期自主検査の要否 ■

物質名	設備	定期自主検査実施の有無
アンモニア（第三類特定化学物質）	特定化学設備	○
	排液処理装置	×
	局所排気装置	×
塩酸（塩化水素）	排液処理装置	○
	局所排気装置	×
一酸化炭素	排ガス処理装置（局所排気装置）	×
アセトン・酢酸メチル・酢酸エチル（第二種有機溶剤）	局所排気装置	○
	プッシュプル型換気装置	○
	排液処理装置	○

＊定期自主検査を行うべき装置であっても、扱う物質によっては対象外となる（対象外：木材、エタノール、アンモニア等）。

出題傾向・パターン

過去の出題では、5つの選択肢に装置名を挙げ、定期自主検査の対象となる装置、または対象とならない装置を指摘させる内容となっている。

受験対策

まず、全体換気装置には法令による定期自主検査の実施義務がないことを押さえておこう。また、特定化学設備はどんな物質を取り扱う場合も2年以内ごとに1回の定期自主検査の実施義務があることもポイントである。しかし、定期自主検査の実施対象の機械であっても物質名によっては対象外となる場合がある。木材、エタノールは装置の設置義務が元々なく、定期自主検査の対象外である。アンモニアは特定化学物質第3類にあたり、プッシュプル型換気装置、排液処理装置などの設置義務が元々ないため、これも定期自主検査の対象外である。表内の物質名については、押さえておくべきである。

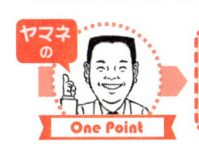

ヤマネの One Point

自主検査、1月我慢（ガンマ線）、
1年基本で、2年で特化（特定化学設備）

5日目 第1種のみの科目 ── 関係法令（有害業務に係るもの）

Ⅰ 労働安全衛生法および関係法令
1. 労働安全衛生法（政令、労働安全衛生規則〈第3編を除く〉を含む）

5 有害物に関する規制

■ 製造等の禁止物質と製造の許可物質 ■

製造等の禁止物質	製造の許可物質
・ベータ‐ナフチルアミンおよびその塩 ・黄りんマッチ ・四‐アミノジフェニルおよびその塩 ・四‐ニトロジフェニルおよびその塩 ・ビス（クロロメチル）エーテル ・ベンジジンおよびその塩 ・ベンゼンを含有するゴムのり ・石綿	・ジクロルベンジジンおよびその塩 ・アルファ‐ナフチルアミンおよびその塩 ・塩素化ビフェニル（別名 PCB） ・オルト‐トリジンおよびその塩 ・ジアニシジンおよびその塩 ・ベリリウムおよびその化合物 ・ベンゾトリクロリド

＊製造の許可が必要な物質＝特定化学物質の第1類物質

製造等の禁止物質、製造の許可物質　　重要度 A

(1) 上表の左側の欄の有害物質は、**製造**し、**輸入**し、**譲渡**し、**提供**し、または**使用**してはならない。上表の右側の欄の有害物質を**製造**しようとする者は、あらかじめ、**厚生労働大臣の許可**を受けなければならない。（安衛法第55条ほか）

出題傾向・パターン

過去の出題では、5つの選択肢に有害物質を挙げ、製造等の禁止物質または製造の許可物質に該当する有害物質を指摘させる内容となっている。

受験対策

製造等の禁止物質は、「のんべーのきりんがよっぱらってえびすのべんじょでべんぜつをふるい、いしゃにおこられた！」の語呂合わせで覚える。「べー」がベータ‐ナフチルアミン、「きりん」が黄りん、「よ」が四～、「びす」がビス（クロロ～）、「べんじょ」がベンジジン、「べんぜつ」がベンゼン、「いしゃ」が石綿である。

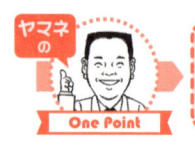

ヤマネのOne Point：のんべーのきりんがよっぱらってえびすのべんじょでべんぜつをふるい、いしゃにおこられた！

I 労働安全衛生法および関係法令

1. 労働安全衛生法（政令、労働安全衛生規則〈第3編を除く〉を含む）

6 安全衛生教育

■ 特別教育の必要な主な業務 ■

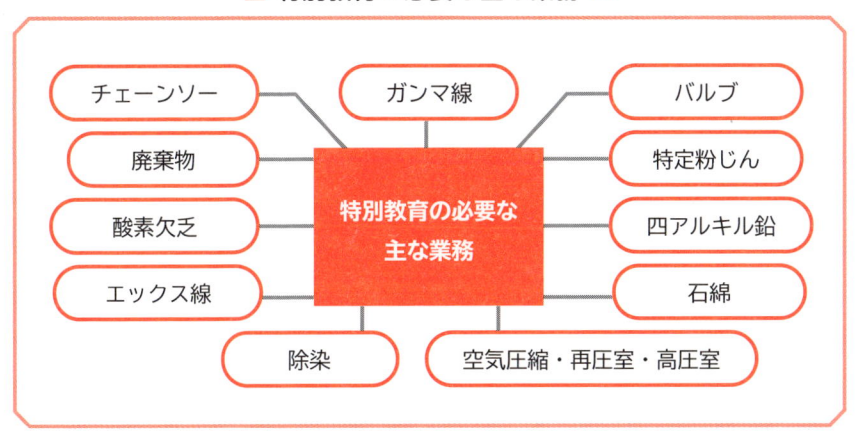

特別教育の必要な主な業務：チェーンソー、ガンマ線、バルブ、廃棄物、特定粉じん、酸素欠乏、四アルキル鉛、エックス線、石綿、除染、空気圧縮・再圧室・高圧室

安全衛生特別教育　　重要度 A

(1) 事業者は、次の業務に労働者を就かせるときは、当該業務に関する安全または衛生のための**特別の教育**を行わなければならない。

①**チェーンソー**を用いて行う立木の伐木、かかり木の処理又は造材の業務

②**ガンマ線照射装置**を用いた透過写真撮影業務

③**特定粉じん作業**に係る業務

④**廃棄物の焼却施設**のばいじん及び焼却灰その他の燃え殻を取り扱う業務

⑤**酸素欠乏危険場所**における作業に係る業務

⑥**バルブ又はコック操作**業務

⑦**空気圧縮機**を運転する業務

⑧**再圧室**を操作する業務

⑨**高圧室**内作業に係る業務

⑩**エックス線照射装置**を用いた透過写真撮影業務

⑪**四アルキル鉛**等業務

⑫**石綿**等が使用されている建築物等の解体作業・石綿等の封じ込め又は囲い

込みの作業に係る業務
　⑬**東日本大震災**により生じた放射性物質により汚染された土壌等を**除染**する業務

（その他省略）

(2) 事業者は、特別教育の科目の全部または一部について**十分な知識**および**技能**を有していると認められる労働者については、当該科目についての特別教育を省略することができる。

(3) 事業者は、特別教育を行ったときは、当該特別教育の受講者、科目等の記録を作成して、これを **3年間保存**しておかなければならない。

（安衛法第 59 条ほか）

出題傾向・パターン

　過去の出題では、5つの選択肢に有害業務を挙げ、安全衛生の特別教育の実施対象業務を指摘させることが多い。また、特別教育の実施対象業務、教育の省略、実施項目、記録の保存の正誤を問う問題も出題されている。

受験対策

　まずは、特別教育の実施対象業務を押さえておくことが重要である。「茅ヶ崎のバツ4女性特派員、暑さのあまり石につまずき罵倒する」の語呂合わせで覚えておくとよい。この語呂合わせは、「ち」がチェーンソー、「が」がガンマ線、「さきの」が酸素欠乏、「ばつ」がエックス線、「よん」が四アルキル鉛、「じょせい」が除染、「とく」が特定粉じん、「はいん」が廃棄物、「あつ」が空気圧縮、再圧室、高圧室、「さ(3)」が3つの圧、「いしにつまずき」が石綿、「ばとうする」がバルブ、となる。また、通常の安全衛生教育の記録の保存義務はないが、特別教育については3年間の記録の保存義務があることに留意する。なお、「労働者に対する指導または監督の方法に関すること」は特別教育の実施項目には含まれていない。これは、職長教育で行うべき項目である。

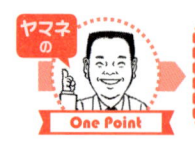

ヤマネの One Point

茅ヶ崎のバツ4女性特派員、暑さのあまり石につまずき罵倒する！

I 労働安全衛生法および関係法令

1. 労働安全衛生法（政令、労働安全衛生規則〈第3編を除く〉を含む）

7 作業環境測定

■ **作業環境測定の実施作業場** ■

作業環境測定を実施すべき所定の有害業務の作業場
- 指定作業場
- 指定作業場以外の作業場

■ 作業環境測定を行うべき作業場と測定項目・測定回数　　重要度 A

(1) 事業者は、次の有害な業務を行う屋内作業場その他の作業場については、必要な**作業環境測定**を行い、およびその結果を**記録**しておかなければならない。

Ⓐ 土石、岩石、鉱物、金属または炭素の**粉じん**を著しく発散する一定の屋内作業場……**6月以内ごとに1回**：空気中の粉じんの濃度、（土石、岩石または鉱物に係る屋内作業場については）粉じん中の遊離けい酸の含有率：**7年保存**

Ⓑ **暑熱**、**寒冷**または**多湿**の一定の屋内作業場……**半月以内ごとに1回**：気温、湿度および輻射熱：**3年保存**

Ⓒ 著しい**騒音**を発する一定の屋内作業場……**6月以内ごとに1回**：等価騒音レベル：**3年保存**

Ⓓ **坑内**の一定の作業場
　(a) **炭酸ガス**が**停滞**し、または停滞するおそれのある坑内の作業場……**1月以内ごとに1回**：炭酸ガス濃度：**3年保存**
　(b) **通気設備**が設けられている坑内の作業場……**半月以内ごとに1回**：通気量：**3年保存**
　(c) 気温が**28度を超える**、または超えるおそれのある坑内の作業場……**半月以内ごとに1回**：気温：**3年保存**

Ⓔ中央管理方式の**空気調和設備**（空気を浄化し、その温度、湿度および流量を調節して供給することができる設備をいう）を設けている建築物の室で、事務所の用に供されるもの……**2月以内ごとに1回**：一酸化炭素および二酸化炭素の含有率、室温および外気温、相対湿度：**3年保存**

Ⓕ放射線業務を行う一定の作業場

　(a)放射線業務を行う作業場のうち管理区域に該当する部分……**1月以内ごとに1回**：外部放射線による線量当量率または線量当量：**5年保存**

　(b)放射性物質取扱作業室……**1月以内ごとに1回**：空気中の放射性物質の濃度：**5年保存**

　(c)坑内における核原料物質の掘採の業務を行う作業場……**1月以内ごとに1回**：空気中の放射性物質の濃度：**5年保存**

Ⓖ特定化学物質（第一類物質または第二類物質）を製造し、もしくは取り扱う屋内作業場（酸化プロピレン等を製造し、または取り扱う作業のうち、一定の作業を除く）、石綿等を取り扱い、もしくは試験研究のため、製造する屋内作業場またはコークス炉上において、もしくはコークス炉に接してコークス製造の作業を行う場合の一定の作業場……**6月以内ごとに1回**：空気中における濃度：**3年保存**（一定の特別管理物質については30年保存、石綿については40年保存）

Ⓗ鉛業務（遠隔操作によって行う隔離室におけるものを除く）を行う一定の屋内作業場……**1年以内ごとに1回**：空気中における鉛の濃度：**3年保存**

Ⓘ酸素欠乏危険場所において作業を行う場合の一定の作業場

　(a)第一種酸素欠乏危険作業に係る作業場……**その日の作業を開始する前**：空気中の酸素の濃度：**3年保存**

　(b)第二種酸素欠乏危険作業に係る作業場……**その日の作業を開始する前**：空気中の酸素および硫化水素の濃度：**3年保存**

Ⓙ有機溶剤（第一種有機溶剤または第二種有機溶剤）を製造し、または取り扱う業務を行う一定の屋内作業場……**6月以内ごとに1回**：有機溶剤の濃度：**3年保存**　　　　　　　　　　　　（安衛法第65条ほか）

(注4) 上記の作業場のうち、Ⓐ、Ⓕの(b)、Ⓖ、ⒽおよびⒿの作業場を指定作業場という。指定作業場における作業環境測定については、事業者はその使用する作業環境測定士に実施させなければならない。それができない場合には、その作業環境測定について、作業環境測定機関等に委託しなければならない。

出題傾向・パターン

過去の出題では、作業環境測定と測定頻度の組合せの正誤が問われることが多い。なお、有害作業場と測定項目の組合せの正誤を問う問題も出題されている。また、5つの選択肢に作業場を挙げ、作業環境測定が義務付けられていない作業場を指摘させる問題もある。

受験対策

まずは、有害作業場と測定項目、測定頻度をセットで押さえておくことが重要である。測定頻度については、6月以内ごとに1回の測定を「ムッ！ 紛争特有石！」の語呂合わせで覚えるとよい。「ムッ！」は6月以内ごとに1回、「紛」は粉じん、「争」は騒音、「特」は特定化学物質（第一類物質または第二類物質）、「有」は有機溶剤（第一種有機溶剤または第二種有機溶剤）、「石」は石綿を意味している。

また、作業環境測定士が測定しなければならない指定作業場を指摘させる問題も出題されているため、「作業環境測定士、ゆうはんにふとめんのほうとう食べたらなまだった！」の語呂合わせで覚えておこう。「ゆうはん」は有機溶剤、「ふ」は粉じん、「と」は特定化学物質、「めん」は石綿、「ほう」は放射線、「なま」は鉛である。

さらに、法令による作業環境測定の実施義務のない代表的な作業場として、アンモニアを取り扱う作業場があるが、これを「アンモニアは臭いから測定しない」で押さえる。ただし、正確には、アンモニアが臭いから測定義務がないのではなく、有害性が低いとみなされているので測定義務がないのである。

また「溶解ガラスからガラス製品を成型する業務を行う屋内作業場」においては、空気中の粉じん濃度ではなく、気温、湿度、輻射熱の測定を行うことを理解する。当作業場は粉じんが発生している作業場ではなく、著しく暑熱な作業場である。

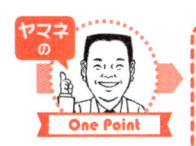

ヤマネの One Point

ムッ！ 紛争特有石！
アンモニアは臭いから測定しない
作業環境測定士、夕飯にふとめんのほうとう食べたら生だった！

I 労働安全衛生法および関係法令

1. 労働安全衛生法（政令、労働安全衛生規則〈第3編を除く〉を含む）

8 健康診断

■ 特殊健康診断の項目 ■

業務	主な健診項目
有機溶剤業務	尿中の有機溶剤代謝物の量の検査、尿中の蛋白質の有無の検査　等
鉛業務	尿中のデルタアミノレブリン酸の量の検査　等
四アルキル鉛業務	好塩基点赤血球数の検査　等
電離放射線業務	白血球数及び白血球百分率の検査、皮膚の検査　等
放射性物質関連の除染等業務	
特定化学物質業務	皮膚所見の有無の検査　等
製造禁止物質業務	尿沈渣（にょうちんさ）検鏡の検査　等
高気圧業務	四肢の運動機能の検査、鼓膜及び聴力の検査、肺活量の測定　等
石綿等業務	胸部エックス線直接撮影による検査　等
じん肺法上の粉じん作業に係る業務	直接撮影による胸部全域のエックス線写真による検査　等

＊原則として6月以内ごとに1回行う。例外は、四アルキル鉛業務の従事者の3月以内ごとに1回

■ 特殊健康診断　　重要度 A

①事業者は、次の有害な業務に従事する労働者に対し、**医師による特別の項目についての健康診断**（以下、**特殊健康診断**）を原則**6月以内ごとに1回**行わなければならない。ただし、四アルキル鉛等業務は3月以内ごとに1回とする。
　①**高圧室内**作業及び**潜水**業務
　②**放射線**業務
　③**特定化学物質**等（第1類物質及び第2類物質、但しエチレンオキシド等除く）の製造・取り扱う業務
　④製造を禁止されている物質（石綿等を除く）を**試験研究のため製造・使用**

156

する業務
⑤石綿等の取り扱い、試験研究のための製造に伴い石綿の粉じんを発散する場所における業務
⑥鉛業務
⑦四アルキル鉛等業務
⑧有機溶剤業務（屋内作業場、タンク、船倉等の内部等の場所での一定の業務）
⑨東日本大震災により生じた放射性物質により汚染された土壌等を除染するための業務
⑩じん肺法上の粉じん作業に係る業務

＊③、④、⑤のうち一部の業務については、現在従事していなくても過去に従事していれば特殊健康診断が必要
＊①～⑨に係る特殊健康診断（定期のものに限る）の結果報告書を所轄労働基準監督署長に提出
⑩については、じん肺の所見があると診断された労働者について、エックス線写真・結果を証明する書面を都道府県労働局長に提出

出題傾向・パターン

過去の出題では、5つの選択肢に有害業務を挙げ、それらの業務に常時従事する労働者のうち、特殊健康診断の実施義務に該当しないものを指摘させる内容となっている。また、業務と特殊健康診断の健診項目の組合せの正誤を問う問題もある。

受験対策

まずは、特殊健康診断の対象となる業務を理解しておく。なお、試験においては、該当しないものを指摘させる場合も多いので、代表的な該当しない業務に関連したものである「酸素欠乏危険場所における作業に係る業務に従事する労働者」「特定化学物質のうち第三類物質を製造し、または取り扱う業務に従事する労働者」を押さえてみてもよい。その際には、「散々な診断はやらなくてよい！」で覚える。「散」は酸素欠乏危険作業、「々」は第三類物質を意味している。

加えて、各業務と特殊健康診断の主な健診項目を押さえておくとよい。有機溶剤業務は「尿中の有機溶剤代謝物の量の検査」、鉛業務は「尿中のデルタアミノレブリン酸の量の検査」である。

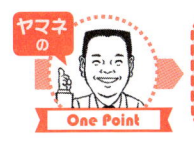

ヤマネのOne Point

散々な診断はやらなくてよい！

Ⅰ 労働安全衛生法および関係法令

1. 労働安全衛生法（政令、労働安全衛生規則〈第3編を除く〉を含む）

9 健康管理手帳

■ 健康管理手帳の交付対象者 ■

従事期間または症状	業務内容
3月以上従事	ベンジジン製造等
	ベータ-ナフチルアミン製造等
	ジアニシジン製造等
3年以上従事	ビス（クロロメチル）エーテル等
	ベンゾトリクロリド製造等
4年以上従事	クロム酸製造等
	塩化ビニル重合等
5年以上従事	三酸化砒素製造等
	コークス製造等
管理2・管理3	粉じん作業
結節性陰影	ベリリウム製造等
不整形陰影・胸膜肥厚	石綿製造等
1年以上従事し、ばく露した日から10年以上経過等	

▌健康管理手帳　　　重要度 A

(1) **都道府県労働局長**は、特定の有害業務に所定の期間従事していた者等に対し、**離職の際**にまたは**離職の後**に、当該業務に係る**健康管理手帳**を**交付**する。有害業務と従事期間については、上の表を参照。

出題傾向・パターン

　過去の出題では、5つの選択肢に、特定の有害業務に特定の期間従事したことのある労働者を挙げ、健康管理手帳の交付対象となるものを指摘させる内容となっている。また、逆に、健康管理手帳の交付対象とならないものを指摘させる問題も出題されている。

> **受験対策**

まずは、健康管理手帳の交付となる業務および業務従事期間、特有の症状を押さえておく。業務によっては、業務従事期間が要件となっている場合と、特有の症状の発現が要件になっている場合があるので、区別して理解する。たとえば、粉じん作業に係る業務にかつて従事していたことのある者については、業務従事期間にかかわらず、じん肺管理区分が管理2または管理3であるならば、健康管理手帳の交付対象となる。また試験においては、交付対象とならないものを問う場合もあるので、鉛、硝酸、水銀、シアン化水素を取り扱う業務に従事したことのある者は、健康管理手帳の交付対象でないことを覚えておこう。これらの業務に従事した経験のある者については、業務従事期間にかかわらず、健康管理手帳の交付の対象とはならない。

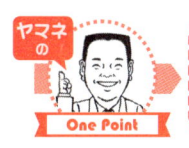

ヤマネのOne Point

なま（鉛）ってるショウさん（硝酸）と水銀しゃん（水銀・シアン化水素）は手帳をもらえましぇん！

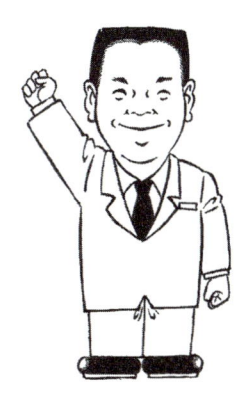

5日目 第1種のみの科目──関係法令（有害業務に係るもの）

Ⅰ 労働安全衛生法および関係法令

2. 労働安全衛生法関係省令

1 労働安全衛生規則（第3編）

■ 労働安全衛生規則（第3編）■

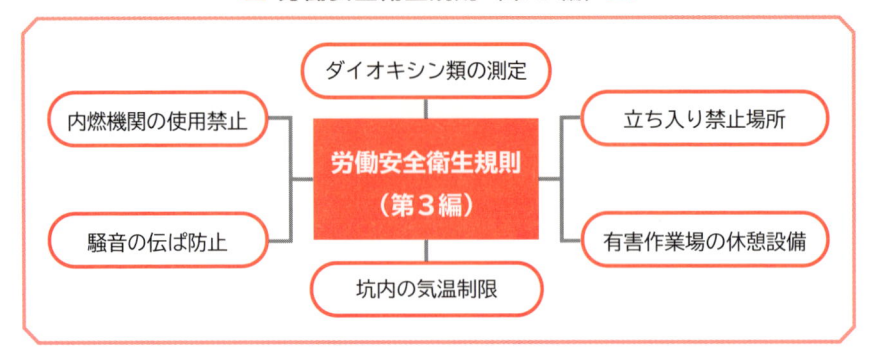

- 内燃機関の使用禁止
- ダイオキシン類の測定
- 騒音の伝ぱ防止
- 坑内の気温制限
- 立ち入り禁止場所
- 有害作業場の休憩設備

労働安全衛生規則（第3編）

休憩設備、立ち入り禁止等　重要度 B

(1) 事業者は、坑、井筒、潜函、タンクまたは船倉の内部その他の場所で、自然換気が不十分なところにおいては、原則として、**内燃機関**を有する機械を使用してはならない。但し、換気するときはこの限りでない。

(2) 事業者は、強烈な**騒音**を発する屋内作業場においては、その伝ぱを防ぐため、**隔壁**を設ける等必要な措置を講じなければならない。

(3) 事業者は、原則として、**坑内における気温**を **37℃以下**としなければならない。

(4) 事業者は、著しく**暑熱**、**寒冷**または**多湿**の作業場、**有害なガス**、**蒸気**または**粉じん**を発散する作業場その他有害な作業場においては、原則として、**作業場外**に**休憩の設備**を設けなければならない。

(5) 事業者は、次の場所には、**関係者以外の者が立ち入ることを禁止**し、かつ、その旨を見やすい箇所に表示しなければならない。

　Ⓐ **多量の高熱物体を取り扱う場所**または**著しく暑熱な場所**
　Ⓑ **多量の低温物体を取り扱う場所**または**著しく寒冷な場所**
　Ⓒ **有害な光線**または**超音波にさらされる場所**
　Ⓓ **炭酸ガス濃度が 1.5％を超える場所、酸素濃度が 18％に満たない場所**ま

たは**硫化水素濃度が 100 万分の 10（10ppm）を超える場所**
　Ⓔ**ガス、蒸気**または**粉じんを発散する有害な場所**
　Ⓕ**有害物を取り扱う場所**
　Ⓖ**病原体による汚染のおそれの著しい場所**　　　　（安衛則第 578 条ほか）

(6) 事業者は、廃棄物焼却炉を有する廃棄物の焼却施設においてばいじんおよび焼却灰その他の燃え殻を取り扱う業務および廃棄物の焼却施設に設置された廃棄物焼却炉、集じん機等の設備の保守点検等の業務を行う作業場について、**6 月以内ごとに 1 回**、定期に、当該作業場における空気中の**ダイオキシン類の濃度を測定**しなければならない。

出題傾向・パターン

　過去の出題では、労働安全衛生規則（第 3 編）の衛生基準についての選択肢の正誤が問われている。具体的には、内燃機関の使用の可否、隔壁の設置、坑内の気温設定、休憩設備の設置、立ち入り禁止場所、ダイオキシン類の測定に関する事項を理解しているか否かが主に問われる。また、5 つの選択肢に有害な場所を挙げ、関係者以外の者の立ち入りが禁止されている場所に該当しない場所を指摘させる問題も出題されている。

受験対策

　まずは、労働安全衛生規則（第 3 編）の衛生基準についてそれぞれ理解しておくことが重要である。なお、坑内における気温は、27℃以下ではなく、37℃以下という気温設定基準である。また、特定の有害な作業場においては、作業場内ではなく、作業場外への休憩設備の設置義務がある。ダイオキシン類の測定は、1 年以内ごとに 1 回ではなく、6 か月以内ごとに 1 回である。

　立ち入り禁止場所については、代表的な立ち入り禁止場所に該当しない場所である「著しい騒音を発する場所」を押さえてみてもよい。なお、「炭酸ガス濃度が 1％である場所」を、1.5％以下であるために、立ち入り禁止場所に該当しない場所として指摘させる出題例もあり、試験の傾向として、数値についての深い理解を求めてくる場合も多い。よって、数値が示されている箇所については確実に押さえておくべきである。

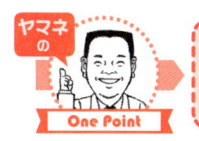

> **ヤマネのOne Point**
> 騒音のある場所は立ち入りＯＫ！

Ⅰ 労働安全衛生法および関係法令

2. 労働安全衛生法関係省令

② 有機溶剤中毒予防規則

■ 有機溶剤等の種類 ■

種類	第1種有機溶剤等	第2種有機溶剤等	第3種有機溶剤等
物質例	二硫化炭素　等	アセトン、キシレン、酢酸メチル、トルエン、ノルマルヘキサン、メタノール　等	ガソリン、石油ベンジン、テレビン油　等
表示	赤色	黄色	青色
作業主任者	○	○	○
作業環境測定	○	○	×
特殊健康診断	○	○	×（注5）
掲示事項	3項目（人体に及ぼす影響、取り扱い上の注意事項、中毒発生時の応急措置）		

（注5）タンク等内部の作業に従事する者の場合は実施対象

■ 有機溶剤の定義　重要度 A

(1) **有機溶剤**とは、安衛令別表第6の2に掲げる有機溶剤をいう。
(2) 有機溶剤等とは、有機溶剤または**有機溶剤含有物**（有機溶剤と有機溶剤以外の物との混合物で、有機溶剤を当該混合物の重量の5％を超えて含有するもの）をいう。
(3) **第一種有機溶剤等**とは、有機溶剤等のうち次のものをいう。
　Ⓐ **二硫化炭素**等の有機溶剤
　Ⓑ (3)のⒶのみから成る混合物
　Ⓒ (3)のⒶと当該物以外の物との混合物で、Ａを当該混合物の重量の5％を超えて含有するもの
(4) **第二種有機溶剤等**とは、有機溶剤等のうち次のものをいう。
　Ⓐ **アセトン、キシレン、酢酸メチル、トルエン、ノルマルヘキサン、メタノ

ール等の有機溶剤
　　Ⓑ(4)のⒶのみから成る混合物
　　Ⓒ(4)のⒶと当該物以外の物との混合物で、(4)のⒶまたは(3)のⒶを当該混合物の重量の5％を超えて含有するもの（(3)のⒸを除く）
(5) **第三種有機溶剤等**とは、有機溶剤等のうち、**第一種有機溶剤等および第二種有機溶剤等以外のもの**をいう（ガソリン、石油ベンジン、テレビン油等の有機溶剤および、有機溶剤等のうち第一種有機溶剤等および第二種有機溶剤等に該当しない有機溶剤含有物が該当）。
(6) **有機溶剤業務**とは、次の業務をいう。
　　Ⓐ有機溶剤等を製造する工程における有機溶剤等のろ過、混合、攪拌（かくはん）、加熱または容器もしくは設備への注入の業務
　　Ⓑ有機溶剤含有物を用いて行う印刷の業務
　　Ⓒ有機溶剤等を入れたことのあるタンク（有機溶剤の蒸気の発散するおそれがないものを除く）の内部における業務

（その他省略）　　　　　　　　　　　　　　　　　　（有機則第1条ほか）

出題傾向・パターン

　過去の出題では、有機溶剤等に関する定義についての選択肢の正誤が問われている。主に、有機溶剤含有物、第一種有機溶剤等、第二種有機溶剤等、第三種有機溶剤等に関する事項を理解しているか否かが問われる。

受験対策

　有機溶剤等に関する定義についての理解を深めておく。特に、5％という数値ラインに注意したい。有機溶剤と有機溶剤以外の物との混合物で、有機溶剤を当該混合物の重量の「5％」を超えて含有するものを有機溶剤含有物と称する場合がある。第一種有機溶剤等および第二種有機溶剤等であるか否かの判断基準においても「5％」という数値が関わってきている。

■ 換気設備等　　　　　　　　　　　　　　　　重要度 Ⓐ

(1) 第一種有機溶剤等または第二種有機溶剤等に係る設備
① 事業者は、**屋内作業場**等において、**第一種有機溶剤等**または**第二種有機溶剤等**に係る**有機溶剤業務**（有機溶剤等を入れたことのあるタンクの内部におけ

る業務を除く）に労働者を従事させるときは、当該有機溶剤業務を行う作業場所に、有機溶剤の蒸気の**発散源を密閉する設備**、**局所排気装置**または**プッシュプル型換気装置**を設けなければならない。

(2)第三種有機溶剤等に係る設備

①事業者は、タンク等の内部において、第三種有機溶剤等に係る有機溶剤業務（有機溶剤等を入れたことのあるタンクの内部における業務および吹付けによる有機溶剤業務を除く）に労働者を従事させるときは、当該有機溶剤業務を行う作業場所に、有機溶剤の蒸気の発散源を密閉する設備、局所排気装置、プッシュプル型換気装置または全体換気装置を設けなければならない。

②事業者は、①において他の設備等を設けず、全体換気装置のみを設けた場合においては、当該業務に従事する労働者に**送気マスク**または**有機ガス用防毒マスク**を使用させなければならない。

(3)局所排気装置の排気口、性能

①事業者は、空気清浄装置を設けていない局所排気装置等の排気口の高さを屋根から **1.5 m以上**としなければならない。

②囲い式フードの局所排気装置のフードの開口面における**最小風速**は**毎秒0.4 m**の**制御風速**を出しうる能力を有するものでなければならない。

(4)局所排気装置等の定期自主検査

①事業者は、この規則の規定によって設置された**局所排気装置**および**プッシュプル型換気装置**については、**1年以内ごとに1回**、**定期に自主検査**を行わなければならない。

②事業者は、①の自主検査を行ったときは、所定の事項を記録し、これを**3年間保存**しなければならない。　　　　　　　　　　（有機則第5条ほか）

出題傾向・パターン

過去の出題では、換気設備の設置やそれに伴う措置について、各選択肢で示された事業場の例が法令に違反しているか否かが問われている。主に、第一種有機溶剤等または第二種有機溶剤等を取り扱う屋内作業場において設置されるべき換気設備、第三種有機溶剤等を取り扱うタンク等の内部において設置されるべき換気設備および措置、局所排気装置の性能等、局所排気装置等の定期自主検査実施頻度について理解しているか否かが問われる。また、換気設備の設置やそれに伴う措置に関する事項の選択肢の正誤を問う問題も出題されている。

> 受験対策

　まずは、第一種有機溶剤等または第二種有機溶剤等を取り扱う屋内作業場において設置されるべき換気設備について押さえておくことが重要である。有機溶剤の蒸気の発散源を密閉する設備、局所排気装置またはプッシュプル型換気装置の設置が義務付けられており、全体換気装置のみの設置では法令違反となる。

　加えて、第三種有機溶剤等を取り扱うタンク等の内部において設置されるべき換気設備および措置についても理解しておく。有機溶剤の蒸気の発散源を密閉する設備、局所排気装置、プッシュプル型換気装置または全体換気装置の設置が義務付けられている。なお、全体換気装置のみを設置した場合においては、労働者に送気マスクまたは有機ガス用防毒マスクを使用させることを義務付けている。よって、この場合において、労働者に送気マスクや有機ガス用防毒マスクを使用させていなかったら、法令違反となる。

　さらに、局所排気装置の排気口や性能、定期自主検査の実施についても押さえておく。その際には、それぞれの数値を法令違反か否かの判断基準としての観点で押さえるとよい。たとえば、空気清浄装置を設けていない局所排気装置等の排気口の高さを屋根から 1.3 m としている作業場は、「1.5 m 以上」という基準を満たしていないので、法令違反となる。

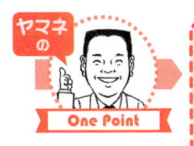

> **ヤマネのOne Point**
> 第三種有機溶剤等を取り扱うタンク等の内部に全体換気装置のみを設置した場合は、労働者に送気マスクまたは有機ガス用防毒マスクを使用させる！

■ その他の規定事項　　重要度 A

(1)作業主任者

①事業者は、屋内作業場またはタンク、船倉もしくは抗の内部等において有機溶剤等を製造し、または取り扱う業務については、**有機溶剤作業主任者技能講習**を修了した者のうちから、**有機溶剤作業主任者**を選任しなければならない。

(2)掲示
①事業者は、屋内作業場等において有機溶剤業務に労働者を従事させるときは、「**有機溶剤の人体に及ぼす作用**」「**有機溶剤等の取扱い上の注意事項**」「**有機溶剤による中毒が発生したときの応急処置**」の事項を、作業中の労働者が容易に知ることのできるよう、**見やすい場所に掲示**しなければならない。

(3)有機溶剤等の区分の表示
①有機溶剤業務に係る有機溶剤等の色分けによる表示は、「**第一種有機溶剤等：赤**」「**第二種有機溶剤等：黄**」「**第三種有機溶剤等：青**」としなければならない。

(4)作業環境測定
①事業者は、有機溶剤業務(第三種有機溶剤等に分類される石油ベンジン等の有機溶剤のみを対象とする有機溶剤業務等を除く)を行う屋内作業場について、**6月以内ごとに1回**、定期に、当該有機溶剤の濃度を測定しなければならない。
②事業者は、測定を行ったときは、そのつど所定の事項を記録して、これを**3年間保存**しなければならない。

(5)送気マスクの使用
①有機溶剤等を入れたことのあるタンクの内部における業務に労働者を従事させるときは、**送気マスク**を使用させなければならない。

(6)空容器の処置
①事業者は、有機溶剤等を入れてあった空容器で有機溶剤の蒸気が発散するおそれのあるものについては、当該容器を**密閉**するか、または当該容器を**屋外の一定の場所に集積**しておかなければならない。

(7)特殊健康診断
①事業者は、屋内作業場等(第三種有機溶剤等にあっては、タンク等の内部に限る)における有機溶剤業務(ある一定の要件を満たし、所轄労働基準監督署長の認定を受けた有機溶剤業務は除く)に常時従事する労働者に対し、雇い入れの際、当該業務への配置替えの際およびその後**6月以内ごとに1回**、定期に、**特別の項目による健康診断**(以下、**有機溶剤等健康診断**という)を行わなければならない。
②事業者は、有機溶剤等健康診断の結果に基づき、有機溶剤等健康診断個人票を作成し、これを**5年間保存**しなければならない。

③事業者は、有機溶剤等健康診断を受けた労働者に対し、遅滞なく、当該健康診断の結果を通知しなければならない。

④事業者は、有機溶剤等健康診断（定期のものに限る）を行ったときは、遅滞なく、有機溶剤等健康診断結果報告書を所轄労働基準監督署長に提出しなければならない。

(有機則第 19 条ほか)

出題傾向・パターン

過去の出題では、(1)から(7)までに示されている規定事項の観点について、各選択肢で示された事業場の例が法令に違反しているか否かが問われている。主に、第三種有機溶剤等を取り扱う作業場における作業主任者の選任の必要性、掲示の項目数、有機溶剤等の区分による色分け表示、有機溶剤等の区分の違いによる作業環境測定の実施義務の有無について理解しているか否かが問われる。また、(1)から(7)までに示されている規定事項について単純に正誤を問う問題も出題されている。

受験対策

(1)から(7)までに示されている規定事項を理解しておくことが重要である。第三種有機溶剤等のみを取り扱う作業場においては、作業環境測定の実施義務はないが、作業主任者の選任義務はあるので注意しておく。

掲示事項については、内容を理解する前に、まず、掲示すべき項目数が3つであることを押さえておくとよい。たとえば、「有機溶剤の人体に及ぼす作用」と「有機溶剤等の取扱い上の注意事項」の2項目のみを掲示している場合は、項目数が少ないので法令に違反していると判断することができる。

有機溶剤等の区分の色分け表示については、最も有害性の高い第一種有機溶剤等が赤、やや有害性の劣る第二種有機溶剤等が黄、最も有害性の低い第三種有機溶剤等が青なので、「有機溶剤は信号機（赤は危険で青は少し安全）」のように、信号機のイメージで捉えておくとよい。

> **ヤマネの One Point**
> 有機溶剤は信号機（赤は危険で青はやや安全）

I 労働安全衛生法および関係法令
2. 労働安全衛生法関係省令
3 特定化学物質障害予防規則

■ 特定化学物質の種類 ■

種類	第一類物質	第二類物質	第三類物質
物質例	製造の許可が必要な物質（ジクロルベンジジン、アルファ-ナフチルアミン、塩素化ビフェニル、オルトートリジン、ジアニシジン、ベリリウム、ベンゾトリクロリド）	特定第2類物質（エチレンオキシド、アクリルアミド、塩化ビニル、塩素、弗化水素、ベンゼン、ホルムアルデヒド、硫酸ジメチル　等） 特別有機溶剤等（エチルベンゼン等、1,2-ジクロロプロパン等、クロロホルム　等） オーラミン等（オーラミン、マゼンタ） 管理第二類物質（アルキル水銀化合物、カドミウム、重クロム酸、コールタール　等）	アンモニア、一酸化炭素、硝酸、硫酸　等
作業主任者	○	○	○
作業環境測定	○	○	×
特殊健康診断	○	○（注6）	×

（注6）エチレンオキシドとホルムアルデヒドは対象外

特定化学物質　重要度 A

(1) **特定化学物質**は次のとおり、分類される。
　Ⓐ **第一類物質**（注7）
　　ジクロルベンジジンおよび**その塩**、**アルファ-ナフチルアミン**および**その塩**、**塩素化ビフェニル**（別名 PCB）、**ベリリウム**および**その化合物**など
　Ⓑ **第二類物質**
　　特定第二類物質：エチレンオキシド、アクリルアミド、塩化ビニル、塩素
　　特別有機溶剤等（旧エチルベンゼン等）
　　　・**エチルベンゼン等**
　　　・**1,2-ジクロロプロパン等**

- **クロロホルム等**：クロロホルム、四塩化炭素、1,4-ジオキサンなど
- **オーラミン等**：オーラミン、マゼンタ
- **管理第二類物質**：アルキル水銀化合物、カドミウム、重クロム酸など
ⓒ **第三類物質**
- **アンモニア**、**一酸化炭素**、**硝酸**、**硫酸**など　　　　　　　（特化則第2条ほか）

(注7) 第一類物質とは、製造に際して、厚生労働大臣の許可の必要な物質のことである（150ページ参照）。なお、発がん性の認められる第一類物質（塩素化ビフェニル等を除く）、およびベンゼン等の一部の第二類物質は、特別管理物質と称される。

特定化学物質に関する規定事項　　重要度 A

(1) 特定化学物質作業主任者の選任
　① 事業者は、特定化学物質を製造し、または取り扱う作業については、**特定化学物質および四アルキル鉛等作業主任者技能講習**を修了した者のうちから、**特定化学物質作業主任者**を選任しなければならない。

(2) 定期自主検査
　① 事業者は、**局所排気装置**、**プッシュプル型換気装置**、**除じん装置**、**排ガス処理装置**および**排液処理装置**については、**1年以内ごとに1回**、特定化学設備またはその附属については、**2年以内ごとに1回**、定期に自主検査を行わなければならない。また、その記録を**3年間保存**しなければならない。

(3) 作業環境測定
　① 事業者は、コークス炉に接してコークス製造作業を行う場合の作業場を含む特定化学物質（第一類物質または第二類物質）を製造し、もしくは取り扱う屋内作業場について、**6月以内ごとに1回**、定期に、第一類物質または第二類物質の空気中における濃度を測定し、そのつど所定の事項を記録して、これを**3年間保存**（一定の特別管理物質に係る測定の記録については**30年間保存**）しなければならない。

(4) 特殊健康診断
　① 事業者は、**第一類物質**もしくは一定の**第二類物質**を製造し、もしくは取り扱う業務等に常時従事する労働者に対し、雇入れまたは当該業務への配置替えの際およびその後**6月以内ごとに1回**（胸部エックス線撮影検査は1年以内ごとに1回）、定期に、特別の項目による健康診断（以下、**特定**

化学物質健康診断）を行わなければならない。なお、事業者は、特定化学物質健康診断の結果に基づき、特定化学物質健康診断個人票を作成し、これを **5 年間保存**（一定の特別管理物質に係る測定の記録については **30 年間保存**）しなければならない。さらに、**特定化学物質健康診断結果報告書**を所轄労働基準監督署長に提出しなければならない。

(5)用後処理

特定化学物質の用後処理として、除じん処理、排ガス処理、排液処理等の規定がある。

①除じん処理：第一類物質、第二類物質の粉じんの粒径に応じた除じん方式の規定

粉じんの粒径 （単位：マイクロメートル）	除じん方式
5 未満	ろ過除じん方式、電気除じん方式
5 以上 20 未満	スクラバによる除じん方式、ろ過除じん方式、電気除じん方式
20 以上	マルチサイクロン（処理風量が毎分 20㎥以内ごとに 1 つのサイクロンを設けたものをいう）による除じん方式、スクラバによる除じん方式、ろ過除じん方式、電気除じん方式

備考：この表における粉じんの粒径は、重量法で測定した粒径分布において最大頻度を示す粒径をいう。

②排ガス処理：アクロレイン、硫化水素等のガスまたは蒸気の種類に応じた有効な方式の排ガス処理装置の規定

物	処理方式
アクロレイン	吸収方式、直接燃焼方式
弗化水素	吸収方式、吸着方式
硫化水素	吸収方式、酸化・還元方式
硫酸ジメチル	吸収方式、直接燃焼方式

③排液処理：アルキル水銀化合物、硫酸等の種類に応じた有効な排液処理装置の規定

物	処理方式
アルキル水銀化合物（アルキル基がメチル基またはエチル基である物に限る。以下同じ）	酸化・還元方式
塩酸	中和方式
硝酸	中和方式
シアン化カリウム	酸化・還元方式、活性汚泥方式
シアン化ナトリウム	酸化・還元方式、活性汚泥方式
ペンタクロルフェノール（別名PCP）およびそのナトリウム塩	凝集沈でん方式
硫酸	中和方式
硫化ナトリウム	酸化・還元方式

⑹事業廃止の報告

①特別管理物質を製造し、または取り扱う事業者は、事業を廃止しようとするときは、**特別管理物質等関係記録等報告書**に次の記録および特定化学物質健康診断個人票またはこれらの写しを添えて、所轄労働基準監督署長に提出するものとする。

Ⓐ**作業環境測定の記録**

Ⓑ**常時作業に従事する労働者**について、「労働者の氏名」「従事した作業の概要および当該作業に従事した期間」「特別管理物質により著しく汚染される事態が生じたときは、その概要および事業者が講じた応急の措置の概要」の**記録**

Ⓒ**特定化学物質健康診断個人票**

出題傾向・パターン

過去の出題では、特定化学物質の分類、⑴～⑹までに示されている規定事項に関する事項の選択肢の正誤が問われている。主に作業主任者の選任義務の有無、局所排気装置などの定期自主検査の実施頻度、特定化学物質の分類区分の違いによる作業環境測定および特殊健康診断の実施義務の有無、用後処理の種類と各処理方式の内容、事業廃止時の提出書類を理解しているか否かが問われる。

受験対策

まず、特定化学物質の分類について、体系的に理解しておこう。第一類

物質は、いわゆる製造の許可物質（150ページ参照）のことで、これを製造しようとする者は、あらかじめ厚生労働大臣の許可を受けなければならない。さらに⑴から⑹までに示されている規定事項の理解も必須である。第一類物質または第二類物質の製造等に常時従事する労働者は、1年以内ごとではなく、6月以内ごとに1回特殊健康診断を受けなければならない。

　また、第一類物質は特別管理物質に該当し、当該物質を取り扱う作業場での作業環境測定結果及び評価の記録、また当該物質を取り扱う業務に従事する労働者に係る特定化学物質健康診断個人票は30年間保存しなければならないことに注意しよう。

　特定化学物質の用後処理として除じん、排ガス処理、排液処理等の処理規定がある。除じんについては、粉じんの粒径が5μm未満の粉じんの場合は、ろ過除じん方式もしくは電気除じん方式による除じん装置等を設けなければならない。また排液処理については、硫酸を含有する排液の場合は中和方式による排液処理装置またはこれと同等以上の排液処理装置を設けなければならない。さらに、特別管理物質を製造または取り扱う事業者が事業廃止の際に提出する書類名についても押さえておこう。

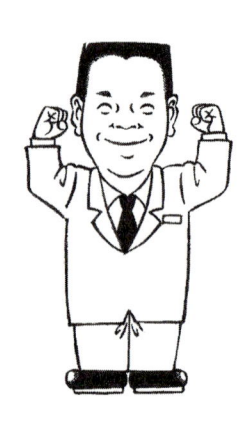

I 労働安全衛生法および関係法令

2. 労働安全衛生法関係省令

4 酸素欠乏症等防止規則

■ 酸素欠乏危険作業 ■

種類	第1種酸素欠乏危険作業	第2種酸素欠乏危険作業
場所	酸素欠乏症にかかる恐れのある場所（←酸素濃度18%未満になる恐れのある場所）	酸素欠乏症と硫化水素中毒にかかる恐れのある場所（←酸素濃度18%未満かつ硫化水素濃度100万分の10超となる恐れのある場所）
作業例	・ドライアイスを使用している冷蔵庫、冷凍庫、船倉の内部における作業 ・石炭、魚油等を入れてある船倉、タンク等の内部における作業 ・醤油、酒類等を入れてあるタンク、醸造槽の内部における作業　等	・海水が滞留している暗きょ、マンホール、溝等の内部における作業 ・し尿、腐泥、汚水、パルプ液等を入れてあるタンク、槽、暗きょ、マンホール等の内部における作業等
換気	酸素濃度18%以上を保つように換気	酸素濃度18%以上と硫化水素濃度100万分の10（10ppm）以下に保つように換気
	純酸素は使用不可	
作業主任者	○	○
作業環境測定	○	○
特殊健康診断	×	×
特別教育	○	○
保護具	換気できない場合には、空気呼吸器・酸素呼吸器・送気マスクを使用 防毒マスク・防じんマスクは使用不可	

＊作業環境測定は、作業開始前に空気中の酸素（第2種酸素欠乏危険作業に係る作業場では、酸素及び硫化水素）の濃度を測定

酸素欠乏危険作業の定義

重要度 A

(1) **酸素欠乏**とは、空気中の酸素の濃度が **18%未満**である状態をいう。
(2) **酸素欠乏等**とは、(1)に該当する状態または空気中の硫化水素の濃度が **100万分の10（10ppm）を超える状態**をいう。
(3) **酸素欠乏症**とは、酸素欠乏の空気を吸入することにより生ずる症状が認めら

5日目 第1種のみの科目 ― 関係法令（有害業務に係るもの）

れる状態をいう。
(4)**硫化水素中毒**とは、硫化水素の濃度が **100 万分の 10（10ppm）** を超える空気を吸入することにより生ずる症状が認められる状態をいう。
(5)**酸素欠乏症等**とは、**酸素欠乏症**または**硫化水素中毒**をいう。
(6)**酸素欠乏危険作業**とは、**酸素欠乏危険場所における作業**をいう。
(7)**酸素欠乏危険場所**の作業例については、前ページの表を参照。

> **出題傾向・パターン**
>
> 過去の出題では、用語の定義についての選択肢の正誤が問われている。主に、酸素欠乏や酸素欠乏等の定義、酸素欠乏危険作業について第一種と第二種の別を理解しているか否かが問われている。

> **受験対策**
>
> まず、用語の定義について押さえておく。酸素欠乏とは空気中の酸素の濃度が 18％未満である状態のことであるが、酸素欠乏危険場所は酸素濃度に関わりなく、たとえば、現在の酸素濃度が 18％以上であったとしても、酸素欠乏危険場所として当規則の規制の対象となっている。なお、第二種酸素欠乏危険作業とは、酸素欠乏危険作業（＝酸素欠乏危険場所における作業）のうち硫化水素中毒の恐れのある作業のことである。海水が滞留している暗きょ等の内部における作業は第二種酸素欠乏危険作業に該当する。

■酸素欠乏危険作業に関する規定事項　　重要度 A

(1)作業環境測定
①事業者は、酸素欠乏危険場所において作業を行う場合の当該作業場について、その日の**作業を開始する前**に、当該作業場における空気中の**酸素**（第二種酸素欠乏危険作業に係る作業場にあっては、**酸素**および**硫化水素**）の**濃度**を測定しなければならない。
②事業者は、測定を行ったときは、そのつど、所定の事項を記録して、これを **3 年間保存**しなければならない。
(2)換気、保護具の使用
①事業者は、酸素欠乏危険作業に労働者を従事させる場合は、当該作業を行う

場所の空気中の**酸素の濃度**は **18％以上**（第二種酸素欠乏危険作業に係る場所にあっては、空気中の酸素の濃度を **18％以上**、かつ、**硫化水素の濃度を100万分の10〈10ppm〉以下**）に保つように換気しなければならない。ただし、爆発、酸化等を防止するため換気することができない場合または作業の性質上換気することが著しく困難な場合は、この限りでない。

②事業者は、換気するときは、**純酸素**を使用してはならない。

③事業者は、①のただし書きの場合においては、同時に就業する労働者の人数と同数以上の空気呼吸器等（**空気呼吸器**、**酸素呼吸器**または**送気マスク**をいう）を備え、労働者にこれを使用させなければならない。

(3)人員の点検

①事業者は、酸素欠乏危険作業に労働者を従事させるときは、労働者を当該作業を行う場所に**入場**させ、および**退場**させるときに、**人員を点検**しなければならない。

(4)酸素欠乏危険作業主任者の選任

①事業者は、酸素欠乏危険作業については、**第一種酸素欠乏危険作業**にあっては**酸素欠乏危険作業主任者技能講習**または**酸素欠乏・硫化水素危険作業主任者技能講習**を修了した者のうちから、**第二種酸素欠乏危険作業**にあっては**酸素欠乏・硫化水素危険作業主任者技能講習**を修了した者のうちから、**酸素欠乏危険作業主任者を選任**しなければならない。

(5)特別の教育

①事業者は、酸素欠乏危険作業に係る業務に労働者を就かせるときは、当該労働者に対し、**特別の教育**を行わなければならない。

(6)監視人等

①事業者は、酸素欠乏危険作業に労働者を従事させるときは、常時作業の状況を監視し、異常があったときにただちにその旨を酸素欠乏危険作業主任者およびその他の関係者に通報する者を置くなど、異常を早期に把握するために必要な措置を講じなければならない。

（酸欠則第3条ほか）

出題傾向・パターン

過去の出題では、(1)から(6)までに示されている規定事項に関する事項の選択肢の正誤が問われている。主に、第二種酸素欠乏危険作業を行う場所における作業環境測定の測定項目、換気の際の留意事項、使用可能な保護具、酸素欠乏危険作業主任者の選任義務、特別の教育の実施義務を理解しているか否かが問われる。

受験対策

まず、(1)から(6)までに示されている規定事項を理解しておくことが重要である。

第二種酸素欠乏危険作業に係る場所においては、空気中の酸素および硫化水素の濃度を測定しなければならない。亜硫酸ガス等の他の物質を測定するのではない。これについては「二種は、三流の測定」の語呂合わせで覚える。「二種」は第二種酸素欠乏危険作業に係る場所、「三」は酸素、「流」は硫化水素を意味している。また、第二種酸素欠乏危険作業に係る場所にあっては、空気中の酸素の濃度を18％以上、かつ、硫化水素の濃度を100万分の50以下ではなく、100万分の10以下に保つように換気しなければならない。

なお、爆発のおそれがあるため、換気の際に純酸素の使用は不可となっている。保護具の使用については、空気呼吸器、酸素呼吸器または送気マスクの使用は認められているが、粉じん対策の防じんマスク（222ページ参照）および毒ガス対策の防毒マスク（223ページ参照）の使用は不可となっているので注意する。

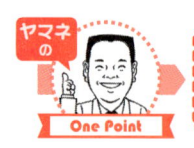

ヤマネのOne Point

二種は三流（酸素・硫化水素）の測定
防じん・防毒、酸欠はダメ！

I 労働安全衛生法および関係法令

2. 労働安全衛生法関係省令

5 電離放射線障害防止規則

■ 電離放射線の分類 ■

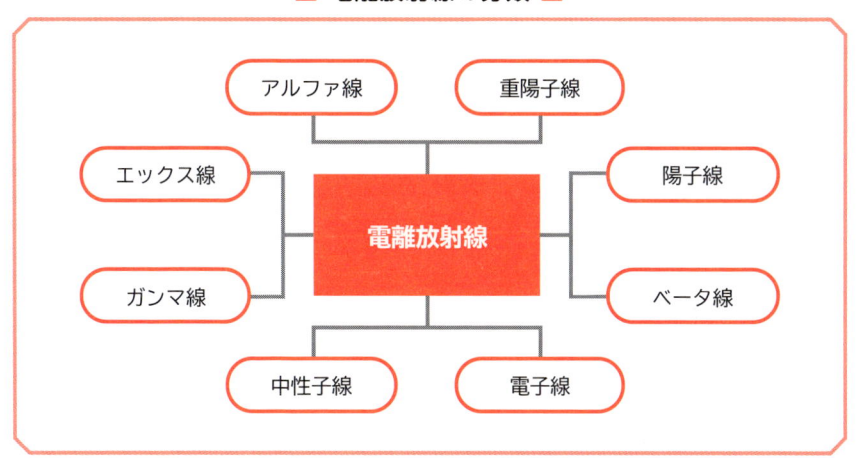

電離放射線
- アルファ線
- 重陽子線
- エックス線
- 陽子線
- ガンマ線
- ベータ線
- 中性子線
- 電子線

電離放射線についての規定事項　重要度 A

(1)定義

①**電離放射線**とは、アルファ線、重陽子線、陽子線、ベータ線、電子線、中性子線、**ガンマ線**、**エックス線**をいう。

②**管理区域**とは、次のものをいう。
　Ⓐ外部放射線による実効線量（注8）と空気中の放射性物質による実効線量との合計が**3月間につき1.3mSv（ミリシーベルト）を超える**おそれのある区域
　Ⓑ放射性物質の表面密度が表面汚染に関する限度の**10分の1**を超えるおそれのある区域

③管理区域における外部放射線による**実効線量の算定**は、**1cm線量当量**によって行う。

(2)放射線業務従事者の被ばく限度

①事業者は、管理区域内において放射線業務に従事する労働者の受ける実効線

量が **5年間につき100mSv** を超えず、かつ、**1年間につき50mSvを超えない**ようにしなければならない。

②事業者は、①にかかわらず、女性の放射線業務従事者（妊娠する可能性がないと診断されたものおよび妊娠と診断されたものを除く）の受ける実効線量については、**3月間につき5mSvを超えない**ようにしなければならない。

（注8）実効線量とは、体の各臓器および各組織の被ばくの影響を表す量の合計量である。体の各臓器等の被ばくの影響を表す量は、それぞれの臓器等の等価線量に組織荷重係数（臓器等によって放射線から受ける影響の違いを考慮するための補正数値）を乗じて求められる。

出題傾向・パターン

過去の出題では、(1)(2)の規定事項に関する選択肢の正誤が問われている。主に、管理区域の定義、放射線業務従事者の被ばく限度の数値について理解しているか否かが問われる。

受験対策

まず、管理区域は、外部放射線による実効線量と空気中の放射性物質による実効線量との合計が3月間につき1.3mSv（ミリシーベルト）を超えるおそれのある区域、または放射性物質の表面密度が表面汚染に関する限度の10分の1を超えるおそれのある区域であることを押さえておく。また男性または妊娠する可能性がないと診断された女性が受ける実効線量の限度は、緊急作業に従事する場合を除き、5年間につき100mSv、かつ、1年間につき50mSvであることに注意しよう。

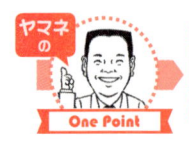

ヤマネのOne Point

男性または非妊娠女性の実効線量の限度は5年間につき100mSv、1年間につき50mSv

I 労働安全衛生法および関係法令

2. 労働安全衛生法関係省令

6 粉じん障害防止規則

■ 除じん方式 ■

粉じんの種類	除じん方式
ヒューム	ろ過除じん方式、電気除じん方式
ヒューム以外の粉じん	サイクロンによる除じん方式、スクラバによる除じん方式、ろ過除じん方式、電気除じん方式

■粉じん作業についての規定事項　重要度 B

(1)定義

①**粉じん作業**とは、次のものをいう。

　Ⓐ鉱物等（湿潤な土石を除く）を掘削する場所における作業（ただし、坑外の、鉱物等を湿式により試錐する場所における作業等を除く）

　Ⓑセメント、フライアッシュまたは粉状の鉱石、炭素原料もしくは炭素製品を乾燥し、袋詰めし、積み込み、または積み卸す場所における作業

（その他省略）

②**特定粉じん発生源**とは、次のものをいう。

　ⒶⒶの粉じん発生源のうち、**坑内**の、**鉱物**等を動力により掘削する箇所

　ⒷⒷの粉じん発生源のうち、屋内の、**セメント**、**フライアッシュ**または粉状の鉱石、炭素原料、炭素製品を袋詰めする箇所

（その他省略）

③**特定粉じん作業**とは、粉じん作業のうち、その粉じん発生源が特定粉じん発生源であるものをいう。

(2)除じん装置の設置等

①事業者は設ける局所排気装置およびプッシュプル型換気装置のうち、一部の特定粉じん発生源に係るものには、除じん装置を設けなければならない。

②事業者は、設ける除じん装置について、**ヒューム**については**ろ過除じん方式**、**電気除じん方式**のいずれかの除じん方式またはこれらと同等以上の性能を有

する除じん方式による除じん装置とし、**ヒューム以外の粉じん**については**サイクロンによる除じん方式**、**スクラバによる除じん方式**、**ろ過除じん方式**、**電気除じん方式**のいずれかの除じん方式またはこれらと同等以上の性能を有する除じん方式による除じん装置としなければならない。

(3)特別の教育

①事業者は、常時特定粉じん作業に係る業務に労働者を就かせるときは、当該労働者に対し、当該業務に関する特別の教育を行わなければならない。

(4)清掃の実施

①事業者は、粉じん作業を行う屋内の作業場については、**毎日1回以上**、清掃を行わなければならない。

(5)作業環境測定

①事業者は、常時特定粉じん作業が行われる屋内作業場について、**6月以内ごとに1回**、定期に、当該作業場における空気中の粉じんの濃度を測定しなければならない。

②事業者は、①の屋内作業場のうち、土石、岩石または鉱物に係る特定粉じん作業を行う屋内作業場において、①の測定を行うときは、当該粉じん中の遊離けい酸の含有率を測定しなければならない。

③事業者は、測定を行ったときは、そのつど、所定の事項を記録して、これを**7年間保存**しなければならない。　　　　　　　　　　　（粉じん則第2条ほか）

出題傾向・パターン

過去の出題では、(1)から(5)までに示されている規定事項に関する事項の選択肢の正誤が問われている。

受験対策

(1)から(5)までに示されている定義や規定事項を理解しておくことが重要である。除じん方式について、ヒュームについてはろ過除じん方式または電気除じん方式のいずれかの方式が認められており、サイクロンによる除じん方式は認められていない。

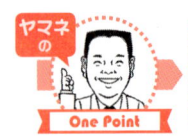

ヤマネのOne Point

ヒュームはサイクロンでは×

I 労働安全衛生法および関係法令

2. 労働安全衛生法関係省令

7 石綿障害予防規則

■ 事業廃止時の提出書類 ■

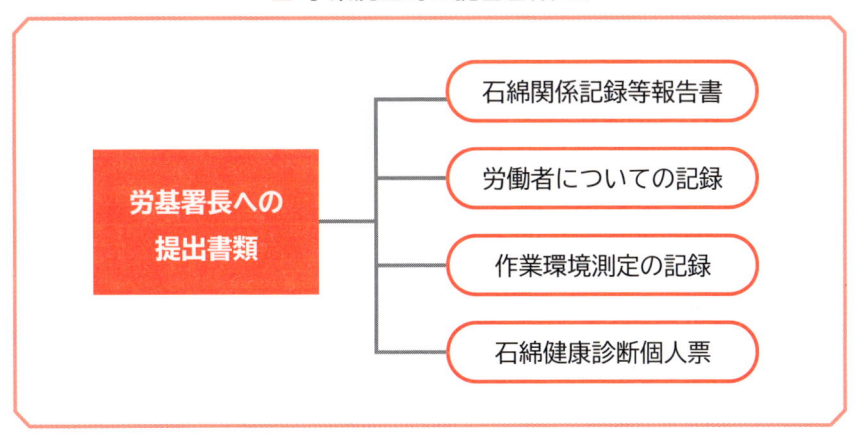

労基署長への提出書類
- 石綿関係記録等報告書
- 労働者についての記録
- 作業環境測定の記録
- 石綿健康診断個人票

石綿作業についての規定事項　重要度 A

(1) 定義

① **石綿等**とは、石綿もしくは石綿をその重量の 0.1 パーセントを超えて含有する製剤その他の物をいう。

(2) 作業に係る設備・措置

① 事業者は、石綿等の切断等の作業に労働者を従事させるときは、当該労働者に呼吸用保護具（壁、柱、天井等に石綿等が吹き付けられた建築物または船舶の解体等の作業を行う場合における当該**石綿等を除去する作業**を行う作業場所を、それ以外の作業を行う作業場所から隔離し、当該石綿等を除去する作業に労働者を従事させるときは、**電動ファン付呼吸用保護具**またはこれと同等以上の性能を有する**空気呼吸器**、**酸素呼吸器**もしくは**送気マスク**に限る）を使用させなければならない。

(3) 清掃の実施

① 事業者は、石綿等を常時取り扱い、または試験研究のため製造する作業場および休憩室の床等については、水洗する等粉じんの飛散しない方法によって、

毎日1回以上、**清掃**を行わなければならない。

(4)作業の記録

①事業者は、石綿等の取扱いまたは試験研究のための製造に伴い石綿の粉じんを発散する場所において常時作業に従事する労働者について、1月を超えない期間ごとに労働者の氏名等の所定の事項を記録し、これを当該労働者が当該事業場において常時当該作業に従事しないこととなった日から **40年間保存**するものとする。

(5)事業廃止の報告

①石綿等を取り扱い、または試験研究のため製造する事業者は、事業を廃止しようとするときは、**石綿関係記録等報告書**に次の記録および石綿健康診断個人票またはこれらの写しを添えて、**所轄労働基準監督署長に提出**するものとする。

　Ⓐ石綿等の取扱いまたは試験研究のための製造に伴い石綿の粉じんを発散する場所において**常時作業に従事する労働者等について**、「労働者の氏名」「従事した作業の概要および当該作業に従事した期間」「石綿等の粉じんにより著しく汚染される事態が生じたときは、その概要および事業者が講じた応急の措置の概要」等の**記録**

　Ⓑ**作業環境測定の記録**

　Ⓒ**石綿健康診断個人票**

（石綿則第2条ほか）

出題傾向・パターン

過去の出題では、(1)から(5)までに示されている規定事項に関する事項の選択肢の正誤が問われている。主に、作業に係る設備・措置、清掃の実施、事業廃止時の提出書類を理解しているか否かが問われる。

受験対策

まず、(1)から(5)までに示されている定義や規定事項を理解しておくことが重要である。清掃の実施頻度は、週に1回以上ではなく、毎日1回以上であることに注意をしておく。加えて、事業廃止の際に提出する際に石綿関係記録等報告書に添付する書類名についても押さえておく。

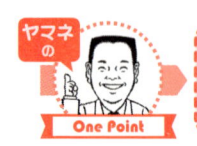

ヤマネのOne Point

掃除は毎日！

Ⅰ 労働安全衛生法および関係法令
2. 労働安全衛生法関係省令

8 全般その他
（鉛中毒予防規則・四アルキル鉛中毒予防規則・高気圧作業安全衛生規則）

■ 鉛等および四アルキル鉛等 ■

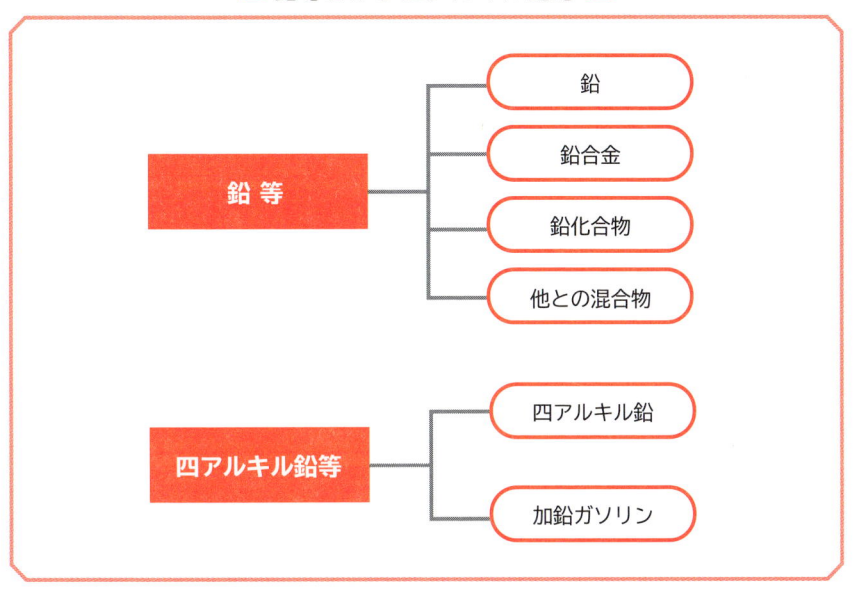

- 鉛等
  - 鉛
  - 鉛合金
  - 鉛化合物
  - 他との混合物
- 四アルキル鉛等
  - 四アルキル鉛
  - 加鉛ガソリン

鉛中毒予防規則　　重要度 B

(1) 事業者は、鉛業務に労働者を従事させるときは、鉛業務を行う**作業場以外の場所に休憩室**を設けなければならない。

(2) 事業者は、特定の鉛業務に労働者を従事させるときは、**局所排気装置**または**プッシュプル型換気装置**を設けなければならない。

(3) 事業者は、**鉛作業主任者**に、局所排気装置、プッシュプル型換気装置、全体換気装置、排気筒および除じん装置を**毎週 1 回以上**、**点検**させなければならない。

四アルキル鉛中毒予防規則

(1) 事業者は、四アルキル鉛等業務に従事する労働者に対し、**3月以内ごとに1回**、所定の項目についての**健康診断**を行わなければならない。
(2) 事業者は、四アルキル鉛等業務に従事する労働者に対し、すべて当該業務に関する**特別教育**を行わなければならない。
(3) 事業者は、四アルキル鉛等業務に従事する労働者が、四アルキル鉛等によって汚染された場合は、直ちに、過マンガン酸カリウム溶液、または洗浄用灯油および石けん等によって洗わせなければならない。

高気圧作業安全衛生規則

(1) 事業者は、**潜水士免許**を受けた者でなければ、潜水業務につかせてはならない。
(2) 事業者は、高気圧業務に常時従事する労働者に対しての定期の**健康診断**は、**6月以内ごとに1回**行わなければならない。
(3) **高圧下の時間**とは、**加圧を開始したときから減圧を開始するまでの時間**のことである。
(4) 潜水時間とは、潜降を開始したときから浮上を開始するときまでの時間である。

Ⅰ 労働安全衛生法および関係法令
3. じん肺法

じん肺法

■ じん肺管理区分の決定の流れ ■

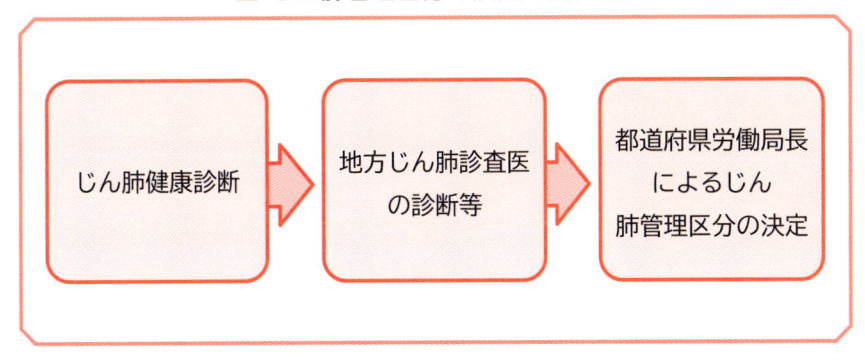

じん肺健康診断 → 地方じん肺診査医の診断等 → 都道府県労働局長によるじん肺管理区分の決定

じん肺法　　重要度 B

(1) 定義
① **じん肺**とは、粉じんを吸入することによって肺に生じた**線維増殖性変化**を主体とする疾病をいう。
② **粉じん作業**とは、当該作業に従事する労働者がじん肺にかかるおそれがあると認められる作業をいう。

(2) じん肺管理区分
① 粉じん作業に従事する労働者および粉じん作業に従事する労働者であった者は、じん肺健康診断の結果に基づき、**管理1**から**管理4**までに区分（注9）して、健康管理を行うものとする。

（注9）管理区分1：所見なし ／ 管理区分2・3：経過観察（じん肺との合併症をり患している場合は療養）／ 管理区分4：療養

(3) じん肺健康診断
① 事業者は、新たに常時粉じん作業に従事することとなった労働者（特定の労働者等を除く）に対して、その就業の際、**じん肺健康診断**を行わなければならない。
② 事業者は、常時粉じん作業に従事する労働者に対して、**3年以内ごと**（特定

の労働者は1年以内ごと）**に1回**、定期的に、じん肺健康診断を行わなければならない。

③事業者は、①また②のじん肺健康診断を行ったとき、遅滞なく、じん肺の所見があると診断された労働者について、当該エックス線写真、じん肺健康診断の結果を証明する書面、および所定の提出書を、当該作業場の属する事業場の所在地を管轄する**都道府県労働局長**に提出しなければならない。さらに、じん肺健康診断に関する記録及びじん肺健康診断に係るエックス線写真は7年間保存しなければならない。

(4)じん肺管理区分の決定、通知

①**都道府県労働局長**は、じん肺健康診断の結果、じん肺の所見があると診断された労働者のエックス線写真等を基礎として、**地方じん肺診査医の診断**または審査により、当該労働者について**じん肺管理区分**の**決定**をするものとする。

②**事業者**は、**都道府県労働局長**から**じん肺管理区分**の**決定**の**通知**を受けたときは、**遅滞なく**、当該労働者に対して、その者について決定されたじん肺管理区分およびその者が留意すべき事項を**通知**しなければならない。

③事業者は、②の通知をしたときは、その旨を記載した書面を作成し、これを**3年間保存**しなければならない。　　　　　　　　　（じん肺法第2条ほか）

出題傾向・パターン

過去の出題は(4)の①および②と同様の文章を出題し、2か所空欄を作り、その空欄に用語を指摘させる内容となっている。また、用語の定義や、じん肺健康診断、じん肺の管理区分の決定に関する事項の正誤問題も出題されている。

受験対策

じん肺健康診断からじん肺管理区分の決定、通知へ至る流れを押さえておく。特に、「地方じん肺診査医」の診断等により、「都道府県労働局長」がじん肺管理区分を決定することがポイントである。産業医等の別の医師が診断を行うわけではなく、また、所轄労働基準監督署長がじん肺管理区分を決定するわけでもない。

ヤマネのOne Point：管理区分を決定するのは都道府県労働局長

Ⅱ 労働基準法

1 労働時間、休憩および休日

■ 労働時間の延長制限業務 ■

労働時間の延長制限業務 → 三六協定の締結と届出が必要

労働時間の延長制限業務 → 1日2時間超の延長は不可

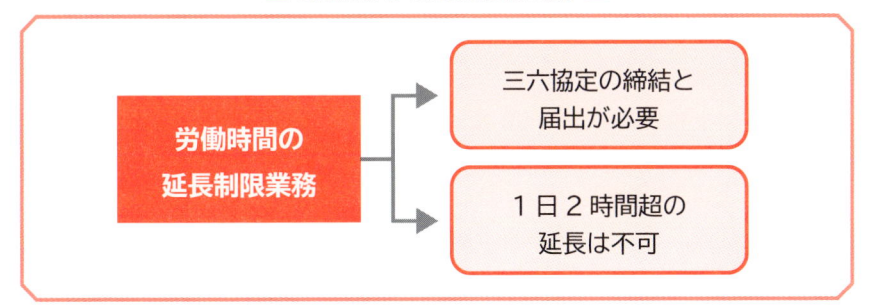

■ 労働時間の延長が制限される業務　重要度 A

(1) 使用者は、労使協定を締結し、これを行政官庁（所轄労働基準監督署長）に届け出た場合であっても、次の業務の労働時間の延長は、**1日について2時間**を超えてはならない。
　Ⓐ **坑内労働**
　Ⓑ **多量の高熱物体を取り扱う業務**および**著しく暑熱な場所における業務**
　Ⓒ **多量の低温物体を取り扱う業務**および**著しく寒冷な場所における業務**
　Ⓓ **ラジウム放射線、エックス線その他の有害放射線にさらされる業務**
　Ⓔ **土石、獣毛等のじんあいまたは粉末を著しく飛散する場所における業務**
　Ⓕ **異常気圧下における業務**
　Ⓖ **削岩機、鋲打機等の使用によって身体に著しい振動を与える業務**
　Ⓗ **重量物の取扱い等重激なる業務**
　Ⓘ **ボイラー製造等強烈な騒音を発する場所における業務**
　Ⓙ **鉛、水銀、クロム、砒素、黄りん、弗素、塩素、塩酸、硝酸、亜硫酸、硫酸、一酸化炭素、二硫化炭素、青酸、ベンゼン、アニリン、その他これに準ずる有害物の粉じん、蒸気またはガスを発散する場所における業務**
　Ⓚその他厚生労働大臣の指定する業務
　　　　　　　　　　　　　　　　　　　　　　　　（労基法第36条ほか）

5日目　第1種のみの科目 ── 関係法令（有害業務に係るもの）

出題傾向・パターン

過去の出題では、5つの選択肢に業務を挙げ、労働時間の延長が1日について2時間以内に制限される業務を指摘させる内容となっている。また、逆に、労働時間の延長が1日について2時間以内に制限されない業務を指摘させる問題も出題されている。

受験対策

労働基準法において、1日について8時間（法定労働時間）を超えて労働させてはならないが、三六協定を締結すれば、それを超えて労働させてもよい旨定められている。ところが、ⒶからⓀの業務については労働者の身体にさまざまな影響を及ぼす危険性があるため、法定時間外労働が1日について2時間以内に制限されている。

ここでは、それらの業務を押さえることが重要である。その際には、「延長なし！　身体に感じる夕日の空」の語呂合わせで覚える。「身体に感じる」は身体に感じる業務、「夕」は有害、「日」は飛散、「空」はその他を意味している。身体に感じる業務には、Ⓐ（鉱山やトンネルでの労働は暑いと身体に感じる）、Ⓑ（暑いと身体に感じる）、Ⓒ（寒いと身体に感じる）、Ⓕ（圧力を身体に感じる）、Ⓖ（振動を身体に感じる）、Ⓗ（重いと身体に感じる）、Ⓘ（騒音を耳という身体に感じる）が該当する。有害には、Ⓓ（〜有害放射線にさらされる業務）が該当する。飛散には、Ⓔ（〜飛散する場所における業務）、Ⓙ（〜発散する場所における業務）が該当する。その他には、Ⓚ（その他〜業務）が該当する。

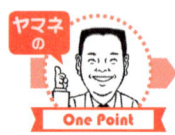

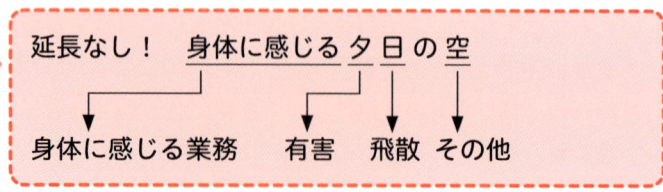

ヤマネのOne Point

延長なし！　身体に感じる夕日の空

身体に感じる業務　　有害　　飛散　その他

Ⅱ 労働基準法

2 女性および年少者

■ 女性の年齢層別重量物取扱い制限 ■

年齢	断続作業	継続作業
満16歳未満	12	8
満16歳以上満18歳未満	25	15
満18歳以上	30	20

＊単位はkg

女性の就業制限　重要度 A

(1) 一般女性の就業禁止業務
① 上の表に掲げる重量以上の重量物を取り扱う業務
② **鉛、水銀、クロム、砒素、黄りん、弗素、塩素、シアン化水素、アニリン**その他これらに準ずる有害物のガス、蒸気または粉じんを発散する場所における業務
③ **坑内で行われる業務のうち人力により行われる掘削の業務**等

（労基法第64条の2ほか）

(2) 妊産婦（妊娠中の女性および産後1年を経過しない女性）の主な就業禁止業務
① 一般女性の就業禁止業務に掲げる①～③の業務
② **さく岩機、鋲打機等身体に著しい振動**を与える機械器具を用いて行う業務
③ **坑内**で行われるすべての業務（上記の女性の就業禁止業務の③を除く）
④ **多量の高熱物体**を取り扱う業務
⑤ **著しく暑熱な場所**における業務
⑥ **多量の低温物体**を取り扱う業務
⑦ **著しく寒冷な場所**における業務
⑧ **異常気圧下**における業務　等

＊産後1年を経過しない女性に関しては、③～⑧の業務については、その業務に従事しない旨を使用者に申し出た場合に就業禁止となる。①～②の業務については申し出がなくとも就業禁止である。
＊妊娠中の女性に関しては、①～⑧の全ての業務について申し出がなくとも就業禁止である。

5日目　第1種のみの科目──関係法令（有害業務に係るもの）

出題傾向・パターン

過去の出題では、一般女性の就業制限業務や妊産婦の就業制限業務についての選択肢の正誤が問われている。また、一般女性の就業制限業務における年齢層別・作業別・重量別の表に 3 か所空欄を作り、重量を指摘させる問題も出題されている。

受験対策

まず、一般女性の就業制限業務について確実に押さえておく。年齢層別により、さらに継続作業または断続作業の別によって、制限される重量はそれぞれ異なっている。特に、満 18 歳以上において、断続作業 30kg 以上、継続作業 20kg 以上の重量物を取り扱う業務が禁止されていることがポイントである。加えて、妊産婦の就業制限業務についても理解しておく。「さく岩機、鋲打機等身体に著しい振動を与える機械器具を用いて行う業務」については、産後 1 年を経過しない女性から申し出がなかったとしても就業させてはならない。

ヤマネの One Point

大人の女性も、続けて 20 (kg)、時々 30 (kg) はダメ！

■年少者の就業制限　　重要度 B

(1)年少者（満 18 歳未満の者）の主な就業禁止業務
①労働時間の延長制限業務（187 ページ参照）に掲げるⒶ～Ⓖの業務
②一定の重量以上の重量物を取り扱う業務
③水銀、砒素、黄りん、弗化水素酸、塩酸、硝酸、シアン化水素、水酸化ナトリウム、水酸化カリウム、石炭酸その他これらに準ずる有害物を取り扱う業務
④鉛、水銀、クロム、砒素、黄りん、弗素、塩素、シアン化水素、アニリンその他これらに準ずる有害物のガス、蒸気又は粉じんを発散する場所における業務
⑤**強烈な騒音**を発する場所における業務

⑥**病原体**によって著しく汚染のおそれのある業務
⑦焼却、清掃又はと殺の業務

> **出題傾向・パターン**
>
> 過去の出題では、5つの選択肢に業務を挙げ、年少者の就業制限業務に該当しない業務を指摘させる問題となっている。

> **受験対策**
>
> 年少者の就業制限業務について確実に押さえておく。「有害・坑内・病原体・と殺は年少者NG!」と覚えておこう。なお、「給湿を行う紡績または織布の業務」や「超音波にさらされる業務」は年少者の就業制限業務に該当しない。

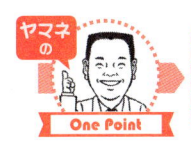

ヤマネのOne Point

給湿・超音波の業務は年少者もできる！

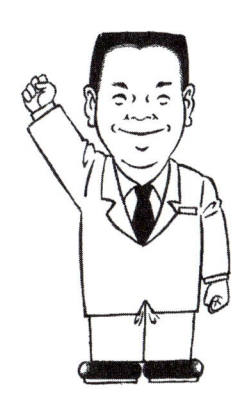

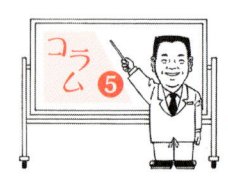

コラム❺ 改正労働安全衛生法に基づくリスクアセスメント実施とは

2014年の労働安全衛生法の改正により化学物質等についてのリスクアセスメントの実施が義務化されました。これに伴い、本試験で出題がみられるようになったので、ここでポイントを押さえておきましょう。

■化学物質等による危険性又は有害性等の調査等に関する指針

①定義…リスクとは特定された危険性又は有害性によって生ずるおそれのある負傷又は疾病の重篤度、及び発生する可能性の度合。

②リスクアセスメントの実施手順

1）化学物質等による危険性又は有害性の特定…化学物質等について、リスクアセスメントの対象となる業務を洗い出し、SDSに記載されているGHS分類等に即して危険性又は有害性を特定する。

2）リスクの見積り…対象物を製造し、又は取り扱う業務ごとにリスクを見積もる。

3）見積もりに基づくリスク低減措置の検討…1)2)の結果に基づき、①危険性又は有害性のより低い物質への代替等→②局所排気装置の設置等の工学的対策等→③マニュアルの整備等の管理的対策→④有効な保護具の使用、の優先順位で検討する。

4）リスク低減措置の実施…検討したリスク低減措置の内容を速やかに実施する。

5）リスクアセスメント結果等の労働者への通知：対象物の名称、対象業務の内容、リスクアセスメントの結果、実施するリスク低減措置の内容を周知する。

【試験に出るポイント】

・リスクアセスメントの基本的な手順で最初に実施すべきことは、労働者の就業に係る危険性又は有害性を特定することである。
・リスクアセスメントの実施にあたり、SDS、作業標準、作業環境測定結果、特殊健診結果、生物学的モニタリング結果等の情報を入手しておく。
・過去に実際に発生した負傷又は疾病の重篤度ではなく、最悪の状況を想定した最も重篤な負傷又は疾病の重篤度を見積もる。
・リスク低減措置としては、危険性又は有害性のより低い物質への代替等の措置を最優先する。
・新たな化学物質の譲渡、提供等を受ける場合は、当該化学物質を譲渡し又は提供する者から、該当するSDSを入手する。

（厚生労働省：「化学物質等による危険性又は有害性等の調査等に関する指針」より一部抜粋）

第1種のみの科目

6日目

労働衛生

有害業務に係るもの

I 作業環境要素および職業性疾病
  1. 有害化学物質とそれによる職業性疾病
     ① 有害化学物質とそれによる職業性疾病
  2. 有害物に関する規制
     ① SDS：安全データシート
  3. 有害エネルギーとそれによる職業性疾病
     ① 高温寒冷
     ② 異常気圧
     ③ 騒音・振動
     ④ 有害光線等
II 作業環境管理
     ① 作業環境管理
     ② 有害物質に対する作業環境改善
     ③ 局所排気装置
III 作業管理
     ① 作業管理における措置
     ② 労働衛生保護具
IV 健康管理

Ⅰ　作業環境要素および職業性疾病

1. 有害化学物質とそれによる職業性疾病

1 有害化学物質とそれによる職業性疾病

■ 職業性疾病の原因となる有害化学物質 ■

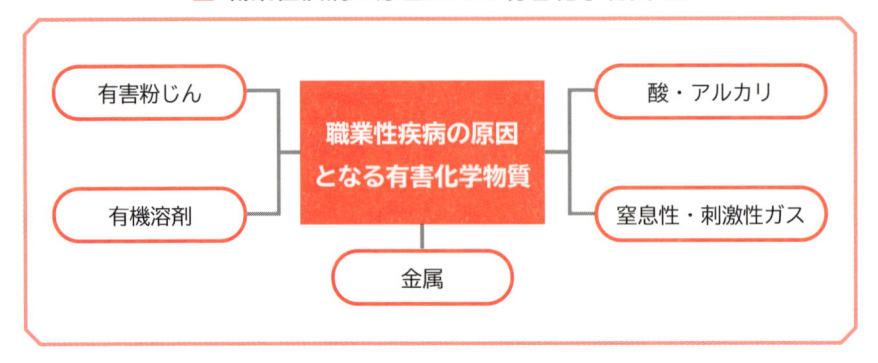

- 職業性疾病の原因となる有害化学物質
  - 有害粉じん
  - 有機溶剤
  - 金属
  - 酸・アルカリ
  - 窒息性・刺激性ガス

空気中汚染物質　　　重要度 B

(1) 有機溶剤、特定化学物質、鉛、鉱物性粉じん等の有害な化学物質を取り扱う作業場においては、これらの有害化学物質が**ガス**、**蒸気**、**ミスト**、**粉じん（ダスト）**、**ヒューム**等のさまざまな状態で飛散していて、これらの作業場の**空気**を**汚染**している。

(2) 有害作業場の空気中に存在している汚染物質は、次のとおり、分類される。

Ⓐ **ガス**

常温、常圧で**気体**のものをいう。物が不完全燃焼した場合等に生ずることがある。人体には皮膚や気道等から吸収され、肺障害や呼吸麻痺を起こす物質もある。ガスの状態で作業場の空気中に存在している物質の例として、**塩素**、**一酸化炭素**、**塩化ビニル**、**硫化水素**、**アンモニア**、**臭化メチル**、**ホスゲン**、**ホルムアルデヒド**、**二酸化硫黄**等が挙げられる。

Ⓑ **蒸気**

常温、常圧で**液体**または**固体**の物質が**蒸気圧**に応じて**揮発**または**昇華**して**気体**となっているものをいう。蒸気吸入により気道や肺の炎症だけでなく、

物質によっては精神障害を起こすものもある。蒸気の状態で作業場の空気中に存在している物質の例として、**ニッケルカルボニル**、**塩素化ビフェニル**、**アセトン**、**二硫化炭素**、**水銀**、**硫酸ジメチル**、**トリクロルエチレン**、**ノルマルヘキサン**、**アクリロニトリル**等が挙げられる。

Ⓒ**ミスト**

液体の微細な粒子が空気中に浮遊しているものをいう。ミストの状態で作業場の空気中に存在している物質の例として、**硫酸**、**硫酸ジメチル**、**塩素化ビフェニル**、**クロム酸**、**シアン化物**、**硝酸**、**トリクロルエチレン**、**ニッケルカルボニル**、**ニトログリコール**等が挙げられる。

Ⓓ**粉じん**

物の破壊、選別その他の機械的処理またはたい積に伴い発生し、または飛散しているもの（**固体**）をいう。非常に微粒子であるため、吸入すると肺胞まで達し、じん肺を引き起こす危険性がある。粉じんの状態で作業場の空気中に存在している物質の例として、**石綿（アスベスト）**、**無水クロム酸**、**ジクロルベンジジン**、**アクリルアミド**、**硫化カドミウム**、**二酸化マンガン**、**オルトトリジン**等が挙げられる。

Ⓔ**ヒューム**

固体の状態の**金属が加熱**され、**溶解し液体**となり、続いて**気化**して**気体**の状態で空気中に放出された後、ただちに常温の空気により冷却され、**微細な粒子になって浮遊しているもの**（**固体**）をいう。直径が 1 μm 以下のものが大部分で、一般の粉じんよりもさらに細かい粒子であり、より有害性が高くなっている。吸入すると、労働者の体質によっては高熱（金属熱）を発することもある。ヒュームの状態で作業場の空気中に存在している物質の例として、**酸化亜鉛**、**酸化カドミウム**、**酸化ベリリウム**等が挙げられる。

> **出題傾向・パターン**
>
> 過去の出題では、空気中汚染物質の種類と状態（気体、液体、固体）、物質例の組合せの正誤が問われている。また、空気中汚染物質を説明する選択肢の正誤を問う問題も出題されている。

> **受験対策**
>
> まずは、空気中汚染物質の種類と状態を押さえておく。たとえば、ミストは固体の状態ではなく、液体の状態である。

続いて、汚染物質の種類別の代表的な物質例についても押さえておく。たとえば、ニッケルカルボニルや硫酸ジメチルは粉じんではなく、通常、蒸気またはミストとして空気中に存在している。また、同様に、臭化メチルは粉じんではなく、通常、ガスとして、空気中に存在している。なお、粉じんを細粒化してもヒュームになるわけではない。粉じんとヒュームは別物である。

有害粉じん

重要度 A

(1) 有害な粉じんを吸入することにより、肺に**線維増殖性変化**が起こることがあるが、この疾患を**じん肺**という。
(2) じん肺の症状として、初期には自覚症状はあまりなくて、後に呼吸困難、咳、痰が見られるようになっていくのが特徴である。そして、ある程度症状が進行すると、粉じんのばく露を中止しても病状が悪化していくことになる。合併症として、肺結核、胸膜炎、気管支炎、気管支拡張症が挙げられる。じん肺の代表的なものとして、次がある。

Ⓐ **けい肺**

遊離けい酸を吸入することにより発症する。遊離けい酸は、線維化を起こす作用が極めて強い。ただし、毒性は強いが、悪性腫瘍にはならない。

Ⓑ **石綿肺**

石綿（アスベスト） を吸入することにより発症する。悪性腫瘍である**肺がん**や**中皮腫**を発生させる。

Ⓒ その他

溶接工肺は酸化鉄ヒュームを吸入することにより、また炭素肺は炭素を吸入することにより発症する。

> **出題傾向・パターン**
>
> 過去の出題では、じん肺についての選択肢の正誤を問われている。主に、けい肺および石綿肺の原因物質を理解しているか否かが問われる。

> **受験対策**
>
> けい肺および石綿肺の原因と特徴を理解しておくことが重要である。けい肺の原因は、金属粉じんではなく、遊離けい酸である。また、石綿肺の

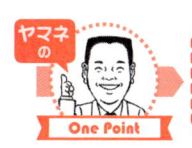

原因は遊離けい酸ではなく、その名称のとおり、石綿である。

> **ヤマネのOne Point**
> けい肺の原因⇒金属粉じんは誤り！

有機溶剤

重要度 A

■ 有機溶剤による職業性疾病 ■

物質名	主な疾病・症状
ノルマルヘキサン	末梢神経障害（多発性神経炎）　等
酢酸メチル	視神経障害　等
メタノール	
トルエン	中枢神経障害、精神障害　等
キシレン	
ベンゼン	造血器障害（再生不良性貧血）、白血病　等
二硫化炭素	精神障害、血管障害（網膜細動脈瘤）　等
N,N-ジメチルホルムアミド	頭痛、めまい、肝機能障害　等
トリクロルエチレン	頭痛、錯乱、肝障害、腎障害　等
1,2-ジクロロプロパン	溶血性貧血、肝障害、腎障害、胆管がん　等

① **有機溶剤**とは、他の物質を溶解させる特徴を有するもののうち、炭素を含む物質のことである。その特徴としては、**引火しやすい**、**脂溶性である（＝脂肪を溶かしやすい）ため、脂肪の多い脳等に入りやすい**、**揮発性である**（ただし、トリクロルエチレン等のハロゲン化炭化水素は難燃性である）、**その蒸気が空気より重い**、**呼吸器や皮膚から吸収されやすい**、等がある。

② それぞれの有機溶剤による共通症状として、**中枢神経系の麻酔作用**（頭痛、意識障害）や**皮膚、粘膜の刺激作用**が挙げられる。

③ 有機溶剤の種類による特有の症状や疾病については、上の表を参照。

> **出題傾向・パターン**
>
> 過去の出題では、有機溶剤の特徴や共通症状、有機溶剤の種類による特有症状および疾病についての選択肢の正誤を問われている。また、有機溶剤の種類と特有症状および疾病の組み合わせの正誤を問う問題も出題されている。

> **受験対策**
>
> まずは、有機溶剤の特徴と共通の症状を理解しておく。ここでは、有機溶剤の蒸気は空気より軽いのではなく、重いことがポイントである。「有機溶剤の大ジョッキ（蒸気）は重い」のゴロ合わせで覚えておくとよい。
>
> 加えて、有機溶剤の種類による特有のそれぞれの症状や疾病を押さえておくことが重要である。二硫化炭素は再生不良性貧血や溶血等の造血器障害ではなく、精神障害、網膜細動脈瘤等を引き起こす。再生不良性貧血はベンゼンに特有の疾病である。また、メタノールの特有の症状は網膜細動脈瘤等の血管障害ではなく、視神経障害等である。

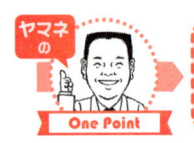

ヤマネのOne Point： 有機溶剤の大ジョッキ（蒸気）は重い

■ 金属　重要度 A

■ 金属による職業性疾病 ■

物質名	主な疾病・症状
鉛	貧血、末梢神経障害、伸筋麻痺、腹部の疝痛　等
マンガン	パーキンソン病に似た症状（筋のこわばり、ふるえ、歩行困難）等
水銀	金属水銀：手指のふるえ、感情不安定、精神障害　等 有機水銀：手指のふるえ、視野狭窄、運動失調　等 無機水銀：腎障害　等
カドミウム	急性：上気道炎、肺炎　等 慢性：肺気腫、腎障害、門歯・犬歯の黄色環　等
ベリリウム	ベリリウム肺（肺肉芽腫）　等
砒素	急性：嘔吐、呼吸障害、意識障害　等 慢性：角化症、黒皮症、皮膚がん、鼻中隔穿孔、末梢神経障害　等
（六価）クロム	鼻中隔穿孔、肺がん、皮膚障害　等
各種金属のヒューム	金属熱

出題傾向・パターン

過去の出題では、金属の種類と特有の中毒症状の組み合わせの正誤を問う問題が出題されている。

受験対策

金属の種類による特有のそれぞれの中毒症状を押さえておくことが重要である。鉛は貧血、末梢神経障害等を引き起こす。また、カドミウムは視神経障害ではなく、急性中毒では上気道炎や肺炎等、慢性中毒では肺気腫や腎障害等を引き起こす。さらに、マンガンは、筋のこわばり等のパーキンソン病に似た症状を引き起こす。

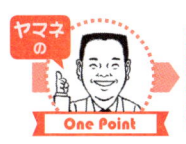

ヤマネのOne Point

マンガンは筋のこわばり！

■ ガスその他による職業性疾病 ■

物質名	主な疾病・症状
一酸化炭素	酸欠症状(息切れ、頭痛、虚脱、意識混濁、健忘) ＊不完全燃焼で発生、水に溶けにくい、空気よりやや軽い(ほぼ同じ)、無色、無臭、刺激性がない、ヘモグロビンと強く結合する ＊一酸化炭素中毒の後遺症として、健忘やパーキンソン症状がみられることがある
硫化水素	呼吸麻痺、意識消失　等
シアン化水素	呼吸困難、痙攣、意識消失　等
塩素	咽頭痛、咳、胸苦しさ、肺水腫　等
二酸化窒素	慢性気管支炎、胃腸障害、歯牙酸蝕症　等
二酸化硫黄	慢性気管支炎、歯牙酸蝕症　等
弗化水素	肺炎、肺水腫、骨の硬化、斑状歯、歯牙酸蝕症　等
ホルムアルデヒド	シックハウス症(頭痛、眼の痛み、接触性皮膚炎、精神症状)　等
ダイオキシン類	発がん、生殖毒性による胎児への障害　等
塩化ビニル	レイノー症状、指の骨の溶解、皮膚の硬化、肝障害

出題傾向・パターン

過去の出題では、一酸化炭素の特徴や症状についての詳細な選択肢の正誤が問われている。

> **受験対策**
>
> まず、一酸化炭素についての症状を押さえておく。一酸化炭素は、空気よりやや軽く（ほぼ同じ）、無味、無臭、無色、無刺激の気体で、物が完全燃焼ではなく、不完全燃焼した際に発生する。さらに、一酸化炭素中毒では、息切れ、頭痛から始まり、虚脱や意識混濁がみられる。

職業がん　重要度 B

■ 職業がん ■

物質名	主な疾病・症状
ベンジジン	膀胱がん
三酸化砒素	肺がん、皮膚がん
ベンゼン	白血病、血液がん
クロム酸	肺がん、上気道のがん
コールタール	肺がん、皮膚がん
石綿	肺がん、中皮腫
ビス（クロロメチル）エーテル	肺がん
ベンゾトリクロリド	肺がん

> **出題傾向・パターン**
>
> 過去の出題では、発がん性を有する物質とそれにより発症するがんについての選択肢の正誤が問われている。また、発がん性を有する物質とそれにより発症するがんの組み合わせの正誤を問うタイプの問題も出題されている。

> **受験対策**
>
> 発がん性を有する物質とそれにより発症するがんについての関係を理解しておく。ベンゼンは再生不良性貧血のみならず、血液のがんである白血病も引き起こす。肺がんを発症させる石綿、膀胱がんを発症させるベンジジンは、現在は製造等が禁止されている禁止物質であり、非常に有害性が高い。

Ⅰ 作業環境要素および職業性疾病

2. 有害物に関する規制

1 SDS：安全データシート

■ SDSに記載する「人体に及ぼす作用」の有害性 ■

	有害性
人体に及ぼす作用	急性毒性、皮膚腐食性・刺激性、眼に対する重篤な損傷・刺激性、呼吸器感作性または皮膚感作性、生殖細胞変異原性、発がん性、生殖毒性、特定標的臓器毒性－単回ばく露、特定標的臓器毒性－反復ばく露、吸引性呼吸器有害性

■ SDSの交付等の義務　　重要度 B

(1)労働者に危険もしくは健康障害を生ずるおそれのある物で所定のもの等を譲渡し、または提供する者は、文書（＝ **SDS**：注1）の交付等の方法により通知対象物に関する次の事項を、譲渡し、または提供する相手方に通知しなければならない。ただし、主として一般消費者の生活の用に供される製品として通知対象物を譲渡し、または提供する場合については、この限りでない。

(注1) 安全データシート（SDS：Safety Data Sheets）：通知対象物（約640種類の化学物質）を譲渡または提供する者については、ユーザーが当該物質の危険および有害性を把握し、適切な取り扱いを行えるようにすることを目的として、上述のとおり、ユーザーにSDSを交付することが法的に義務付けられている。

①名称
②成分およびその含有量
③物理的および化学的性質
④**人体に及ぼす作用**（＊上表参照）
⑤貯蔵または取扱い上の注意
⑥流出その他の事故が発生した場合において講ずべき応急の措置
⑦そのほかの厚生労働省令で定める事項
　• 通知を行う者の氏名（法人にあっては、その名称）、住所および電話番号

- 危険性または有害性の要約
- 安定性および反応性
- 適用される法令

(安衛法第 57 条ほか)

出題傾向・パターン

過去の出題では、具体的には、SDS の取り扱い、記載事項等に関する詳しい理解が求められる。

受験対策

まずは、SDS そのものについて正しく理解しておく。SDS は、化学物質等の危険有害性についての詳細なデータである。しかし、すべての作業環境で生じる状況の情報までは網羅できない。また、SDS には記載項目の規定はあるが、様式の規定はないので、事業場独自の様式に改めることは差し支えないこともポイントである。

SDS に記載する項目の 1 つである「人体に及ぼす作用」の有害性の具体的な項目についても覚えておくとよい。

加えて、SDS の取り扱いとして、閲覧できる者を限定するのではなく、労働者の見やすい場所に掲示する等して、その内容の周知を図っていくことも押さえておく。

なお、SDS を交付しても、化学物質等の容器には名称だけ記載をすればよいわけではなく、法令により規定されている容器への所定の記載事項（名称、成分およびその含有量、人体に及ぼす作用、貯蔵または取扱い上の注意等）の記載が必要である。

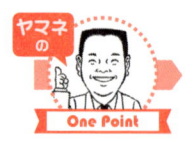

ヤマネの One Point

SDS は閲覧者を限定しては ×

Ⅰ 作業環境要素および職業性疾病
3. 有害エネルギーとそれによる職業性疾病

1 高温寒冷

■ 高温・低温環境障害 ■

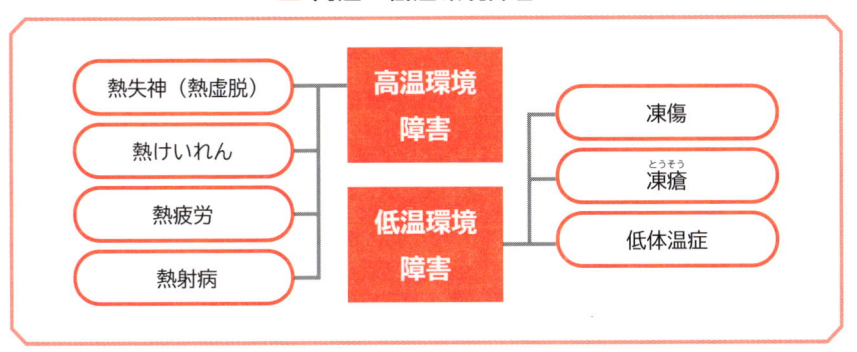

- 熱失神（熱虚脱） ┐
- 熱けいれん   ├─ **高温環境障害**
- 熱疲労   │
- 熱射病   ┘

- 凍傷   ┐
- 凍瘡(とうそう) ├─ **低温環境障害**
- 低体温症   ┘

高温環境障害　　　　　　　　　　　　　　　　重要度 A

(1) **高温環境下**で作業することにより、高温環境障害である**熱中症**を発症することがある。熱中症には次のものがある。

Ⓐ **熱失神（熱虚脱）**
脳血流の減少により、**血圧低下**、めまい、立ちくらみ、失神などが起こる。体温の上昇はない。処置としては、涼しい場所に移動させ、水分を与える。

Ⓑ **熱痙攣（熱けいれん）**
発汗により水分と塩分が不足している状態で、**水分のみを補給**することにより**筋肉のけいれん**などが起こる。処置としては、涼しい場所に移動させ、水分と塩分を与える。

Ⓒ **熱疲労**
体内の水分と塩分が大量に失われたことにより、**ショック症状**、倦怠感などが起こる。処置としては、**水分と塩分を与える**。

Ⓓ **熱射病**
体温調節中枢の変調により、**体温上昇**、**発汗停止**、**意識障害**などが起こる。処置としては、氷水に体を入れたりして体温を下げるようにする。

出題傾向・パターン

過去の出題では、熱中症についての選択肢の正誤が問われている。主に、熱けいれんの際の血中塩分濃度の状態、熱けいれんおよび熱失神（熱虚脱）における体温上昇の有無、熱中症と金属熱との関係を理解しているか否かが問われる。

受験対策

4つの熱中症の原因および症状をそれぞれ理解しておくことが重要である。また、高温環境障害である熱中症と、金属熱はまったく別の疾病であることも押さえておく。金属熱はヒュームを吸入することにより発症する。

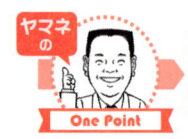

ヤマネのOne Point
金属熱と熱中症は関係ない！

低温環境障害　重要度 B

(1) **低温環境下**で作業することにより、さまざまな健康障害を発症することがある。低温環境障害には、**凍傷**、**凍瘡**（とうそう）、**低体温症**等がある。

Ⓐ **凍傷**
0℃以下の寒冷により、**組織**が**凍結壊死**する障害のことである。凍傷は、血液が少なく容積と比較して表面積が大きくて放熱しやすい部分（手指、足、耳、鼻等）に生じやすい。

Ⓑ **凍瘡**
0℃以上（5℃前後）の寒冷と湿気により生じる**炎症**（しもやけ）のことである。

Ⓒ **低体温症**
体内温度が **35℃以下**（直腸温度36℃以下）に冷やされることにより、意識消失、筋の硬直等がみられることである。

出題傾向・パターン

過去の出題では、低温環境障害についての選択肢の正誤が問われている。主に、凍傷と凍瘡の違いを理解しているか否かが問われる。

2 異常気圧

I 作業環境要素および職業性疾病
3. 有害エネルギーとそれによる職業性疾病

■ 高気圧障害 ■

圧力変化時	症状・障害
加圧時及び高圧環境時	加圧→締め付け病（スクィーズ）、耳・鼻・歯の障害 高気圧滞在中 → 窒素酔、酸素中毒（特に鼻水） 二酸化炭素中毒、酸素欠乏症
浮上中（潜水の場合）	肺過膨張、肺の破裂
減圧又は浮上後	不均等な減圧 → 気胸、気腫 減圧症 → ベンズ（関節痛）、チョークス（胸内苦悶）、掻痒感（かゆみ） 潜函病、ケイソン病、潜水病ともいわれる。

＊減圧症は、窒素の気泡化による血管閉塞が原因

異常気圧による症状

重要度 B

(1) **異常気圧**は、高圧作業において生ずるもので、**加圧**、**高圧環境時**、**減圧**の際にそれぞれ特有の症状がみられる（上の表を参照）。

出題傾向・パターン

過去の出題では、主に、減圧症の発症するタイミング、減圧症の原因となる物質を理解しているか否かが問われる。また、5つの選択肢に物質名を挙げ、減圧症の原因となる物質名を指摘させる問題も出題されている。

受験対策

加圧時から高圧環境時、減圧時へと至る際のそれぞれの特有の症状を分けて理解しておく。ベンズ（関節痛）、チョークス（胸内苦悶）、皮膚のかゆみ等は、潜水作業等において、浮上時の急激な減圧により見られる症状である。なお、減圧症の原因物質は窒素である。

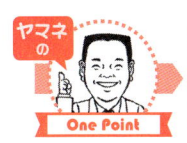

ヤマネの One Point

減圧症は浮上後に起こる

Ⅰ 作業環境要素および職業性疾病

3. 有害エネルギーとそれによる職業性疾病

3 騒音・振動

■ 難聴・振動障害 ■

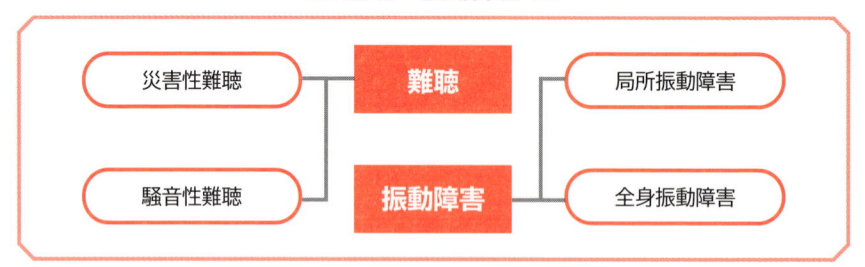

- 難聴
  - 災害性難聴
  - 騒音性難聴
- 振動障害
  - 局所振動障害
  - 全身振動障害

騒音　重要度 A

(1) **等価騒音レベル**とは、ある時間範囲について、**変動する騒音の騒音レベル**を**エネルギー的**な**平均値**として表した量のことである。変動する騒音に対する人間の生理・心理的反応とよく対応している。騒音レベルの測定は、騒音計の周波数補正回路のＡ特性で行い、単位は dB（Ａ）である。

(2) 業務に起因する難聴の主なものには、災害性難聴と騒音性難聴がある。

Ⓐ **災害性難聴**

爆発等による非常に強い音や気圧に突然ばく露された結果、**鼓膜の損傷**や**内耳の障害**が生じ、急速に**聴力**が**低下**する。**急性の難聴**に分類される。

Ⓑ **騒音性難聴**

一定レベル（85dB）以上の騒音に長時間ばく露され、その聴覚の疲労が回復しないうちに長時間ばく露を繰り返した結果、**内耳**にある**蝸牛**の**有毛細胞**が損傷を受け、**聴力**が**低下**する。**慢性の難聴**に分類される。騒音性難聴の初期に認められる **4000Hz** 付近の音から始まる聴力低下の型を **C^5dip** という。騒音性難聴は、**会話音域よりも高い音域から聴力低下**が始まるため、初期には気付きにくく、かつ治りが悪い。

> **出題傾向・パターン**
>
> 過去の出題では、等価騒音レベルについての選択肢の正誤が問われることが多い。

> **受験対策**
>
> 等価騒音レベルはある時間範囲における騒音エネルギーのピーク値ではなく、平均値であることを押さえておく。また、騒音性難聴の原因となる損傷部分は、蝸牛内の有毛細胞であり、平衡感覚を司っている前庭と半規管が損傷を受けているわけではないことも理解しておく。

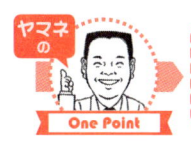

ヤマネのOne Point

> 等価騒音レベルはピーク値の騒音レベルの平均ではない！

振動障害 重要度 C

(1) 振動に継続的にさらされていると、振動障害を生じることがある。振動障害には、**局所振動障害**と**全身振動障害**がある。

Ⓐ **局所振動障害**

周波数が **10～500Hz** の振動工具（削岩機、チェーンソー等）の使用により生じる振動障害のことである。**局所振動障害**には、**末梢神経障害**（手のしびれやこわばり、知覚の異常等）、**末梢循環障害（レイノー現象）**、**筋肉・関節障害**（運動制限、手指や関節の変形）がある。

Ⓑ **全身振動障害**

周波数が **2～100Hz** の振動が全身に作用することにより生じる振動障害のことである。血管系や呼吸器、内分泌系等に大きな影響を受け、血圧上昇や胃腸障害、ホルモンの異常、不眠、めまい、全身の疲労感、注意力の低下等の症状が見られる。

> **出題傾向・パターン**
>
> 過去の出題では、振動障害についての選択肢の正誤が問われている。

> **受験対策**
>
> 局所振動障害の1つであるレイノー現象は、手指の蒼白現象のことである。レイノー現象は削岩機等の使用により生じ、冬季に発生しやすい。

Ⅰ 作業環境要素および職業性疾病
3. 有害エネルギーとそれによる職業性疾病

4 有害光線等

■ 放射線 ■

種類	特長	主な症状
赤外線	可視光線より波長は長い	白内障、皮膚火傷、熱中症
紫外線	可視光線より波長は短い	電光性眼炎、雪盲、皮膚がん
レーザー光線	単一波長光線、鋭い指向性、集光性	網膜火傷、皮膚火傷、失明
マイクロ波	赤外線より波長が長い	組織壊死、深部組織発熱、白内障
電離放射線	波長は短い	貧血、白血病、白内障

＊白血病や白内障は、潜伏期が長く、晩発的な健康障害である。

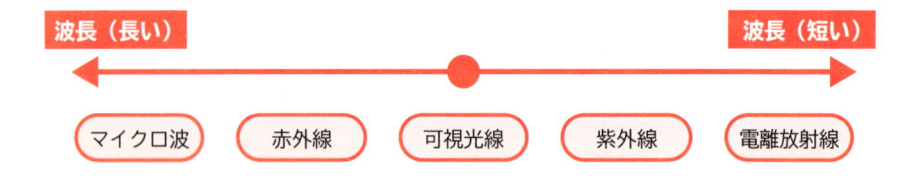

波長（長い） ←————————→ 波長（短い）

マイクロ波　赤外線　可視光線　紫外線　電離放射線

■ 有害光線等　　重要度 A

(1) **電離放射線**とは、電離作用がある放射線をいう。電離放射線は電磁波と粒子線に分類される。電離放射線の**波長は短い**のが特徴である。その被ばくによる影響には**身体的影響**と**遺伝的影響**があり、さらに身体的影響には被ばく後数週間以内に症状が現れる**早期障害**（造血器障害、消化管障害、皮膚障害等）と数年から数十年後に症状が現れる**晩発障害**（発がん、白血病、**白内障**等）がある。

Ⓐ **電磁波**……エックス線、ガンマ線
Ⓑ **粒子線**……電子線、ベータ線、陽子線、重陽子線、中性子線、アルファ線
また人体への影響のあり方には、**確定的影響**と**確率的影響**がある。

Ⓐ**確定的影響**とは、しきい値（これ以上で影響が出る被ばく量の値＝しきい線量）を超えて被ばくすると必ず障害が出現する影響である。線量の増加状態により症状の程度が変わる（線量に依存）。**脱毛**、**白内障**は確定的影響に分類される。

Ⓑ**確率的影響**とは、しきい値がなく、集団として見た場合、受ける線量がわずかであっても障害の発生する確率が線量に対応して増加する影響である。**遺伝的影響**や**がん**は確率的影響に分類される。

(2) **非電離放射線**とは、**電離作用のない放射線**をいう。非電離放射線には、**赤外線**（注2）、**紫外線**（注3）、**レーザー光線**、**マイクロ波**等がある。非電離放射線の波長は、電離放射線の波長より長いのが特徴である。

（注2・3）厳密にいえば、赤外線と紫外線にも電離作用は認められるが、衛生管理の分野においては、非電離放射線に分類されている。

Ⓐ**赤外線**

可視光線より波長の長い電磁波である。太陽光線や灼熱物体より放射され、生体の組織の深部まで透過し、吸収されて熱になるので熱線とも呼ばれている。赤外線の発生する作業として、溶接作業、炉前作業、ガラス加工作業等がある。その主な障害として、**白内障**、**皮膚火傷**、**熱中症**等がある。

Ⓑ**紫外線**

可視光線より波長の短い電磁波である。太陽光線等より放射され、刺激が強く、皮膚に照射されると炎症を引き起こす。他の特徴としては、殺菌作用を有していることが挙げられる。紫外線の発生する作業として、アーク溶接作業、屋外作業、炉前作業、殺菌・検査作業等がある。その主な症状として、**電光性眼炎**、**雪盲**（雪眼炎）、**皮膚色素沈着**、**皮膚がん**等がある。

Ⓒ**レーザー光線**

自然界に元々存在しているものではなく、人工の光線である。また、**単一波長**光線で、**位相が揃っており**、**鋭い指向性**や集光性があるが、物体への**透過力（物を通り抜ける力）は弱く**、**特定のスペクトル**（赤色、緑色等）を有している。他の特徴としては、熱凝固作用が挙げられる。主に、医療、通信、材料加工等の分野で用いられている。その主な症状として、**網膜火傷**、**失明**、**白内障**、**皮膚火傷**、**粘膜火傷**等がある。

Ⓓ**マイクロ波**

赤外線より波長が長い電磁波である。主に、医療、通信、熱接着加工等の

分野で用いられている。身近なところでは、電子レンジで用いられている。その主な障害として、**組織壊死**、**深部組織発熱**、**白内障**等がある。

出題傾向・パターン

過去の出題では、主に、電離放射線による障害、非電離放射線の種類による障害、電離放射線および非電離放射線の波長の長さの関係を理解しているか否かが問われる。

受験対策

まず、電離放射線による障害を押さえておく。白内障は早期障害ではなく、晩発障害であることがポイントである。さらに、非電離放射線の種類の特徴と障害の違いを区別して理解しておく。

加えて、波長の長い順に「マイクロ波＞赤外線＞可視光線（肉眼で見える光線）＞紫外線＞電離放射線」であることも押さえておく。「マイ（マイクロ波）ワイフと、世（赤外線）界（可視光線）１周（紫外線）、電（電離放射線）車の旅」のゴロ合わせで覚えておくとよい。

さらに確定的影響と確率的影響についての理解も必要である。確定的影響はしきい値があり、脱毛や白内障を引き起こす。確率的影響はしきい値がなく、発がんや遺伝的影響を引き起こす。

ヤマネのOne Point

白内障は晩発障害

Ⅱ 作業環境管理

1 作業環境管理

■ **作業環境管理のプロセス** ■

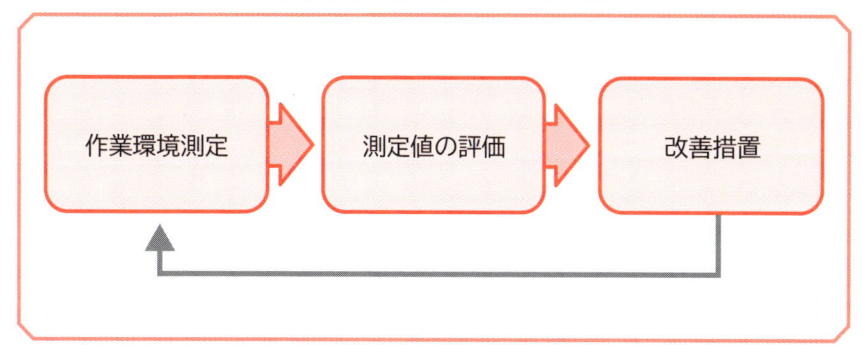

作業環境測定 → 測定値の評価 → 改善措置

■ 作業環境管理

重要度 A

(1)作業環境管理

①**作業環境管理**は、**衛生管理の3つの柱の1つ**(他の2つは作業管理、健康管理)であり、快適な作業環境を確保し維持することを目的として実施される。

②**作業環境管理**は、「**作業環境測定→測定値の評価→改善措置**」のプロセスを通じて行っていく。これらのプロセスを通じて、作業環境における有害要因を排除し、快適な作業環境を確保し保持していく。

(2)作業環境測定

①**作業環境測定**とは、作業環境管理のプロセスの第1段階に位置するもので、作業環境の現状把握をするために、**職場環境**や**作業環境**について行う**デザイン、サンプリング、分析**(解析を含む)のことである。

②作業環境測定を実施するうえでの適正なデザインの1つである**単位作業場所**(注4)の設定を行う際には、作業主任者等の現場を熟知した者の協力を得る必要がある。

(注4)単位作業場所とは、作業環境測定のための必要な区域のことであり、発散する有害物質の拡散状態や作業者の行動範囲を考慮して定められる。

6日目 第1種のみの科目 ── 労働衛生(有害業務に係るもの)

③測定には、**A測定**と**B測定**がある。原則、A測定を実施するが、A測定の結果だけでは作業者がばく露される危険性のある高い濃度を見逃してしまう可能性のある場合には、併せてB測定も実施する。

　A測定……**単位作業場所**全体の有害物質の**平均的**な空気中濃度を把握するための測定のことである。

　B測定……発生源に**近接**した**作業位置**での有害物質の**最高濃度**を知るための測定のことである。

(3)測定値の評価

①作業環境測定結果の評価とは、作業環境管理のプロセスの第2段階に位置するもので、作業環境測定の実施を踏まえ、その測定結果（測定値）の評価を行うことである。評価は測定対象物ごとに行っていかなければならない。

②A測定については、その測定数値を特定の式に代入し、**第1評価値**と**第2評価値を算出**する。

　Ⓐ**第1評価値**

　　単位作業場所において、すべての測定点における気中有害物質濃度の実測値を母集団として分布図を描いた場合の高濃度側から面積で5％に相当する濃度の推定値のことである。

　Ⓑ**第2評価値**

　　単位作業場所における気中有害物質濃度の算術平均濃度の推定値のことである。

③**管理濃度**とは、単位作業場所の作業環境管理の良否を判断する際の指標として定められたものである。

④A測定のみを実施した場合には、第1評価値および第2評価値を管理濃度と比較することにより、下表に基づいて評価を行い、単位作業場所の管理区分（次ページ⑥参照）の決定を行う。

■ A測定のみを実施した場合の評価 ■

A測定		
①＜管	②≦管≦①	②＞管
第1管理区分	第2管理区分	第3管理区分

(注5) ①＝第1評価値、②＝第2評価値、管＝管理濃度。

⑤B測定も併せて実施した際には、A測定の第1評価値および第2評価値とともにB測定値も管理濃度と比較することにより、下表に基づいて総合的な評価を行い、単位作業場所の管理区分の決定を行う。

■ A測定およびB測定を実施した場合の評価 ■

		A測定		
		①<管	②≦管≦①	②>管
B測定	B測<管	第1管理区分	第2管理区分	第3管理区分
	管≦B測≦管×1.5	第2管理区分	第2管理区分	第3管理区分
	B測>管×1.5	第3管理区分	第3管理区分	第3管理区分

（注6）①＝第1評価値（A測定）、②＝第2評価値（A測定）、B測＝B測定値、管＝管理濃度。

⑥管理区分には、**第1管理区分**、**第2管理区分**、**第3管理区分**の3つの区分がある。なお、（ ）内はB測定も実施した場合である。

　Ⓐ**第1管理区分**
　　単位作業場所の95％以上の場所で、気中有害物質濃度が管理濃度を超えない状態（かつB測定値が管理濃度に満たない状態）。

　Ⓑ**第2管理区分**
　　単位作業場所の気中有害物質濃度の平均が管理濃度を超えない状態（かつB測定値が管理濃度の1.5倍以下である状態）。

　Ⓒ**第3管理区分**
　　単位作業場所の気中有害物質濃度の平均が管理濃度を超える状態（またはB測定値が管理濃度の1.5倍を超える状態）。

(4)改善措置
①改善措置とは、作業環境管理のプロセスの第3段階に位置するもので、評価段階で決定された管理区分に応じて必要な措置を講じていくことである。

　Ⓐ**第1管理区分**
　　引き続き、現在の管理状態の維持に努める。**作業環境測定**も継続して行っていく。

　Ⓑ**第2管理区分**
　　第1管理区分になるように、施設、設備、作業方法等の点検を行い、**必**

要な改善措置を講じていく。
ⓒ**第3管理区分**
　第2管理区分と同様の改善措置を講じたり、**有効な保護具を使用**したりする。また、**健康診断の実施**等の必要な措置を講じる。

出題傾向・パターン

　過去の出題では、作業環境管理の各プロセス段階についての選択肢の正誤が問われている。主に、A・B両測定および管理濃度の定義、B測定も併せて実施した際の管理区分の決定、第1管理区分における作業環境測定の継続実施義務の有無について理解しているか否かが問われる。

受験対策

　作業環境管理の3つのプロセス段階の詳細について深く理解しておくことが重要である。
　作業環境測定については、管理濃度は、個々の労働者のばく露限界として設定されたものではなく、単位作業場所の作業環境管理の良否を判断する際の指標として定められたものであることがポイントである。端的にいうと、管理濃度とは、単位作業場所の管理区分を決定する際に、A測定の第1評価値や第2評価値、B測定値と比較される基準数値のことである。参考までに、個々の労働者のばく露限界として設定された数値とは社団法人日本産業衛生学会による「許容濃度」のことである。
　評価段階については、B測定も併せて実施した際の管理区分の決定基準の表を理解し、自ら書けるようにしておくことが前提となる。さらに、その表を活用し、測定結果から管理区分の決定が判断できるようにしておく。たとえば、B測定の測定値が管理濃度の1.5倍を超えている場合は、A測定の結果に関係なく第3管理区分と評価する。
　改善措置段階については、第1管理区分と評価されても、作業環境測定の実施についての遵守義務は免れないことを理解しておく。第1管理区分の作業場においても引き続き、法令に基づき、作業環境測定の実施を継続していかなければならない。

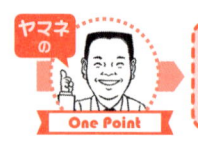

> **ヤマネのOne Point**
> 管理濃度は個々の労働者のばく露限界の値ではない

Ⅱ 作業環境管理

2 有害物質に対する作業環境改善

■ 換気方法 ■

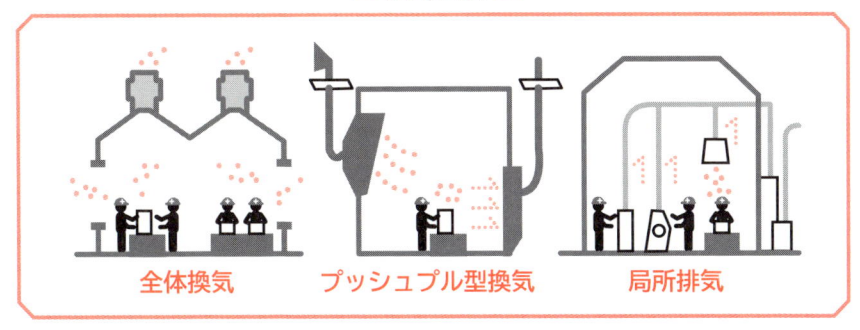

全体換気　　プッシュプル型換気　　局所排気

■ 有害物質に対する作業環境改善　重要度 B

(1) 有害物質に対する作業環境改善の優先順位は、「**有害物質の製造、使用の中止、有害物質の少ない物質への転換**」＞「**有害な生産工程、作業方法の改良による有害物質発散の防止**」＞「**有害物質を取り扱う設備の密閉化や自動化の採用**」＞「**有害な生産工程の隔離と遠隔操作の採用**」＞「**局所排気装置またはプッシュプル型換気装置の設置による汚染物質の拡散防止**」＞「**全体換気装置の設置による汚染物質の希釈排出**」＞「**作業行動の改善による異常ばく露や二次発じん等の防止**」となる。

　①粉じんを発散している場合→湿式加工法を導入
　②有機溶剤を使用している場合→有害性・揮発性の低いものへ切り替え
　③有害物取扱い設備→装置内圧力を外気より負圧（低圧）化
　④自動車等大きいものの塗装→プッシュプル型換気装置の設置　等

(2) 有害エネルギーに対する作業環境改善
　①ビル建設の基礎工事等→ドロップハンマー式の杭打機をアースオーガーに切り替え
　②製缶工場等→鋼板の打ち出しに使う鋼製のハンマーの頭を合成樹脂製のものに切り替え
　③放射線業務→ガンマ線源と労働者の間の鉄製の遮へい材を同厚の鉛製のも

6日目　第1種のみの科目 — 労働衛生（有害業務に係るもの）

のに切り替え

出題傾向・パターン

過去の出題では、7つの手法のうちの4つ項目を挙げ、優先順位の高い順に正しく並べている選択肢を指摘させる内容となっている。また、作業環境改善の7つの手法についての選択肢の正誤を問う問題も出題されている。

受験対策

まずは、作業環境改善の7つの手法の優先順位を押さえておくことが重要である。また、3つの換気装置について、排気効果の高い順に、局所排気装置＞プッシュプル型換気装置＞全体換気装置、となっていることも押さえておく。さらに有害エネルギーに対する作業環境改善の具体例として、放射線ばく露の低減のため、ガンマ線源と労働者の間の鉄製の遮へい材を同厚の鉛製に替えることを覚えておこう。

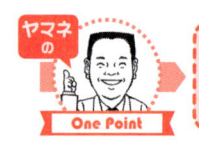

ヤマネのOne Point

換気設備の効果は、局所排気装置＞プッシュプル型換気装置＞全体換気装置

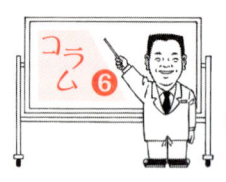

コラム⑥ 本試験で出題されている作業管理の具体例

作業管理とは、職業性疾病の予防の観点から、作業内容や作業方法等を分析して過剰な労働の負荷の防止策を図ることである。最近の本試験では、作業環境管理における措置、作業管理における措置、健康管理における措置の選択肢から作業管理に該当する措置を選ばせる問題が出ている（221ページ参照）。

221ページの(1)①～⑤以外に、過去の本試験で実際に出題された作業管理に該当する措置の例は以下の通りである。しっかり押さえておこう。

- 振動工具を用いる業務において、振動工具の周波数補正振動加速度実効値の3軸合成値により、振動ばく露時間を制限する。
- 放射線業務に関して、蛍光ガラス線量計等の個人被ばく線量測定器具により労働者の被ばく線量を測定する。
- ＶＤＴ作業における作業姿勢は、椅子に深く腰をかけて背もたれに背を十分あて、履き物の足裏全体が　床に接した姿勢を基本とする。

Ⅱ 作業環境管理

3 局所排気装置

■ 局所排気装置 ■

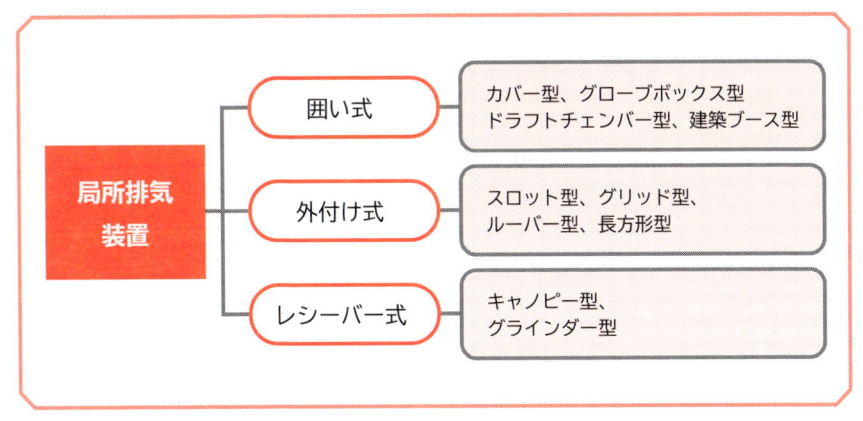

局所排気装置
- 囲い式 ── カバー型、グローブボックス型、ドラフトチェンバー型、建築ブース型
- 外付け式 ── スロット型、グリッド型、ルーバー型、長方形型
- レシーバー式 ── キャノピー型、グラインダー型

■局所排気装置の構造とフード　　重要度 A

(1) 局所排気装置の構造
① **局所排気装置**とは、有害物の発生源に近い位置において吸引気流を作り出し、それを吸引し、作業場内での拡散を防ぎ、それを作業場外へ排出する装置のことである。
② 局所排気装置の構造は、**フード→吸引ダクト（枝ダクト→主ダクト）→空気清浄装置→ファン（排風機）→排気ダクト→排気口**の順となっている。

(2) フード
① **フード**とは、有害物を発生源の近い位置にて捕捉するための吸気口のことである。フードは、その形式によって、囲い式、外付け式、レシーバー式に分類され、排気効果の高い順に、**囲い式＞外付け式＞レシーバー式**となる。

　Ⓐ **囲い式**
　　有害物の発生源を取り囲むタイプのフードである。カバー型、グローブボックス型、ドラフトチェンバー型、建築ブース型に分類され、排気効果の高い順に、**カバー型＞グローブボックス型＞ドラフトチェンバー型＞建築ブー**

6日目 第1種のみの科目 ── 労働衛生（有害業務に係るもの）

217

ス型となる。
- ⓐカバー型：有害物の発生源を完全に取り囲むもので、局所排気装置の中で最も排気効果に優れている。
- ⓑグローブボックス型：有害物の発生源を取り囲んでいるが、孔を通じて外部から両手を入れて作業を行うことのできるものである。
- ⓒドラフトチャンバー型：有害物の発生源を取り囲んではいるが、作業面が開いているものである。
- ⓓ建築ブース型：ドラフトチャンバー型よりも開口部の広いものである。

Ⓑ **外付け式**

有害物の発生源の外側に設置されるタイプのフードである。**スロット型**（側方吸引型）、**ルーバー型**（側方吸引型）、**グリッド型**（下方吸引型）、**長方形型**等がある。
- ⓐスロット型：細いフード開口面が特徴で、側方から吸引するものである。
- ⓑグリッド型：作業台自体を作業面とし、下方から吸引するものである。
- ⓒルーバー型：フード開口面が羽板状となっており、側方から吸引するものである。
- ⓓ長方形型：フード開口面が長方形の形となっており、開口面の向きを任意に変えられるものもある。

Ⓒ **レシーバー式**

外付け式の一種ともいえるが、有害物を自ら積極的に吸引するのではなく、上昇気流や回転気流による有害物質の一定方向の飛散を受けとめて捕捉するタイプのフードである。**キャノピー型**（上方吸引型）、**グラインダー型**等がある。
- ⓐキャノピー型　：有害物の発生源の熱による上昇気流がある場合に、それを受け止める形にて上方で捕捉するものである。
- ⓑグラインダー型：有害物の回転気流による飛散がある場合に、それを受け止める形で捕捉するものである。

> **出題傾向・パターン**
>
> 過去の出題では、局所排気装置のフードの種類についての選択肢の正誤が問われている。主に、フードの種類の分類およびその特徴を理解しているか否かが問われる。また、5つの選択肢にフードの種類を挙げ、その中で最も排気効果の高いフードを指摘させるタイプの問題や、フードの絵を示してフード名を指摘させる問題も出題されている。

> **受験対策**
>
> まずは、局所排気装置のフードの分類を押さえ、それぞれに分類されるフード名とその特徴を覚えておく。ここでは、排気効果の高い順序がポイントである。分類上、囲い式が最も効果が高い。よって、最も排気効果の高いフードは、囲い式で最も効果の高いカバー型となる。一方、排気効果の劣るフードは、レシーバー式となる。

ヤマネの One Point

排気効果の高い順に、囲い式（カバー型＞グローブボックス型＞ドラフトチェンバー型＞建築ブース型）＞外付け式＞レシーバー式

■ 局所排気装置のフード分類 ■

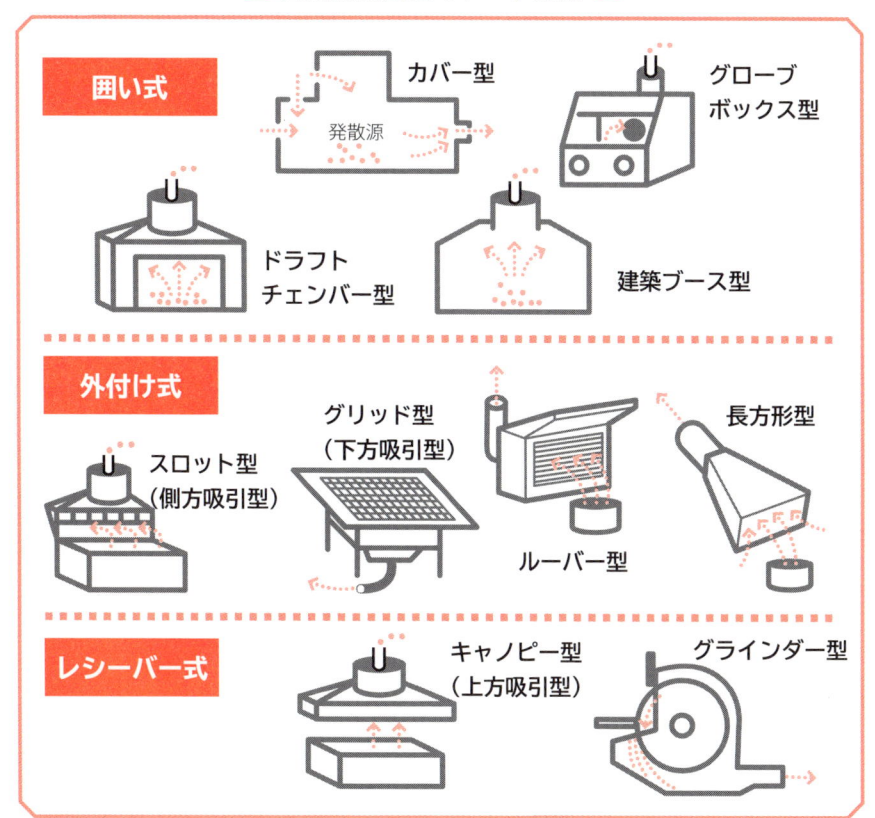

囲い式
- カバー型（発散源）
- グローブボックス型
- ドラフトチェンバー型
- 建築ブース型

外付け式
- スロット型（側方吸引型）
- グリッド型（下方吸引型）
- ルーバー型
- 長方形型

レシーバー式
- キャノピー型（上方吸引型）
- グラインダー型

6日目　第1種のみの科目 ── 労働衛生（有害業務に係るもの）

ダクト・空気清浄装置・ファン（排風機）・制御風速　重要度 A

(1) ダクト
① **ダクト**とは、フードによって吸引された有害物および空気を排気口に運搬する管のことである。
② ダクトは、**細すぎる**と**圧力損失が大きくなり**、**太すぎる**と**ダクト内の運搬速度が不足**する。
③ ダクトの曲り部分はできるだけ少なくなるように配管し、主ダクトと枝ダクトとの**合流角度は45°を超えない**ようにする。

(2) 空気清浄装置・ファン（排風機）
① **空気清浄装置**とは、ダクトによって運搬されてきた有害物を清浄し、排出させるための装置のことである。粉じんを除去するための除じん装置と、ガス、蒸気を除去するための排ガス処理装置に分類される。
② **ファン**とは、フードに吸引気流を生じさせる原動力となる排風機のことである。原則として、ファンは空気清浄装置の後に設置するようにする。

(3) 制御風速
① **制御風速**とは、発散し、飛散しようとする有害物を吸い込むために必要な最小風速のことをいう。
② 制御風速から必要排風量が算出される。排風量とはファンから発せられる風量のことであり、必要排風量とは測定点における制御風速を生み出すために必要な排風量のことをいう。なお、外付け式フードの場合、フード開口部の周囲に**フランジ**を設置すると、より少ない排風量にて、フランジを設置しない場合と同等の制御風速を生じさせることができる。

出題傾向・パターン

過去の出題では、ダクト、空気清浄装置、ファン（排風機）、制御風速についての選択肢の正誤が問われている。主に、ダクトの断面積と運搬速度・圧力損失の関係を理解しているか否かが問われる。

受験対策

まずは、局所排気装置を構成する各箇所の特徴をそれぞれ理解する。ここでは、ダクトの断面積が大きくなると搬送速度が遅くなり、断面積が小さくなると圧力損失が大きくなることがポイントである。また、ファン（排風機）は空気清浄装置の後に設置することも押さえておく。

Ⅲ　作業管理

1 作業管理における措置

■ 衛生管理の対象 ■

管理の名称	対象
作業環境管理	労働者の従事している作業場の環境
作業管理	労働者の従事する作業（＝仕事）
健康管理	労働者の健康

▌作業管理　　　　　　　　　　　　　　　重要度 B

(1)法令等によって規定されている**作業管理**の措置には、作業主任者の選任、作業規程の作成、電離放射線に係る管理区域の設定、個人の被ばく線量の測定、作業時の措置、労働衛生保護具の使用、作業時間の管理等がある。

具体例としては、次のものがある。

①重量物を持ち上げる場合は、膝を曲げ腰をおろして重量物をかかえてから膝を伸ばして体を起こす。

②水深 10 m 以上の潜水業務において、水深、潜水時間、回数に応じた浮上方法を遵守する。

③著しい騒音を発する業務において、作業の性質や騒音の性状に応じた耳覆い（イヤーマフ）と耳栓を使用する。

④放射線業務に関して、管理区域を設定し、必要な者以外を立ち入らせない。

⑤ VDT 作業に関して、椅子の座面の高さ、キーボード、マウス等の位置を調整する。

▏▎出題傾向・パターン

　過去の出題では、衛生管理における措置（作業環境管理における措置、作業管理における措置、健康管理における措置）の選択肢から作業管理における措置に該当する選択肢を指摘させる問題が出題されている。

Ⅲ　作業管理

2　労働衛生保護具

■ 呼吸用保護具の分類 ■

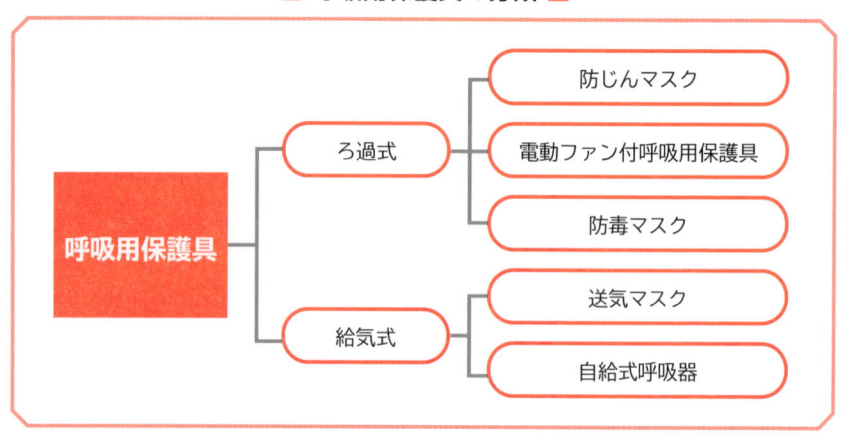

```
呼吸用保護具 ┬ ろ過式 ┬ 防じんマスク
            │        ├ 電動ファン付呼吸用保護具
            │        └ 防毒マスク
            └ 給気式 ┬ 送気マスク
                     └ 自給式呼吸器
```

■労働衛生保護具　　　　　　　　　　　　　重要度 A

(1) **労働衛生保護具**
①労働衛生保護具には、呼吸用保護具、防音保護具、防熱衣、化学防護服、保護クリーム、遮光保護具、保護眼鏡等がある。

(2) **呼吸用保護具**
①呼吸用保護具は、有害作業場における呼吸に伴う職業性疾病等を防止するための保護具で、**ろ過式**と**給気式**に分類される。
②ろ過式には、防じんマスクや電動ファン付き呼吸用保護具、防毒マスク等があるが、これらは**酸素欠乏危険場所**（酸素濃度18％未満の場所等）においては**使用禁止**である。

Ⓐ**防じんマスク**
　ろ過材を通過させることにより粉じん等の粒子状物質を除去するマスクで、使い捨て式と取替え式のものがある。型式検定合格標章を有する（型式検定に合格した）ものを使用する。一部の高性能なものについては、粉じんより微細な**ヒュームに対して有効な場合もある**。高濃度の粉じんのばく露のおそ

れがあるときは、できるだけ**粉じんの捕集効率が高く**、かつ、**排気弁の動的漏れ率が低い**ものを選択する。また、顔面とマスクの面体の高い密着性が要求される有害性の高い物質を取り扱う作業については、**取替え式の防じんマスク**を選択する。なお、有毒ガスの存在する場所では使用してはならない。取り扱い上の留意点として、ろ過材が破損したり、粉じん等が再飛散することになるので、手入れの際、ろ過材に付着した粉じんを圧縮空気で吹き飛ばしたり、ろ過材を強くたたいて払い落して除去したりしてはならない。

Ⓑ**電動ファン付呼吸用保護具**

ろ過材を通過させることにより粉じん等の粒子状物質を除去し、清浄化した空気を電動のファンにより着用者に送風するマスクである。有毒ガスの存在する場所では使用してはならない。

Ⓒ**防毒マスク**

吸収缶を通過させることにより有毒ガス・蒸気を除去するマスクである。ガスの種類により、対象となるガスの吸収缶を選択使用する。その吸収缶は、**有機ガス用（黒色）、一酸化炭素用（赤色）、硫化水素用（黄色）、青酸用（青）、アンモニア用（緑）、ハロゲンガス用（灰／黒）**のように色分け管理をされている。一部の毒ガス用については、型式検定合格標章を有する（型式検定に合格した）ものを使用しなければならない。なお、防毒マスクの通気抵抗は、粉じんマスクより大きいので、作業強度の大きい作業には不適とされている。**2種類以上の有害ガスが混在**している場合には、当該2種類以上の有害物質について**それぞれ型式検定に合格した吸収缶**を使用する。なお、ガスの濃度や種類が不明な場合または高濃度の有害ガス等が存在する場合には使用してはならない。取り扱い上の留意点として、防毒マスクを装着する際に、**しめひもは耳にかけるのではなく、後頭部にて固定**させなければならない。また、密着性が損なわれるため、マスクと顔面の間にタオル等をはさんではならない。

③給気式には、送気マスクや自給式呼吸器等があるが、これは酸素欠乏危険場所（酸素濃度18％未満の場所等）において使用することが可能である。

Ⓐ**送気マスク**

ボックスからホースを通じて、着用者に清浄な空気を送る仕組みを用いたマスクのことである。酸素欠乏危険場所だけでなく、ガスや蒸気の種類や濃度が不明な場合、高濃度なガス等が存在する場合にも使用する。

Ⓑ **自給式呼吸器**

空気呼吸器（空気ボンベから清浄な空気を着用者に給気するタイプ）と**酸素呼吸器**（酸素ボンベから酸素を着用者に給気するタイプ）がある。酸素欠乏危険場所だけでなく、ガスや蒸気の種類や濃度が不明な場合、高濃度なガス等が存在する場合にも使用する。

出題傾向・パターン

過去の出題では、労働衛生保護具についての選択肢の正誤が問われている。主に、呼吸用保護具のそれぞれの種類の特徴を理解しているか否かが問われる。

受験対策

呼吸用保護具のそれぞれの種類の特徴を区別して理解しておくことが重要である。ろ過式（防じんマスク、電動ファン付呼吸用保護具、防毒マスク）は酸素欠乏危険場所においての使用が禁止されているが、給気式（送気マスク、自給式呼吸器）は使用が可能である。防じんマスクの手入れの際、ろ過材に付着した粉じんを圧縮空気で吹き飛ばしたり、ろ過材を強くたたいたりしてはならない。粉じんが作業場に舞ってしまい、非常に危険であるからである。ただし、ろ過材をよく乾燥させ、粉じんが飛散しない程度に軽くたたいて払い落とすことは行ってもよい。なお、防毒マスクのしめひもは耳にかけるのではなく、顔面と面体の密着性を保つために、後頭部にて固定させなければならない。さらに、防じんマスクと防毒マスクは、原則として面体の接顔部に接顔メリヤスを使用してはならない。有機ガスについては黒色の吸収缶を用い、一酸化炭素ガスについては赤色の吸収缶を用いる。

加えて、その他の保護具についてもそれぞれの特徴を押さえておく。保護眼鏡は有害光線による眼の障害を防ぐものではなく、飛散する粒子や薬品の飛散等による眼の障害を防ぐ保護具である。また、耳栓とイヤーマフの併用も可能であり、適切に用いれば有用である。

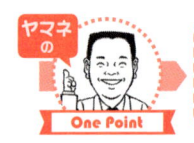

ヤマネのOne Point：防毒マスクのしめひもは耳にかけてはならない！

Ⅳ 健康管理

健康管理

■ 生物学的半減期と尿採取時期 ■

	生物学的半減期	尿採取時期
鉛	長い	任意OK
有機溶剤	短い	厳重チェック

健康管理　重要度 A

(1)健康管理の概要

①**健康管理**は、衛生管理の3つの柱の1つである。その目的は、**労働者の健康の保持、健康の増進**である。

②健康管理においては、**健康診断、健康診断に基づく事後対策措置、作業場内の有害因子による労働者の健康における影響の調査、健康測定、メンタルヘルスケア**等を実施していく。

(2)特殊健康診断

①**特殊健康診断**は、特定の有害業務に従事する労働者について、当該有害業務を原因とする職業性疾病から予防することを目的とした健康診断である。

②特殊健康診断の特徴は次のとおりである。

　Ⓐ一般の健康診断の標的はすべての疾病等であるが、特殊健康診断の標的は特定の疾病等である。

　Ⓑ有所見（異常があること）に関する**業務起因性**についての判断が、一般の健康診断よりも**厳密**に求められる。

　Ⓒ現在の作業内容等の調査、業務の経歴と既往歴の関連調査（生活環境の変化に対する聴取含む）が重要である。

　Ⓓ特殊健康診断の対象となる業務を指定するには、業務列挙方式で行う。

　Ⓔ有害物質による健康障害の多くは、**他覚的所見**が**自覚症状に先行して出現**する。

③一部の特殊健康診断の実施の際の留意点は次のとおりである。

225

Ⓐ **尿の採取時期**については、**鉛健康診断**では、鉛の**生物学的半減期**（注7）**が長い**ため、作業期間中の任意の時期でよいが、**有機溶剤等健康診断**においては、多くの有機溶剤の**生物学的半減期が短い**ため、**作業期間中に厳重にチェックする**必要がある。尿の採取は**生物学的モニタリング**（注8）を目的とし、鉛健康診断では**デルタアミノレブリン酸の量の検査**等を行い、一部の有機溶剤等健康診断においては**有機溶剤代謝物の量の検査**（例：**キシレンの検査項目は尿中のメチル馬尿酸、スチレンの検査項目は尿中のマンデル酸、トルエンの検査項目は尿中の馬尿酸**）を行う。

Ⓑ 振動工具取扱い作業者に対する特殊健康診断は、1年に2回の実施のうち、1回は冬季に実施するのが望ましい。

（注7）生物学的半減期とは、体内に摂取された物質の量が代謝や排泄等によって、半分の量に減少するのに要する期間のことである。
（注8）生物学的モニタリングとは、尿中や血液中の代謝物等を測定することで、有害物質へのばく露状況を把握する検査のことである。

出題傾向・パターン

過去の出題では、特殊健康診断についての選択肢の正誤が問われている。主に、有害物質による健康障害における所見の発現の特徴、鉛健康診断および有機溶剤等健康診断の尿の採取時期を理解しているか否かが主に問われる。また、(2)の③のⒶのような文章を出題し、3か所空欄を作り、その空欄に用語を指摘させるような問題も出題されている。

受験対策

特殊健康診断の特徴や留意点を理解しておく。有害物質による健康障害の多くは、他覚的所見が自覚症状に先行して出現することがポイントである。尿の採取時期については、鉛健康診断および有機溶剤等健康診断を区別して押さえておく。鉛業務従事者は作業期間中の任意の時期でよいが、有機溶剤等業務従事者は作業期間中に厳重にチェックしなければならない。なお、生物学的モニタリングにおけるキシレンの検査項目は尿中のメチル馬尿酸である。

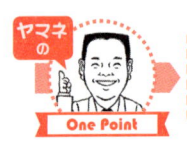

ヤマネのOne Point：尿を採る時期、有機溶剤は厳重チェック！

7日目

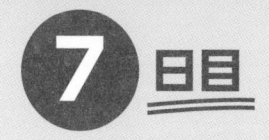

予想模擬試験

〈注〉
第2種を受験する方は、問題21〜問題44を解答してください。
第2種の本試験問題数は、関係法令（有害業務に係るもの以外のもの）10問、労働衛生（有害業務に係るもの以外のもの）10問、労働生理10問の計30問となります。

問題〈第1回・第2回〉
関係法令（有害業務に係るもの）／労働衛生（有害業務に係るもの）／関係法令（有害業務に係るもの以外のもの）／労働衛生（有害業務に係るもの以外のもの）／労働生理

解答・解説〈第1回・第2回〉

第　回　予想模擬試験　解答用紙

問題 1		問題 16		問題 31	
問題 2		問題 17		問題 32	
問題 3		問題 18		問題 33	
問題 4		問題 19		問題 34	
問題 5		問題 20		問題 35	
問題 6		問題 21		問題 36	
問題 7		問題 22		問題 37	
問題 8		問題 23		問題 38	
問題 9		問題 24		問題 39	
問題 10		問題 25		問題 40	
問題 11		問題 26		問題 41	
問題 12		問題 27		問題 42	
問題 13		問題 28		問題 43	
問題 14		問題 29		問題 44	
問題 15		問題 30			

予想模擬試験〈第1回〉

●関係法令（有害業務に係るもの）

【問題1】常時800人の労働者を使用する製造業の事業場の有害業務及び衛生管理者の選任の状況は、次の①及び②のとおりである。この事業場の衛生管理者の選任についての法令違反の状況に関する(1)〜(5)の記述のうち、正しいものはどれか。

①有害業務の状況
　製造工程において著しく暑熱な場所における業務に常時20人従事しているが、他に有害業務はない。

②衛生管理者の選任の状況
　選任している衛生管理者数は2人である。このうち1人は、この事業場に専属でない労働衛生コンサルタントで、衛生工学衛生管理者免許を有していない。
　他の1人は、この事業場に専属で、衛生管理者としての業務以外の業務を兼任しており、また、第一種衛生管理者免許を有しているが、衛生工学衛生管理者免許を有していない。

(1)衛生管理者の選任について違反はない。
(2)選任している衛生管理者数が少ないことが違反である。
(3)衛生管理者として選任している労働衛生コンサルタントがこの事業場に専属でないことが違反である。
(4)衛生工学衛生管理者免許を有する者のうちから選任した衛生管理者が1人もいないことが違反である。
(5)専任の衛生管理者が1人もいないことが違反である。

【問題2】次のAからDまでの作業について、法令上、作業主任者の選任が義務付けられているものの組合せは(1)〜(5)のうちどれか。
　A　セメント製造工程においてセメントを袋詰めする作業
　B　飼料の貯蔵のために使用しているサイロ内の作業
　C　水深10m以上の場所における潜水業務
　D　製造工程において硫酸を用いて行う洗浄作業

(1) A、B　(2) A、C　(3) B、C　(4) B、D　(5) C、D

【問題3】厚生労働大臣が定める規格を具備しなければ、譲渡し、貸与し、又は設置してはならない機械等に該当するものは、次のうちどれか。

(1)防音保護具　(2)防振手袋　(3)遮光保護具
(4)硫化水素用防毒マスク
(5)電動ファン付き呼吸用保護具

【問題4】次の設備または装置のうち、法令上、定期自主検査の実施義務が規定されていないものはどれか。

(1)アンモニアを取り扱う特定化学設備
(2)透過写真撮影用ガンマ線照射装置
(3)一酸化炭素を含有する気体を排出する製造設備の排気筒に設けた排ガス処理装置
(4)酢酸エチルを重量の5％を超えて含有する接着剤を製造する工程において、当該接着剤を容器に注入する屋内の作業場所に設けた局所排気装置
(5)セメントを袋詰めする屋内の作業箇所に設置した局所排気装置に設けた除じん装置

【問題5】次の業務に労働者を就かせるとき、法令に基づく安全または衛生のための特別の教育を行わなければならないものに該当しないものはどれか。

(1)石綿等が使用されている建築物の解体等の作業に係る業務
(2)酸素欠乏危険場所における作業に係る業務
(3)特定化学物質のうち、第二類物質を取り扱う作業に係る業務
(4)廃棄物の焼却施設において焼却灰を取り扱う業務
(5)エックス線装置による透過写真の撮影の業務

【問題6】屋内作業場において、第二種有機溶剤等を使用して常時洗浄作業を行う場合の措置として、法令上、正しいものはどれか。ただし、消費する有機溶剤等が一定量を超えない場合や、行う有機溶剤業務が臨時または短時間の場合等の有機溶剤中毒予防規則に定める適用除外および設備の特例はないものとする。

(1)第一種衛生管理者免許を有する者のうちから有機溶剤作業主任者を選任する。
(2)作業中の労働者が有機溶剤等の区分を容易に知ることができるよう容器に青色の表示をする。

(3)作業場における空気中の有機溶剤の濃度を、1年以内ごとに1回、定期に測定する。
(4)作業に常時従事する労働者に対し、1年以内ごとに1回、定期に、有機溶剤等健康診断を行う。
(5)作業場所に設けたプッシュプル型換気装置について、1年を超える期間使用しない場合を除き、1年以内ごとに1回、定期に、自主検査を行う。

【問題7】次の粉じん発生源のうち、法令上、特定粉じん発生源に該当するものはどれか。

(1)屋内のガラスを製造する工程において、原料を溶解炉に投げ入れる箇所
(2)耐火物を用いた炉を解体する箇所
(3)屋内において、研磨剤を用いて手持式動力工具により金属を研磨する箇所
(4)屋内において、フライアッシュを袋詰めする箇所
(5)タンクの内部において、金属をアーク溶接する箇所

【問題8】酸素欠乏症等防止規則に関する次の記述のうち、誤っているものはどれか。

(1)第一種酸素欠乏危険作業に労働者を従事させる場合は、原則として、作業場所の空気中の酸素濃度を18%以上に保つように換気しなければならない。
(2)第二種酸素欠乏危険作業を行う場所については、その日の作業を開始する前に、空気中の酸素および亜硫酸ガスの濃度を測定しなければならない。
(3)酸素欠乏危険作業を行う場所の換気を行うときは、純酸素を使用してはならない。
(4)爆発や酸化を防止するため、酸素欠乏危険作業を行う場所の換気を行えない場合は、同時に就業する労働者の数以上の空気呼吸器、酸素呼吸器または送気マスクを備え、労働者に使用させなければならない。
(5)酸素欠乏危険作業に労働者を従事させるときは、その作業を行う場所に入場させ、および退場させる時に、人員を点検しなければならない。

【問題9】有害業務を行う作業場について、法令に基づき、定期に行う作業環境測定とその測定頻度との組合せとして、誤っているものは次のうちどれか。

(1)非密封の放射性物質を取り扱う作業室における空気中の放射性物質の濃度の測定

....1月以内ごとに1回
(2)チッパーによりチップする業務を行い著しい騒音を発する屋内作業場における等価騒音レベルの測定
....1年以内ごとに1回
(3)通気設備が設けられている坑内の作業場における通気量の測定
....半月以内ごとに1回
(4)鉛蓄電池の解体工程において鉛等を切断する業務を行う屋内作業場における空気中の鉛の濃度の測定
....1年以内ごとに1回
(5)多量のドライアイスを取り扱う寒冷の屋内作業場における気温および湿度の測定
....半月以内ごとに1回

【問題10】労働基準法に基づき、満18歳に満たない者を就かせてはならない業務に該当しないものは次のうちどれか。

(1)異常気圧下における業務
(2)超音波にさらされる業務
(3)多量の高熱物体を取り扱う業務
(4)著しく寒冷な場所における業務
(5)強烈な騒音を発する場所における業務

●労働衛生（有害業務に係るもの）

【問題11】厚生労働省の「化学物質等による危険性又は有害性等の調査等に関する指針」に基づく化学物質のリスクアセスメントについて、次の記述のうち誤っているものはどれか。

(1)化学物質等に係るリスクアセスメントの基本的な手順で最初に実施すべきことは、労働者の就業に係る危険性または有害性を特定することである。
(2)ハザードは、労働災害発生の可能性と負傷または疾病の重大性（重篤度）の組み合わせであると定義される。
(3)化学物質等による疾病のリスク低減措置の検討では、化学物質等の有害性に応じた有効な保護具の使用よりも局所排気装置の設置等の工学的対策を優先する。

(4)化学物質等による疾病のリスク低減措置の検討では、法令で定められた事項を除けば、危険性または有害性のより低い物質への代替等を最優先する。
(5)新たに化学物質等の譲渡または提供等を受ける場合には、その化学物質を譲渡し、または提供する者から、その化学物質等のSDS（安全データシート）を入手する。

【問題12】有害物質とその常温、常圧（25℃、1気圧）の空気中における状態との組合せとして、誤っているものは次のうちどれか。ただし、ガスとは、常温、常圧で気体のものをいい、蒸気とは、常温、常圧で液体または固体の物質が蒸気圧に応じて揮発または昇華して気体となっているものをいうものとする。

(1)塩素………………………ガス
(2)アセトン…………………蒸気
(3)硫酸ジメチル……………蒸気
(4)ジクロルベンジジン………粉じん
(5)臭化メチル………………粉じん

【問題13】化学物質による健康障害に関する次の記述のうち、誤っているものはどれか。

(1)酢酸メチルによる中毒では、再生不良性貧血や白血病がみられる。
(2)ノルマルヘキサンによる中毒では、多発性神経炎がみられる。
(3)シアン化水素による中毒では、細胞内での酸素利用の障害による呼吸困難や痙攣がみられる。
(4)二酸化硫黄による慢性中毒では、慢性気管支炎や歯牙酸蝕症がみられる。
(5)弗化水素による慢性中毒では、骨の硬化や斑状歯がみられる。

【問題14】作業環境における騒音およびそれによる健康障害に関する次の記述のうち、誤っているものはどれか。

(1)騒音性難聴は、初期には気付かないことが多く、また、治りにくいという特徴がある。
(2)騒音性難聴は、内耳にある聴覚器官の有毛細胞の変性によって起こる。
(3)騒音下では、精神的疲労が生じたり、自律神経系や内分泌系にも影響を与えることがある。
(4)騒音性難聴は、通常、会話域である500Hzから2000Hzの周波数帯で著しい聴力低下を示し、この聴力低下の型をC^5dipという。

(5) 等価騒音レベルは、時間的に変動する騒音レベルのエネルギー的な平均値を表す量で、変動する騒音に対する人間の生理・心理的反応とよく対応している。

【問題15】有機溶剤に関する次の記述のうち、正しいものはどれか。

(1) 有機溶剤の蒸気は、空気より重く、呼吸器から吸収されやすいが、皮膚から吸収されることはない。
(2) 有機溶剤は、脂溶性が低いため、脂肪の多い脳等には入りにくい。
(3) 二硫化炭素による障害として顕著なものは、再生不良性貧血等の造血器障害である。
(4) トルエンによる障害として顕著なものは、網膜細動脈瘤を伴う脳血管障害である。
(5) ノルマルヘキサン（n-ヘキサン）による障害として顕著なものは、末梢神経障害の多発性神経炎である。

【問題16】作業環境における有害因子による健康障害に関する次の記述のうち、正しいものはどれか。

(1) けい肺は、鉄、アルミニウム等の金属粉じんによる肺の線維増殖性変化を主体とする疾病で、けい肺結節という線維性の結節が形成される。
(2) 金属熱は、亜鉛、銅その他の金属の溶解時等に発生するヒュームを吸入した後に生じる疾病で、悪寒、発熱、関節痛等の症状がみられる。
(3) 熱痙攣は、高温環境下で多量の発汗により水分が失われたとき、体内の塩分濃度が増加することにより発生し、筋肉痙攣がみられる。
(4) 凍瘡とは、皮膚組織の凍結壊死を伴うしもやけのことで、0℃以下の寒冷にばく露することによって発生する。
(5) 潜水業務における減圧症は、浮上による減圧に伴い、血液中に溶け込んでいた酸素が気泡となり、血管を閉塞したり組織を圧迫することにより発生する。

【問題17】金属による中毒に関する次の記述のうち、誤っているものはどれか。

(1) 金属水銀中毒では、感情不安定、幻覚等の精神障害や手指の震え等の症状がみられる。
(2) 鉛中毒では、貧血、末梢神経障害、腹部の疝痛等の症状がみられる。
(3) マンガン中毒では、指の骨の溶解、肝臓の血管肉腫等がみられる。

(4)カドミウム中毒では、上気道炎、肺炎、腎障害等の症状がみられる。
(5)砒素中毒では、角化症、黒皮症等の皮膚障害や鼻中隔穿孔等の症状がみられる。

【問題18】厚生労働省の「作業環境測定基準」および「作業環境評価基準」に基づく作業環境測定およびその結果の評価に関する次の記述のうち、誤っているものはどれか。

(1)作業環境測定を実施する場合の単位作業場所は、労働者の作業中の行動範囲、有害物の分布の状況等に基づいて設定する。
(2)管理濃度は、有害物質に係る作業環境の状態を、単位作業場所ごとにその作業環境測定結果から評価するための指標として定められている。
(3)原材料の反応槽への投入等間けつ的に有害物の発散を伴う作業の場合の労働者のばく露状況は、A測定の実施結果により適正に評価することができる。
(4)B測定は、単位作業場所中の有害物質の発散源に近接する場所で作業が行われる場合において、空気中の有害物質の最高濃度を知るために行う測定である。
(5)A測定とB測定を併せて行う場合は、A測定の測定値を用いて求めた第一評価値及び第二評価値とB測定の測定値に基づき、単位作業場所を第一管理区分から第三管理区分までのいずれかに区分する。

【問題19】呼吸用保護具に関する次の記述のうち、正しいものはどれか。

(1)防毒マスクの吸収缶の色は、一酸化炭素は黒色で、有機ガス用は赤色である。
(2)二種類以上の有毒ガスが混在している場合には、そのうち最も毒性の強いガス用の防毒マスクを使用する。
(3)型式検定合格標章のある防じんマスクでも、ヒュームのような繊細な粒子に対しては無効である。
(4)防じんマスクの手入れの際、ろ過材に付着した粉じんは圧縮空気で吹き飛ばすか、ろ過材を強くたたいて払い落として除去する。
(5)防じんマスクは作業に適したものを選択し、顔面とマスクの面体の高い密着性が要求される有害性の高い物質を取り扱う作業については、取替え式のものを選ぶ。

【問題 20】特殊健康診断に関する次の記述のうち、誤っているものはどれか。

(1)有害業務への配置替えの際に行う特殊健康診断には、業務適性の判断と、その後の業務の影響を調べるための基礎資料を得るという目的がある。
(2)特殊健康診断において適切な健診デザインを行うためには、作業内容と有害要因へのばく露状況を把握する必要がある。
(3)特殊健康診断では、対象とする特定の健康障害と類似の他の疾患との判別が、一般健康診断よりも一層強く求められる。
(4)有害物質による健康障害は、多くの場合、諸検査の異常等の他覚的所見より自覚症状が先に出現するため、特殊健康診断では問診の重要性が高い。
(5)有機溶剤は、生物学的半減期が短いので、有機溶剤等健康診断における尿中の代謝物の量の検査のための採尿の時刻は、厳重にチェックする必要がある。

●関係法令（有害業務に係るもの以外のもの）

【問題 21】衛生管理者に関する次の記述のうち、法令上、誤っているものはどれか。

(1)事業者は、衛生管理者に、労働者の危険または健康障害を防止するための措置に関すること等の業務のうち衛生に係る技術的事項を管理させなければならない。
(2)事業者は、衛生管理者に対し、衛生に関する措置をなし得る権限を与えなければならない。
(3)衛生管理者は、少なくとも毎月1回作業場等を巡視し、設備、作業方法等に有害のおそれがあるときは、直ちに、労働者の健康障害を防止するため必要な措置を講じなければならない。
(4)事業者は、衛生管理者を選任すべき事由が発生した日から14日以内に選任しなければならない。
(5)所轄労働基準監督署長は、労働災害を防止するため必要があると認めるときは、事業者に対し、衛生管理者の増員または解任を命ずることができる。

【問題 22】衛生委員会に関する次の記述のうち、法令上、正しいものはどれか。

(1)衛生委員会は、工業的業種の事業場では常時50人以上、非工業的業種の事業場では常時100人以上の労働者を使用する事業場において設置しなければならない。

(2)衛生委員会および安全委員会の設置に代えて、安全衛生委員会として設置することはできない。
(3)事業場で選任している衛生管理者は、すべて衛生委員会の委員としなければならない。
(4)衛生委員会の議長となる委員は、原則として、総括安全衛生管理者または総括安全衛生管理者以外の者で事業場においてその事業の実施を統括管理する者もしくはこれに準ずる者のうちから事業者が指名した者である。
(5)衛生委員会の委員として指名する産業医は、事業場の規模にかかわらずその事業場に専属の者でなければならない。

【問題23】労働安全衛生規則に規定されている医師による健康診断について、法令に違反しているものは次のうちどれか。

(1)雇入れ時の健康診断において、35歳未満の者については、医師の意見を聴いて、貧血検査および心電図検査を省略している。
(2)深夜業を含む業務に常時従事する労働者に対し、6月以内ごとに1回、定期に健康診断を行っているが、胸部エックス線検査については、1年以内ごとに1回しか行っていない。
(3)海外に6月以上派遣して帰国した労働者について、国内の業務に就かせるとき、一時的な就業の場合を除いて、海外派遣労働者健康診断を行っている。
(4)常時50人の労働者を使用する事業場において、雇入れ時の健康診断の結果について、所轄労働基準監督署長に報告を行っていない。
(5)常時40人の労働者を使用する事業場において、定期健康診断の結果について、所轄労働基準監督署長に報告を行っていない。

【問題24】労働時間の状況等が一定の要件に該当する労働者に対して、法令により実施することが義務付けられている医師による面接指導に関する次の記述のうち、誤っているものはどれか。

(1)面接指導の対象となる労働者の要件は、原則として、休憩時間を除き1週40時間を超えて労働させた場合におけるその超えた時間が1月当たり100時間を超え、かつ、疲労の蓄積が認められることである。
(2)事業者は、要件に該当する労働者の申出がなくても、面接指導を行わなければならない。
(3)労働者は、事業者の指定した医師による面接指導を希望しない場合は、他の医師の行う面接指導を受け、その結果を証明する書面を事業者に提出す

ることができる。
(4)事業者は、面接指導の結果に基づき、当該労働者の健康を保持するために必要な措置について、面接指導実施後遅滞なく、医師の意見を聴かなければならない。
(5)事業者は、面接指導の結果に基づき、その記録を作成し、5年間保存しなければならない。

【問題25】事業場の建物、施設等に関する措置について、労働安全衛生規則の衛生基準に違反しているものは次のうちどれか。

(1) 60人の労働者を常時就業させている屋内作業場の気積が、設備の占める容積および床面から3mを超える高さにある空間を除き600㎡となっている。
(2)ねずみ、昆虫等の発生場所、生息場所および侵入経路並びにねずみ、昆虫等による被害の状況について、6月以内ごとに1回、定期に統一的に調査を実施し、その調査結果に基づき必要な措置を講じている。
(3)事業場に附属する食堂の床面積を、食事の際の1人について、約1.5㎡となるようにしている。
(4)労働衛生上有害な業務を行っていない屋内作業場で、直接外気に向かって開放することのできる窓の面積が常時床面積の1/15であるものに、換気設備を設けていない。
(5)男性5人と女性55人の労働者を常時使用している事業場で、女性用には臥床できる休養室を設けているが、男性用には休養室や休養所を設けていない。

【問題26】労働基準法に定める育児時間に関する次の記述のうち、誤っているものはどれか。

(1)生後満1年に達しない生児を育てる女性労働者は、育児時間を請求できる。
(2)育児時間は、休憩時間とは別の時間として請求できる。
(3)育児時間は、原則として、1日2回、1回当たり少なくとも30分の時間を請求できる。
(4)育児時間を請求しない女性労働者に対しても、育児時間を与えなければならない。
(5)育児時間は、育児時間を請求できる女性労働者が請求した時間に与えなければならない。

【問題27】週所定労働時間が25時間以下で、週所定労働日数が4日の労働者が、雇入れの日から起算して5年6ヵ月継続勤務した際に新たに与えなければならない年次有給休暇日数は、法令上、何日か。ただし、その労働者はその直前の1年間に全労働日の8割以上出勤したものとする。

(1) 10日
(2) 11日
(3) 12日
(4) 13日
(5) 24日

●労働衛生（有害業務に係るもの以外のもの）

【問題28】厚生労働省の「VDT作業における労働衛生管理のためのガイドライン」に基づく措置に関する次の記述のうち、誤っているものはどれか。

(1) ディスプレイは、おおむね40cm以上の視距離が確保できるようにし、画面の上端が眼と同じ高さか、やや下になるようにする。
(2) ディスプレイ画面上における照度は、500ルクス以下になるようにする。
(3) 書類上およびキーボード上における照度は、300ルクス以下になるようにする。
(4) 単純入力型および拘束型に該当するVDT作業については、一連続作業時間が1時間を超えないようにし、次の連続作業までの間に10〜15分の作業休止時間を設け、かつ、一連続作業時間内において1〜2回程度の小休止を設けるようにする。
(5) VDT作業健康診断は、一般健康診断を実施する際に、併せて実施してもよい。

【問題29】1000人を対象としたある疾病のスクリーニング検査の結果と精密検査結果によるその疾病の有無は下表のとおりであった。このスクリーニング検査の偽陽性率および偽陰性率の近似値の組合せとして、適切なものは(1)〜(5)のうちどれか。ただし、偽陽性率とは、疾病無しの者を陽性と判定する率をいい、偽陰性率とは、疾病有りの者を陰性と判定する率をいう。

精密検査結果による疾病の有無	スクリーニング検査結果	
	陽性	陰性
疾病有り	20	5
疾病無し	180	795

　　　偽陽性率（％）　　　偽陰性率（％）
(1)　18.5　　　　　　　　0.5
(2)　18.5　　　　　　　　20.0
(3)　80.0　　　　　　　　0.5
(4)　80.0　　　　　　　　20.0
(5)　90.0　　　　　　　　0.6

【問題30】脳血管障害に関する次の記述のうち、誤っているものはどれか。

(1) 脳血管障害は、脳の血管の病変が原因で生じ、出血性病変、虚血性病変等に分類される。
(2) 出血性の脳血管障害は、脳表面のくも膜下腔に出血するくも膜下出血や脳実質内に出血する脳出血等に分類される。
(3) 虚血性の脳血管障害である脳梗塞は、脳血管自体の動脈硬化性病変による脳塞栓症と、心臓や動脈壁の血栓が剥がれて脳血管を閉塞する脳血栓症に分類される。
(4) 脳梗塞や脳出血では、頭痛、吐き気、手足のしびれ、麻痺、言語障害、視覚障害等の症状が認められる。
(5) くも膜下出血の症状は、「頭が割れるような」「ハンマーでたたかれたような」と表現される急激で激しい頭痛が特徴である。

【問題31】一次救命処置に関する次の記述のうち、誤っているものはどれか。

(1) 気道を確保するためには、仰向けに寝かせた傷病者の顔を横から見る位置に座り、片手で傷病者の額を押さえながら、もう一方の手の指先を傷病者の顎の先端に当てて持ち上げる。
(2) 反応はないが普段どおりの呼吸をしている傷病者で、嘔吐、吐血等がみられる場合は、回復体位をとらせる。
(3) 心肺蘇生は、胸骨圧迫30回に人工呼吸2回を繰り返して行う。
(4) 胸骨圧迫は、胸が少なくとも5cm沈む強さで胸骨の下半分を圧迫し、1分間に少なくとも100回のテンポで行う。
(5) AED（自動体外式除細動器）による心電図の自動解析の結果、「ショックは不要です」等のメッセージが流れた場合には、胸骨圧迫を行ってはならない。

【問題 32】ノロウイルスによる食中毒に関する次の記述のうち、正しいものはどれか。

(1) 食品に付着したウイルスが食品中で増殖し、ウイルスが産生した毒素により発症する。
(2) ウイルスの失活化には、エタノールや逆性石鹸はあまり効果がない。
(3) 潜伏期間は、2～3時間である。
(4) 発生時期は、夏季が多い。
(5) 症状は、筋肉の麻痺等の神経症状が特徴である。

【問題 33】熱傷の救急処置等に関する次の記述のうち、正しいものはどれか。

(1) 熱傷は、Ⅰ度～Ⅲ度に分類され、Ⅰ度は水疱ができる程度のもので、強い痛みと灼熱感を伴う。
(2) 熱傷面は、すぐに水をかけて十分冷やすことが応急手当のポイントであるが、熱傷の範囲が広い場合、全体を冷却し続けることは低体温となるおそれがあるので注意が必要である。
(3) 熱傷部には、できるだけ早く軟膏や油類を塗り、空気を遮断する。
(4) 化学薬品がかかった場合は、直ちに中和剤により中和した後、水で洗浄する。
(5) 高温のアスファルトやタールが皮膚に付着した場合は、水をかけて冷やしたりせず、早急に皮膚から取り除く。

【問題 34】出血及び止血法に関する次の記述のうち、誤っているものはどれか。

(1) 体内の全血液量は、体重の1/13程度で、その1/3を短時間に失うと生命が危険な状態となる。
(2) 止血法には、直接圧迫法、間接圧迫法等があるが、一般市民が行う応急手当としては間接圧迫法が推奨されている。
(3) 静脈性出血は、傷口からゆっくり持続的に湧き出るような出血で、通常、直接圧迫法で止血する。
(4) 内出血は、胸腔、腹腔等の体腔内や皮下等の軟部組織への出血で、血液が体外に流出しないものである。
(5) 止血を行うときは、処置者の感染防止のため、ビニール手袋を着用したりビニール袋を活用したりして、受傷者の血液に直接触れないようにする。

●労働生理

【問題35】 呼吸に関する次の記述のうち、正しいものはどれか。

(1) 呼吸運動は、気管と胸膜の協調運動によって、胸郭内容積を周期的に増減させて行われる。
(2) 肺胞内の空気と肺胞を取り巻く毛細血管中の血液との間で行われるガス交換を内呼吸という。
(3) 成人の呼吸数は、通常、1分間に 16 〜 20 回であるが、食事、入浴、発熱等によって減少する。
(4) 呼吸に関与する筋肉は、延髄にある呼吸中枢によって支配されている。
(5) 血液中に二酸化炭素が増加してくると、呼吸中枢が抑制されて呼吸は浅くなり、回数が減少する。

【問題36】 心臓の働きと血液の循環に関する次の記述のうち、誤っているものはどれか。

(1) 心筋は、不随意筋である平滑筋から成り、自動的に収縮をくり返す。
(2) 体循環では、血液は左心室から大動脈に入り、静脈血となって右心房に戻ってくる。
(3) 肺を除く各組織の毛細血管を通過する血液の流れは、体循環の一部である。
(4) 大動脈を流れる血液は動脈血であるが、肺動脈を流れる血液は静脈血である。
(5) 心臓自体は、冠状動脈によって酸素や栄養分の供給を受けている。

【問題37】 神経細胞に関する次の文中の ☐ 内に入れるAからCの語句の組合せとして、正しいものは（1）〜（5）のうちどれか。

「神経系において情報を伝えたり処理する基本単位である神経細胞は A ともよばれ、細胞体から通常1本の B と複数の C が突き出した形をしている。神経細胞内を情報が伝わっていくことを伝導といい、情報は、 C で受け取られ B を伝わって運ばれる。」

	A	B	C
(1)	ニューロン	軸索	樹状突起
(2)	ニューロン	樹状突起	軸索
(3)	シナプス	軸索	樹状突起

(4)シナプス　　　　樹状突起　　　軸索
　(5)ガングリオン　　軸索　　　　　樹状突起

【問題 38】成人の肝臓の機能として、誤っているものは次のうちどれか。

　(1)脂肪酸の分解およびコレステロールの合成
　(2)胆汁の生成
　(3)赤血球の産生および分解
　(4)アルコール等の身体に有害な物質の分解
　(5)グリコーゲンの合成および分解

【問題 39】腎臓・泌尿器系に関し、次のうち誤っているものはどれか。

　(1)糸球体では、血液中の血球および蛋白質以外の成分がボウマン嚢に濾し出され、原尿が生成される。
　(2)尿細管では、原尿に含まれる大部分の水分、電解質、栄養分が血液中に再吸収される。
　(3)尿の生成・排出により、体内の水分の量やナトリウム等の電解質の濃度を調節するとともに、生命活動によって生じた不要な物質を排泄する。
　(4)尿の95％は水分で、残りの5％が固形物であるが、その成分は全身の健康状態をよく反映するので、尿検査は健康診断等で広く行われている。
　(5)血液中の尿素窒素（BUN）の値が低くなる場合は、腎臓の機能の低下が考えられる。

【問題 40】血液に関する次の記述のうち、誤っているものはどれか。

　(1)赤血球は、骨髄で産生され、寿命は約120日であり、血球の中で最も多い。
　(2)血液中に占める赤血球の容積の割合をヘマトクリットといい、貧血になるとその値は高くなる。
　(3)好中球は、白血球の約60％を占め、偽足を出してアメーバ様運動を行い、体内に侵入してきた細菌等を貪食する。
　(4)血小板は、直径2～3μmの不定形細胞で、止血作用をもつ。
　(5)ABO式血液型は、赤血球の血液型分類の一つで、A型の血清は抗B抗体をもつ。

【問題 41】ホルモン、その内分泌器官およびそのはたらきの組合せとして、誤っているものは次のうちどれか。

	ホルモン	内分泌器官	はたらき
(1)	コルチゾール	副甲状腺	血糖量の減少
(2)	アルドステロン	副腎皮質	体液中の塩類バランスの調節
(3)	パラソルモン	副甲状腺	体内のカルシウムバランスの調節
(4)	インスリン	膵臓	血糖量の減少
(5)	グルカゴン	膵臓	血糖量の増加

【問題42】免疫に関する次の文中の□内に入れるA～Eの語句の組合せとして、正しいものは（1）～（5）のうちどれか。
「体内に侵入した病原体等の異物を A が B と認識し、その B に対してだけ反応する C を血漿中に放出する。この、C が B に対して特異的に結合して B の働きを抑制し、体を防御するしくみを D と呼ぶ。これに対して A が直接、病原体等の異物を攻撃する免疫反応もあり、これを E と呼ぶ。

	A	B	C	D	E
(1)	リンパ球	抗原	抗体	細胞性免疫	体液性免疫
(2)	リンパ球	抗原	抗体	体液性免疫	細胞性免疫
(3)	リンパ球	抗体	抗原	体液性免疫	細胞性免疫
(4)	血小板	抗原	抗体	細胞性免疫	体液性免疫
(5)	血小板	抗体	抗原	細胞性免疫	体液性免疫

【問題43】代謝に関する次の記述のうち、正しいものはどれか。
(1) 代謝において、細胞に取り入れられた体脂肪やグリコーゲン等が分解されてエネルギーを発生する過程を同化という。
(2) 代謝において、体内に摂取された栄養素が、種々の化学反応によって、細胞を構成する蛋白質等の生体に必要な物質に合成されることを異化という。
(3) 基礎代謝量は、安静時における心臓の拍動、呼吸、体温保持等に必要な代謝量で、睡眠中の測定値で表される。
(4) 同性、同年齢の場合、基礎代謝量は体表面積にほぼ正比例する。
(5) エネルギー代謝率は、体内で、一定時間中に消費された酸素と排出された二酸化炭素の容積比である。

【問題44】睡眠に関する次の記述のうち、誤っているものはどれか。
(1) 睡眠中には、副交感神経系の働きが活発になる。

(2)睡眠には、深い眠りのレム睡眠と浅い眠りのノンレム睡眠があり、睡眠中はこの眠りを交互に周期的に繰り返す。
(3)睡眠中には、体温の低下、心拍数の減少がみられる。
(4)睡眠と覚醒のリズムのように、約1日の周期で繰り返される生物学的リズムをサーカディアンリズムといい、このリズムの乱れは、疲労や睡眠障害の原因となる。
(5)夜間に働いた後の昼間に睡眠する場合は、一般に、就寝から入眠までの時間が長くなり、睡眠時間が短縮し、睡眠の質も低下する。

予想模擬試験〈第2回〉

●関係法令（有害業務に係るもの）

【問題1】常時800人の労働者を使用する製造業の事業場における衛生管理体制に関する(1)～(5)の記述のうち、法令上、誤っているものはどれか。ただし、800人中には、製造工程において次の業務に常時従事する者がそれぞれに示す人数が含まれており、試験研究の業務はないものとする。

深夜業を含む業務　　　　　　　　　　　550人
多量の高熱物体を取り扱う業務　　　　　100人
特定化学物質のうち第三類物質を製造する業務　60人

(1) 総括安全衛生管理者を選任しなければならない。
(2) 衛生管理者のうち1人を、衛生工学衛生管理者免許を受けた者のうちから選任しなければならない。
(3) 衛生管理者のうち少なくとも1人を、専任の衛生管理者として選任しなければならない。
(4) 産業医は、この事業場に専属の者ではないが、産業医としての法定の要件を満たしている医師のうちから選任することができる。
(5) 特定化学物質作業主任者を選任しなければならない。

【問題2】特定の有害業務に従事した者については、離職の際にまたは離職の後に、法令に基づく健康管理手帳が交付されるが、次の者のうち、交付対象とならないものはどれか。

(1) 水銀を取り扱う業務に5年以上従事した者
(2) 塩化ビニルを重合する業務に4年以上従事した者
(3) ベータ-ナフチルアミンを取り扱う業務に3か月以上従事した者
(4) ジアニシジンを取り扱う業務に3か月以上従事した者
(5) 石綿等が吹き付けられた建築物の解体の作業に1年以上従事した者で、初めて石綿等の粉じんにばく露した日から10年以上経過しているもの

【問題3】じん肺法に基づくじん肺管理区分の決定および通知等に関する次の記述のうち、誤っているものはどれか。
(1) じん肺とは、粉じんを吸入することによって肺に生じた線維増殖性変化を主とした疾病のことをいう。

(2)じん肺管理区分が管理1の者に対し、3年以内に1回、じん肺健康診断を実施しなければならない。
(3)じん肺管理区分が管理2の者に対し、1年以内に1回、じん肺健康診断を実施しなければならない。
(4)じん肺管理区分が管理3の者については、療養を要するものとされている。
(5)事業者は、じん肺健康診断の診断結果およびエックス線検査結果の記録を7年間保存しなければならない。

【問題4】次の化学物質のうち、これを製造しようとする者が、あらかじめ厚生労働大臣の許可を受けなければならないものはどれか。

(1)クロロメチルメチルエーテル　(2)ベータ-プロピオラクトン　(3)ベリリウム
(4)パラ-ニトロクロルベンゼン　(5)エチレンイミン

【問題5】次の法定の作業環境測定を行うとき、作業環境測定士に測定を実施させなければならないものはどれか。

(1)チッパーによりチップする業務を行い著しい騒音を発する屋内作業場における等価騒音レベルの測定
(2)パルプ液を入れたことがある槽の内部における空気中の酸素および硫化水素の濃度の測定
(3)有機溶剤等を製造する工程で有機溶剤等の混合の業務を行う屋内作業場における空気中のトルエン濃度の測定
(4)溶融ガラスからガラス製品を成型する業務を行う屋内作業場における気温、湿度およびふく射熱の測定
(5)通気設備が設けられている坑内の作業場における通気量の測定

【問題6】次の文中の □ 内に入れるAおよびBの語句の組合せとして、正しいものは(1)～(5)のうちどれか。
「特定化学物質障害予防規則には、特定化学物質の用後処理として、除じん、排ガス処理、 A 、残さい物処理およびぼろ等の処理の規定がある。その中の A については、シアン化ナトリウムの場合には、 B 方式もしくは活性汚泥方式による A 装置またはこれらと同等以上の性能を有する A 装置を設けなければならないと規定されている。」

　　　　A　　　　　B
(1)浄化処理　　　中和

247

(2)浄化処理　　　吸収
(3)浄化処理　　　凝集沈殿
(4)排液処理　　　吸着
(5)排液処理　　　酸化・還元

【問題7】労働安全衛生規則の衛生基準について、誤っているものは次のうちどれか。

(1)著しい騒音を発する一定の屋内作業場については、6か月以内ごとに1回、定期に、等価騒音レベルを測定しなければならない。
(2)屋内作業場に多量の熱を放散する溶解炉があるときは、加熱された空気を直接屋外に排出し、またはその放射するふく射熱から労働者を保護する措置を講じなければならない。
(3)炭酸ガス（二酸化炭素）濃度が0.15％を超える場所には、関係者以外の者が立ち入ることを禁止し、かつ、その旨を見やすい箇所に表示しなければならない。
(4)著しく暑熱または多湿の作業場においては、坑内等特殊な作業場でやむを得ない事由がある場合を除き、休憩の設備を作業場外に設けなければならない。
(5)硫化水素濃度が100万分の10を超える場所には、関係者以外の者が立ち入ることを禁止し、かつ、その旨を見やすい箇所に表示しなければならない。

【問題8】　管理区域内において放射線業務に従事する労働者の被ばく限度に関する次の文中の　　内に入れるAからDの語句または数値の組合せとして、法令上、正しいものは(1)～(5)のうちどれか。
「男性または妊娠する可能性がないと診断された女性が受ける実効線量の限度は、緊急作業に従事する場合を除き、A 間につき B 、かつ、C 間につき D である。」

	A	B	C	D
(1)	1年	50 mSv	1か月	5 mSv
(2)	3年	100 mSv	3か月	10 mSv
(3)	3年	100 mSv	1年	50 mSv
(4)	5年	100 mSv	1年	50 mSv
(5)	5年	250 mSv	1年	100 mSv

【問題9】 有害業務とそれに常時従事する労働者に対して特別の項目について行う健康診断の項目の一部との組合せとして、法令上、正しいものは次のうちどれか。

(1)鉛業務 ……………………尿中のマンデル酸の量の検査
(2)放射線業務 ………………尿中の潜血の有無の検査
(3)高圧室内業務 ……………四肢の運動機能の検査
(4)有機溶剤業務 ……………尿中のデルタアミノレブリン酸の量の検査
(5)石綿等を取り扱う業務 ………尿中または血液中の石綿の量の検査

【問題10】 女性については、労働基準法により下の表の左欄の年齢に応じ右欄の重量以上の重量物を取り扱う業務に就かせてはならないとされているが、同表に入れるA〜Cの数字の組合せとして正しいものは(1)〜(5)のうちどれか。

年齢	重量（単位kg）	
	断続作業の場合	継続作業の場合
満16歳未満	12	A
満16歳以上満18歳未満	B	15
満18歳以上	C	20

	A	B	C
(1)	8	20	25
(2)	8	25	30
(3)	10	20	25
(4)	10	20	30
(5)	10	22	30

●労働衛生（有害業務に係るもの）

【問題11】化学物質による健康障害に関する次の記述のうち、誤っているものはどれか。

(1)一酸化炭素による中毒では、ヘモグロビン合成の障害による貧血、溶血等がみられる。
(2)シアン化水素による中毒では、細胞内での酸素利用の障害による呼吸困難、痙攣等がみられる。

(3)硫化水素による中毒では、意識消失、呼吸麻痺等がみられる。
(4)二酸化硫黄による慢性中毒では、慢性気管支炎、歯牙酸蝕症等がみられる。
(5)弗化水素による慢性中毒では、骨の硬化、斑状歯（はん）等がみられる。

【問題12】粉じん（ヒュームを含む。）による健康障害に関する次の記述のうち、誤っているものはどれか。

(1)じん肺は、粉じんを吸入することによって肺に生じた線維増殖性変化を主体とする疾病である。
(2)鉱物性粉じんに含まれる遊離けい酸（SiO_2）は、石灰化を伴う胸膜肥厚や胸膜中皮腫（しゅ）を生じさせるという特徴がある。
(3)じん肺は、肺結核のほか、続発性気管支炎、続発性気胸、原発性肺がん等を合併することがある。
(4)溶接工肺は、溶接に際して発生する酸化鉄ヒュームのばく露によって発症するじん肺である。
(5)炭素を含む粉じんもじん肺を起こすことがある。

【問題13】厚生労働省の「化学物質等による危険性又は有害性等の調査等に関する指針」に基づく化学物質のリスクアセスメントについて、次の記述のうち、誤っているものはどれか。

(1)化学物質のリスクアセスメントの実施にあたり、安全データシート（ＳＤＳ）、作業標準、作業環境測定結果の情報等を入手し、その情報を活用する。
(2)化学物質等による危険性または有害性等の特定は、リスクアセスメントの対象となる業務を洗い出した上で、ＧＨＳ（化学品の分類および表示に関する世界調和システム）国連勧告の分類等に即して行う。
(3)化学物質等による健康障害のリスクは、労働者が化学物質等にさらされた程度（ばく露の程度）と、当該化学物質等の有害性の程度を考慮して見積もることができる。
(4)リスクの見積りに当たっては、過去に実際に発生した負傷または疾病の重篤度ではなく、最悪の状況を想定した最も重篤な負傷または疾病の重篤度を考慮して見積もる。
(5)リスク低減措置の検討にあたって、法律上定められた措置がない場合は、「局所排気装置の設置」と「保護具の使用」を比較した場合、より確実にばく露を防止するため、「保護具の使用」の措置を優先する。

【問題 14】熱中症および高温対策に関する次の記述のうち、誤っているものはどれか。

(1)熱中症は、暑熱環境下におけるエネルギー消費量の多い労働や運動で起こる急性障害の総称である。
(2)熱射病は、高温環境下での体温調節中枢の変調による重篤な熱中症で、発汗が停止し体温が著しく上昇し、意識障害や呼吸困難等の症状がみられる。
(3)熱虚脱は、高温環境下で脳へ供給される血流量が増加したとき、代償的に心拍数が減少することにより生じ、発熱、徐脈、めまい等の症状がみられる。
(4)熱痙攣は、高温環境下で発汗により多量に失われた塩分の補給が不十分なとき生じ、血液中の塩分濃度が低下し、筋肉痙攣を起こす。
(5)高温環境の評価には、一般にWBGT（湿球黒球温度）指数が用いられる。

【問題 15】化学物質とそれにより発症するがん（悪性腫瘍）との組合せとして、誤っているものはどれか。

(1)ベンゼン ……………… 膀胱がん
(2)三酸化砒素 …………… 肺がん
(3)塩化ビニル …………… 肝血管肉腫
(4)コールタール ………… 皮膚がん
(5)石綿 …………………… 胸膜中皮腫

【問題 16】電離放射線に関する次の記述のうち、誤っているものはどれか。

(1)電離放射線を放出する元素には、ウラン、ラジウム等天然に存在するものと、コバルト60、イリジウム192等人工的に作られたものがある。
(2)エックス線は、通常、エックス線装置を用いて発生させる人工の電離放射線であるが、放射性物質から放出されるガンマ線と同様に電磁波である。
(3)電離放射線の被ばくによる白内障は、早期障害に分類され、被ばく後1～2月後に現れる。
(4)電離放射線の被ばくによる発がんは、晩発障害に分類され、被ばく後10年以上たってから現れることもある。
(5)電離放射線の被ばくによる発がんと遺伝的影響は確率的影響に分類され、発生する確率が被ばく線量の増加に応じて増加する。

【問題 17】局所排気装置に関する次の記述のうち、正しいものはどれか。

(1) ダクトの形状には円形、角形等があるが、その断面積を大きくするほど、ダクトの圧力損失が増大する。
(2) フード開口部の周囲にフランジを設けると、フランジがないときに比べ、気流の整流作用が増し、大きな排風量が必要となる。
(3) ドラフトチェンバー型フードは、発生源からの飛散速度を利用して捕捉するもので、外付け式フードに分類される。
(4) 建築ブース型フードは、作業面を除き周りが覆われているもので、囲い式フードに分類される。
(5) 空気清浄装置を付設する局所排気装置を設置する場合、排風機は、一般にフードに接続した吸引ダクトと空気清浄装置の間に設ける。

【問題18】次のAからEまでの措置のうち、作業管理に該当するものの組合せは(1)～(5)のうちどれか。
　A　ずい道の掘削作業において、土石を湿潤化するための設備を設置する。
　B　有機溶剤業務において、局所排気装置のフード付近の風量を測定する。
　C　水深10 m以上の潜水業務において、水深、潜水時間、回数に応じた浮上方法を遵守する。
　D　有機溶剤等健康診断にて、有機溶剤業務に引き続き従事することが適切でないと診断された労働者を配置転換する。
　E　放射線業務において、管理区域を設定し、必要な者以外の者を立ち入らせないようにする。

(1) A，B
(2) A，C
(3) B，D
(4) C，E
(5) D，E

【問題19】労働衛生保護具等に関する次の記述のうち、誤っているものはどれか。
(1) 防毒マスクは、顔面と接する部分が顔上の適切な位置に収まるよう装着し、しめひもについては、耳にかけることなく、後頭部において固定する。
(2) 防じんマスクは、面体と顔面との間にタオル等を当てて着用してはならない。
(3) 防音保護具は、作業の内容や騒音の性質に応じて耳覆い（イヤーマフ）又は耳栓のどちらかを選んで使用し、両者の併用は避けなければならない。

(4)遮光保護具には、遮光度番号が定められており、溶接作業等の作業の種類に応じて適切な遮光度番号のものを使用する。
(5)保護クリームは、作業中に有害な物質が直接皮膚に付着しないようにする目的で塗布するものである。

【問題20】特殊健康診断に関する次の文中の□内に入れるAからCの語句の組合せとして、正しいものは(1)〜(5)のうちどれか。
「特殊健康診断における有害物の体内摂取量を把握する検査として、代表的なものが生物学的モニタリングである。トルエンについては尿中の A を測定し、 B については C 中のデルタアミノレブリン酸を測定する。」

	A	B	C
(1)	馬尿酸	鉛	尿
(2)	馬尿酸	鉛	血液
(3)	マンデル酸	鉛	尿
(4)	マンデル酸	水銀	尿
(5)	マンデル酸	水銀	血液

●関係法令（有害業務に係るもの以外のもの）

【問題21】総括安全衛生管理者に関する次の記述のうち、法令上、誤っているものはどれか。
(1)総括安全衛生管理者は、当該事業場においてその事業の実施を統括管理する者もしくはこれに準ずる者をもって充てなければならない。
(2)事業者は、総括安全衛生管理者を選任すべき事由が発生した日から14日以内に総括安全衛生管理者を選任しなければならない。
(3)事業者は、総括安全衛生管理者を選任したときは、遅滞なく、選任報告書を、所轄労働基準監督署長に提出しなければならない。
(4)事業者は、総括安全衛生管理者が旅行、疾病、事故その他やむを得ない事由によって職務を行うことができないときは、代理者を選任しなければならない。
(5)都道府県労働局長は、労働災害を防止するため必要があると認めるときは、総括安全衛生管理者の業務の執行について事業者に勧告することができる。

【問題22】衛生管理者の選任について、法令上、正しいものは次のうちどれか。

(1) 衛生管理者は、選任すべき事由が発生してから30日以内に選任しなければならない。
(2) 常時使用する労働者数が60人の運送業の事業場では、第二種衛生管理者免許を有する者のうちから衛生管理者を選任することができる。
(3) 常時使用する労働者数が1000人を超え2000人以下の事業場では、少なくとも3人の衛生管理者を選任しなければならない。
(4) 2人以上の衛生管理者を選任すべき事業場では、そのうち1人については、その事業場に専属でない労働衛生コンサルタントのうちから選任することができる。
(5) 常時使用する労働者数が2000人以上の事業場では、専任の衛生管理者を2人以上選任しなければならない。

【問題23】労働安全衛生規則に基づく次の定期健康診断項目のうち、厚生労働大臣が定める基準に基づき、医師が必要でないと認めるときに省略することができる項目に該当しないものはどれか。

(1) 身長の検査
(2) 血圧の測定
(3) 貧血検査
(4) 心電図検査
(5) 血中脂質検査

【問題24】労働安全衛生法に基づく心理的な負担の程度を把握するための検査（以下「ストレスチェック」という。）および、その結果に基づく医師による面接指導に関する次の記述のうち、法令上、正しいものはどれか。

(1) 全ての事業者は、常時使用する労働者に対して、1年以内ごとに1回、定期に、ストレスチェックを行わなければならない。
(2) 事業者は、ストレスチェック結果が、衛生管理者およびストレスチェックを行った労働者に通知されるようにしなければならない。
(3) 労働者に対するストレスチェックの項目は「当該労働者の心理的な負担の原因」、「心理的な負担による心身の自覚症状」および「職場における他の労働者による当該労働者への支援」についての項目である。
(4) 事業者は、ストレスチェックの結果、心理的な負担の程度の高い労働者全員に対し、医師による面接指導を行わなければならない。

(5)事業者は、面接指導の結果に基づき、その記録を作成し、3年間保存しなければならない。

【問題25】事業場の建物、施設等に関する措置について、労働安全衛生規則の衛生基準に違反しているものは次のうちどれか。

(1)労働衛生上の有害業務を有しない事業場において、直接外気に向かって開放することのできる窓の面積が、常時床面積の1/15である屋内作業場に、換気設備を設けていない。
(2)ねずみ、昆虫等の発生場所および侵入経路等について、6月に1回、定期に、統一的に調査を実施し、その結果に基づき、ねずみ、昆虫等の発生を防止するための必要な措置を講じている。
(3)常時60人の労働者を就業させている屋内作業場の床面から高さ4mまでの気積が800m^{3}となっている。
(4)日常行う清掃のほか、1年以内ごとに1回、定期に大掃除を行っている。
(5)事業場に附属する食堂の床面積を、食事の際の1人について、約1.5m^{2}となるようにしている。

【問題26】労働基準法に基づく1箇月単位の変形労働時間制に関する次の記述のうち、誤っているものはどれか。ただし、常時使用する労働者数が10人以上の事業場の場合とし、本問において「労使協定」とは、「労働者の過半数で組織する労働組合（その労働組合がない場合は労働者の過半数を代表する者）と使用者との書面による協定」をいう。

(1)この制度を採用する場合には、労使協定または就業規則により、1箇月以内の一定の期間を平均し1週間当たりの労働時間が40時間を超えないこと等、この制度に関する定めをする必要がある。
(2)この制度を採用した場合には、この制度に関する定めにより特定された週または日において1週40時間または1日8時間を超えて労働させることができる。
(3)この制度に関する定めをした労使協定は所轄労働基準監督署長に届け出る必要はないが、就業規則は届け出る必要がある。
(4)この制度を採用した場合であっても、妊娠中または産後1年を経過しない女性が請求した場合には、監督または管理の地位にある者等労働時間に関する規定の適用除外者の場合を除き、当該女性に対して法定労働時間を超えて労働させることはできない。

(5)この制度で労働させる場合には、育児を行う者等特別の配慮を要する者に対して、これらの者が育児等に必要な時間を確保できるような配慮をしなければならない。

【問題27】労働基準法により作成が義務付けられている就業規則に関する次の記述のうち、誤っているものはどれか。

(1)就業規則の作成または変更の手続きとして、事業場の労働者の過半数で組織する労働組合（その労働組合がない場合は労働者の過半数を代表する者）の同意が必要である。
(2)退職に関する事項（解雇の事由を含む）については、必ず就業規則に定めておく必要がある。
(3)休日および休暇に関する事項については、必ず就業規則に定めておく必要がある。
(4)安全および衛生に関する事項については、これに関する定めをする場合に就業規則を定めておく必要がある。
(5)就業規則は、常時作業場の見やすい場所へ掲示すること、各労働者に書面を交付すること等の一定の方法によって、労働者に周知させる必要がある。

●労働衛生（有害業務に係るもの以外のもの）

【問題28】厚生労働省の「労働者の心の健康の保持増進のための指針」において、心の健康づくり計画の実施に当たって推進すべきこととされている4つのメンタルヘルスケアに該当しないものは、次のうちどれか。

(1)労働者自身がストレスや心の健康について理解し、自らのストレスの予防や対処を行うセルフケア
(2)メンタルヘルス不調の労働者を参加させ、その個別的問題を把握することにより、心の健康づくり対策の具体的な措置を検討する衛生委員会によるケア
(3)管理監督者が、職場環境等の改善や労働者からの相談への対応を行うラインによるケア
(4)産業医、衛生管理者等が、心の健康づくり対策の提言や労働者および管理監督者に対する支援を行う事業場内産業保健スタッフ等によるケア
(5)メンタルヘルスケアに関する専門的な知識を有する事業場外の機関および

専門家を活用し支援を受ける事業場外資源によるケア

【問題29】厚生労働省の「職場における腰痛予防対策指針」に基づく措置に関する次の記述のうち、誤っているものはどれか。

(1) 引き上げる、押す、引く等の作業を行う際には、ひざを伸ばし、呼吸を整え、下腹部に力を入れて行う。
(2) 腰部に負担のかかる中腰、ひねり、前屈、後屈ねん転等の不自然な姿勢をなるべく取らないようにする。
(3) 立位、椅座位等において、同一姿勢を長時間取らないようにする。
(4) 腰部に著しい負担のかかる作業を行わせる場合には、横になって安静を保てるよう十分な広さを有する休憩設備を設けるよう努める。
(5) 腰部に過度の負担のかかる作業については、腰痛の予防のため、作業標準を策定する。

【問題30】疾病休業日数率を表す次式中の□内に入れるAからCの語句または数字の組合せとして、正しいものは(1)～(5)のうちどれか。

$$疾病休業日数率 = \frac{A}{在籍労働者の B} \times C$$

	A	B	C
(1)	疾病休業延日数	延所定労働日数	100
(2)	疾病休業延日数	延所定労働日数	1000
(3)	疾病休業件数	延所定労働日数	1000
(4)	疾病休業延日数	延所定労働時間数	100
(5)	疾病休業件数	延所定労働時間数	1000

【問題31】労働衛生管理に用いられる統計に関する次の記述のうち、誤っているものはどれか。

(1) 生体から得られたある指標が正規分布という型をとって分布する場合、そのバラツキの程度は、分散や標準偏差によって表される。
(2) 集団を比較する場合、調査の対象とした項目のデータの平均値が等しくても分散が異なっていれば、異なった特徴を持つ集団であると評価される。
(3) 健康管理統計において、ある時点での検査における有所見者の割合を有所

見率といい、これは発生率と同じ意味で用いられる。
(4)ある事象と健康事象との間に統計上、一方が多いと他方も多いというような相関関係が認められても、それらの間に因果関係がないこともある。
(5)健康診断における各検査において、スクリーニングレベルを高く設定すると偽陽性率は低くなるが、偽陰性率は高くなる。

【問題32】食中毒に関する次の記述のうち、誤っているものはどれか。

(1)毒素型食中毒は、食物に付着した細菌が増殖する際に産生した毒素によって起こる食中毒で、黄色ブドウ球菌によるもの等がある。
(2)感染型食中毒は、食物に付着した細菌そのものの感染によって起こる食中毒で、サルモネラ菌によるもの等がある。
(3) O-157 や O-111 による食中毒は、赤痢菌の毒素と類似の毒素を産生する大腸菌による食中毒で、腹痛、出血を伴う水様性の下痢等の症状を呈する。
(4)ボツリヌス菌は、缶詰、真空パック食品等、酸素のない食品中で増殖し、毒性の強い神経毒を産生する。
(5)ノロウィルスは、手指や食品等を介して、経口で感染し、ヒトの腸管で増殖して、嘔吐、下痢、腹痛等の急性胃腸炎を起こすもので、夏季に集団食中毒として発生することが多い。

【問題33】温熱環境に関する次の記述のうち、誤っているものはどれか。

(1) WBGT 基準値は熱に順化している人の方が、順化していない人よりも高い値になる。
(2) WBGT 基準値を超えると、熱中症の発症確率が高まるので積極的に対策を講じなければならない。
(3)高温多湿な作業場所で労働者を作業に従事させる場合は、計画的に熱への順化期間を設ける。
(4) WBGT 基準値は運動強度が高い作業の方が、低い作業よりも高い値になる。
(5) WBGT 基準値は作業時に着用する衣類の種類に応じて補正する必要がある。

【問題34】照明等の視環境に関する次の記述のうち、誤っているものはどれか。

(1)前方から明かりを取るときは、眼と光源を結ぶ線と視線とで作る角度が、30°以下になるようにするとよい。
(2)あらゆる方向から同程度の明るさの光がくると、見るものに影ができなく

なり、立体感がなくなってしまうことがある。
(3)全般照明と局部照明を併用する場合、全般照明による照度は、局部照明による照度の1/10以上になるようにする。
(4)照度の単位はルクスで、1ルクスは光度1カンデラの光源から1m離れた所で、その光に直角な面が受ける明るさに相当する。
(5)室内の彩色で、明度を高くすると光の反射率が高くなり照度を上げる効果があるが、彩度を高くしすぎると交感神経の緊張を招きやすく、長時間にわたる場合は疲労を招きやすい。

●労働生理

【問題35】次の図は、ヒトの血液循環の経路を模式的に表したものであるが、図中の血管ア〜カを流れる血液に関する(1)〜(5)の記述のうち正しいものはどれか。

(1)血管アは静脈であるが、動脈血が流れる。
(2)血管ア〜カを流れる血液のうち、二酸化炭素を最も多く含む血液は、血管イを流れる血液である。
(3)血管ウを流れる血液は、血管イを流れる血液に比べて酸素を多く含む。
(4)血管カを流れる血液は、血管エを流れる血液に比べて尿素を多く含む。
(5)血管ア〜カを流れる血液のうち、食後、ブドウ糖を最も多く含む血液は、血管オを流れる血液である。

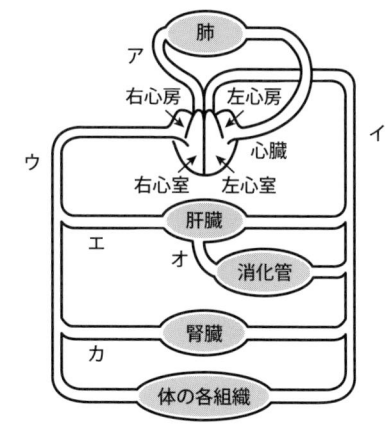

【問題36】呼吸に関する次の記述のうち、誤っているものはどれか。

(1)呼吸運動は、主として呼吸筋（肋間筋）と横隔膜の協調運動によって胸郭内容積を周期的に増減し、それに伴って肺を伸縮させることにより行われる。
(2)胸郭内容積が増し、内圧が低くなるにつれ、鼻腔や気管等の気道を経て肺内へ流れ込む空気が吸気である。

(3)肺胞内の空気と肺胞を取り巻く毛細血管中の血液との間で、酸素と二酸化炭素のガス交換を行う呼吸を肺呼吸または外呼吸という。
(4)呼吸に関与する筋肉は、延髄にある呼吸中枢によって支配されている。
(5)呼吸中枢がその興奮性を維持するためには、常に一定量以上の窒素が血液中に含まれていることが必要である。

【問題37】蛋白質並びにその分解、吸収および代謝に関する次の記述のうち、誤っているものはどれか。

(1)蛋白質は、約20種類のアミノ酸が結合してできており、内臓、筋肉、皮膚等人体の臓器等を構成する主成分である。
(2)蛋白質は、膵臓から分泌される消化酵素である膵リパーゼ等によりアミノ酸に分解され、小腸から吸収される。
(3)血液循環に入ったアミノ酸は、体内の各組織において蛋白質に合成される。
(4)肝臓では、アミノ酸から多くの血漿蛋白質が合成される。
(5)飢餓時には、肝臓等でアミノ酸等からブドウ糖を生成する糖新生が行われる。

【問題38】筋肉に関する次の記述のうち、正しいものはどれか。

(1)横紋筋は、骨に付着して身体の運動の原動力となる筋肉で意志によって動かすことができるが、平滑筋は、心筋等の内臓に存在する筋肉で意志によって動かすことができない。
(2)筋肉は神経からの刺激によって収縮するが、神経より疲労しにくい。
(3)荷物を持ち上げたり、屈伸運動を行うときは、筋肉が長さを変えずに外力に抵抗して筋力を発生させる等尺性収縮が生じている。
(4)強い力を必要とする運動を続けていると、筋肉を構成する個々の筋線維の太さは変わらないが、その数が増えることによって筋肉が太くなり筋力が増強する。
(5)刺激に対して意識とは無関係に起こる定型的な反応を反射といい、最も単純な反射には、膝蓋腱反射等の伸張反射がある。

【問題39】腎臓または尿に関する次のAからDまでの記述について、誤っているものの組合せは(1)～(5)のうちどれか。

A　腎機能が正常な場合、糖はボウマン嚢中に濾し出されないので尿中には排出されない。

    B　腎機能が正常な場合、大部分の蛋白質はボウマン嚢中に濾し出されるが、尿細管でほぼ100％再吸収されるので尿中にはほとんど排出されない。
    C　尿は淡黄色の液体で、固有の臭気を有し、通常、弱酸性である。
    D　尿の95％は水分で、残りの5％が固形物であるが、その成分は全身の健康状態をよく反映するので、尿検査は健康診断等で広く行われている。

　(1) A，B
　(2) A，C
　(3) A，D
　(4) B，C
　(5) C，D

【問題40】神経系に関する次の記述のうち、誤っているものはどれか。
　(1)神経系を構成する基本的な単位である神経細胞は、通常、1個の細胞体、1本の軸索、複数の樹状突起から成り、ニューロンともいわれる。
　(2)中枢神経系には脳と脊髄が、末梢神経系には体性神経と自律神経がある。
　(3)自律神経は、運動と感覚に関与し、体性神経は、呼吸、循環等に関与する。
　(4)大脳の皮質は、神経細胞が集まっている灰白質で、感覚、思考等の作用を支配する中枢として機能する。
　(5)交感神経と副交感神経は、同一器官に分布していても、その作用はほぼ正反対である。

【問題41】代謝に関する次の記述のうち、正しいものはどれか。
　(1)代謝において、細胞に取り入れられた体脂肪やグリコーゲン等が分解されてエネルギーを発生し、ＡＴＰが生産されることを同化という。
　(2)代謝において、体内に摂取された栄養素が、種々の化学反応によって、ＡＴＰに蓄えられたエネルギーを用いて、細胞を構成する蛋白質等の生体に必要な物質に合成されることを異化という。
　(3)基礎代謝は、心臓の拍動、呼吸運動、体温保持等に必要な代謝で、基礎代謝量は、覚醒、横臥、安静時の測定値で表される。
　(4)エネルギー代謝率は、一定時間中に体内で消費された酸素と排出された二酸化炭素の容積比で表される。
　(5)エネルギー代謝率は、生理的負担だけでなく、精神的および感覚的な側面をも考慮した作業強度を表す指標として用いられる。

【問題42】視覚に関する次の記述のうち、誤っているものはどれか。

(1)遠距離視力検査は、一般に、5mの距離で実施する。
(2)ヒトの眼は、硝子体の厚さを変えることにより焦点距離を調節して網膜の上に像を結ぶようにしている。
(3)角膜が歪んでいたり、表面に凸凹があるために、眼軸等に異常がなくても、物体の像が網膜上に正しく結ばないものを乱視という。
(4)網膜には、錐状体と杆状体の2種類の視細胞がある。
(5)明るいところから急に暗いところに入ると、初めは見えにくいが暗順応によって徐々に見えるようになる。

【問題43】ストレスに関する次の記述のうち、誤っているものはどれか。

(1)ストレスにより、自律神経系や内分泌系によるホメオスタシスの維持ができなくなり、心身の健康障害が発生することがある。
(2)典型的なストレス反応として、副腎皮質ホルモンの分泌の亢進がある。
(3)ストレス反応は、個人差が大きい。
(4)ストレスにより、高血圧症、狭心症、十二指腸潰瘍等の疾患を招くことがある。
(5)昇進や昇格がストレスの原因となることはない。

【問題44】体温調節に関する次の記述のうち、正しいものはどれか。

(1)体温調節中枢は、間脳の視床下部にある。
(2)体温調節のように、外部環境が変化しても身体内部の状態を一定に保つ生体の仕組みを同調性といい、筋肉と神経系により調整されている。
(3)寒冷にさらされ体温が正常より低くなると、皮膚の血管が拡張して血流量を増し、皮膚温を上昇させる。
(4)不感蒸泄とは、水分が発汗により失われることをいう。
(5)温熱性発汗は、全身でみられるが、特に足の裏で多い。

解答・解説〈第1回〉

●関係法令（有害業務に係るもの）

【問題1】(2)
(1)衛生管理者の選任について違反があるため誤り。(3)複数の衛生管理者を選任する場合は、そのうち1人を事業場に専属でない労働衛生コンサルタントから選任することができるので違反ではない（安衛則第7条第1項の2）。(4)暑熱業務従事者が20人で、30人未満のため衛生工学衛生管理者免許を有する者から衛生管理者を選任する必要はない（安衛則第7条ほか）。(5)当該事業場は、労働者800人の事業場であり、さらに、暑熱な場所における業務従事者は20人で、30人未満のため専任の衛生管理者はいなくてもよい（安衛則第7条ほか）。

【問題2】(4)
A　セメント製造工程においてセメントを袋詰めする作業は、作業主任者の選任が義務付けられていない（安衛法第14条ほか）。
B　飼料の貯蔵のために使用しているサイロ内の作業は、作業主任者を選任しなければならない（安衛法第14条ほか）。
C　水深10m以上の場所における潜水業務は、作業主任者の選任が義務付けられていない（安衛法第14条ほか）。
D　製造工程において硫酸を用いて行う洗浄作業は、作業主任者を選任しなければならない（安衛法第14条ほか）。

【問題3】(5)
電動ファン付き呼吸用保護具は、厚生労働大臣が定める規格を具備しなければ、譲渡し、貸与し、又は設置してはならない機械等に該当する（安衛法第42条ほか）。

【問題4】(3)
(1)特定化学設備であればどんな物質を取り扱う場合も2年以内ごとに1回の定期自主検査の実施義務がある（特化則第31条）。(2)透過写真撮影用ガンマ線照射装置は1月以内ごとに1回の定期自主検査の実施義務がある（電離則第18条）。(3)定期自主検査の対象となるのはアクロレイン、弗化水素、硫化

水素、硫酸ジメチルのガスまたは蒸気を含有する気体を排出する製造設備の排気筒等に設けた排ガス処理装置であり、1年以内ごとに1回の定期自主検査の実施義務がある。一酸化炭素を含有する気体を排出する排ガス処理装置は規定されていない（特化則第29条、第30条）。(4)酢酸エチルを重量の5%を超えて含有する接着剤は有機溶剤等含有物として有機溶剤中毒予防規則に規定され、当該接着剤を扱う作業場所に設けた局所排気装置は1年以内ごとに1回の定期自主検査の実施義務がある（有機則第20条）。(5)セメントの袋詰め作業は特定粉じん作業であり、その屋内の作業箇所に設置した局所排気装置に設けた除じん装置は1年以内ごとに1回の定期自主検査の実施義務がある（粉じん則第17条）。

【問題5】 (3)
特定化学物質を取り扱う作業に係る業務は第二類物質を含め、特別教育実施の対象外である（安衛法第59条ほか）。

【問題6】 (5)
(1)有機溶剤等を製造し、または取り扱う業務については、有機溶剤作業主任者技能講習を修了した者のうちから有機溶剤作業主任者を選任しなければならない（有機則第19条ほか）。(2)第二種有機溶剤等は、容器に青色ではなく、黄色の表示をする（有機則第25条）。(3)空気中の有機溶剤の濃度を、1年以内ごとではなく、6月以内ごとに1回、定期に測定する（有機則第28条ほか）。(4)作業に常時従事する労働者に対し、1年以内ごとではなく、6月以内ごとに1回、定期に、有機溶剤等健康診断を行う（有機則第29条ほか）。

【問題7】 (4)
屋内においてフライアッシュを袋詰めする箇所における作業は、特定粉じん発生源に該当する（粉じん則第2条ほか）。

【問題8】 (2)
第二種酸素欠乏危険作業を行う場所については、その日の作業を開始する前に、空気中の酸素および硫化水素の濃度を測定しなければならない（酸欠則第3条ほか）。

【問題9】 (2)
チッパーによりチップする業務を行い著しい騒音を発する屋内作業場におけ

る等価騒音レベルの測定は、1年以内ごとに1回ではなく、6月以内ごとに1回行わなければならない（安衛法第65条ほか）。

【問題10】（2）
超音波にさらされる業務は、満18歳に満たない者を就かせてはならない業務に該当しない（労基法第62条ほか）。

【問題11】（2）
ハザードとは、建設物、設備、原材料、ガス、蒸気、粉じん等による、または作業行動その他業務に起因する危険性または有害性のことである。労働災害発生の可能性と負傷または疾病の重大性（重篤度）の組合せは、「リスク」である。

【問題12】（5）
臭化メチルは常温、常圧でガスの状態となっている。よって粉じん（固体）ではないので誤り。

【問題13】（1）
酢酸メチルによる中毒では、視力低下、視野狭窄等の視神経障害等がみられる。

【問題14】（4）
騒音性難聴は、通常、会話域よりも高い音域（4000Hz付近）から聴力低下が始まる。この聴力低下の型をC^5dipという。

【問題15】（5）
(1)有機溶剤は皮膚からも吸収される。(2)有機溶剤は脂肪を溶かしやすいため、脂肪の多い脳等に入りやすい。(3)二硫化炭素は、精神障害や麻酔作用、網膜細動脈瘤等の血管障害を引き起こす。(4)トルエンは、中枢神経障害等を引き起こす。

【問題16】（2）
(1)けい肺は金属粉じんが原因ではなく、遊離けい酸が原因である。(3)熱痙攣は、高温環境下で多量の発汗により体内の水分と塩分が失われたところへ、水分だけが補給されたとき、体内の塩分濃度が低下することにより発生する。(4)凍瘡は、日常生活内での0℃以上の寒冷により発生するしもやけのことで、

凍結壊死は伴わない。(5)減圧症は、酸素ではなく、窒素が気泡化することによって起こる。

【問題 17】 (3)
マンガン中毒では、筋のこわばり等のパーキンソン病に似た症状がみられる。

【問題 18】 (3)
間けつ的に有害物の発散を伴う作業の場合の労働者のばく露状況は、A 測定の結果だけではなく、B 測定の結果も踏まえて評価される。

【問題 19】 (5)
(1)防毒マスクの吸収缶の色は、一酸化炭素は赤色で、有機ガス用は黒色である。(2)当該 2 種類以上の有害物質についてそれぞれ型式検定に合格した吸収缶を使用する。(3)型式検定合格標章のある防じんマスクのうち一部の高性能なものであれば、ヒュームのような微細な粒子に対しても有効である。(4)防じんマスクの手入れの際、ろ過材に付着した粉じんは圧縮空気で吹き飛ばしたり、ろ過材を強くたたいて払い落とすとろ過材を破損したり、粉じん等を再飛散させることになるので行わない。

【問題 20】 (4)
有害物質による健康障害の大部分のものは、急性発症を除き、初期または軽度の場合はほとんど無自覚で、諸検査の結果により早期に発見されることが多い。

【問題 21】 (3)
衛生管理者は、毎月 1 回ではなく、少なくとも毎週 1 回作業場等を巡視し、設備、作業方法等に有害のおそれがあるときは、直ちに、労働者の健康障害を防止するため必要な措置を講じなければならない（安衛法第 11 条ほか）。

【問題 22】 (4)
(1)衛生委員会は、業種に係わらず常時 50 人以上の労働者を使用する事業場において設置しなければならない（安衛令第 9 条）。(2)衛生委員会と安全委員会を兼ねて安全衛生委員会として設けてよい（安衛法第 19 条）。(3)事業場で選任している衛生管理者は、すべてではなく、少なくとも 1 人を衛生委員会の委員としなければならない（安衛法第 18 条）。(5)衛生委員会の委員として指

名する産業医を専属にしなければならないかどうかは事業場の規模等による（安衛法第 18 条）。

【問題 23】（1）
原則として、雇入れ時の健康診断の各項目は省略できない（安衛則第 43 条）。

【問題 24】（2）
面接指導は、その要件に該当する労働者の申出により行われる（安衛法第 66 条の 8 ほか）。

【問題 25】（5）
常時 50 人以上または常時女性 30 人以上の労働者を使用するときは、労働者が臥床することのできる休養室または休養所を男性用と女性用に区別して設けなければならない（安衛則第 618 条）。

【問題 26】（4）
育児時間は、対象となる女性労働者が会社に請求した場合に与えるべきものであり、育児時間の請求がない場合は強制的に取得させる必要はない（労基法第 67 条）。

【問題 27】（4）
週所定労働日数が 4 日で雇入れから 5 年 6 ヵ月継続勤務しているので、18（通常の労働者の付与日数）× 4（比例付与対象者の週所定労働日数）÷ 5.2（厚生労働省が定める通常の労働者の週所定労働日数）＝ 13.846…（小数点以下は切り捨て）となり、13 日の有給休暇付与となる。

【問題 28】（3）
書類上およびキーボード上における照度は、300 ルクス以下ではなく、300 ルクス以上になるようにしなければならない。

【問題 29】（2）
偽陽性率は、疾病無しの者を陽性と判定する率であり、スクリーニング検査結果の陽性 180 を疾病無しの全数 180 ＋ 795 で除して算出するので、180 ÷（180 ＋ 795）＝ 0.1846 となり、18.5％となる。偽陰性率は、疾病有りの者を陰性と判定する率であり、スクリーニング検査結果の陰性 5 を疾病有り

の全数 20 ＋ 5 で除して算出するので、5 ÷ (20 ＋ 5) ＝ 0.2 となり、20.0％となる。

【問題 30】 (3)
心臓や動脈壁の血栓が剥がれて脳血管を閉塞するのが脳塞栓症で、脳血管自体の動脈硬化性病変によるものが脳血栓症である。

【問題 31】 (5)
AED（自動体外式除細動器）による心電図の自動解析の結果、電気ショックは不要と判断された場合はすぐに胸骨圧迫を開始する。「ショックは不要です」等のメッセージは正常な心臓の動きが回復したことを意味するわけではない。

【問題 32】 (2)
(1)ノロウィルスによる食中毒は、食品に付着したウィルスや感染者の嘔吐物等の飛沫から経口的に摂取されたウィルスが人間の小腸で増殖して発症する。食品中で増殖し、ウィルスが産生した毒素により発症するわけではない。(3)潜伏期間は 1 〜 2 日である。(4)発生時期は冬季が多い。(5)症状は、吐き気、嘔吐、下痢、発熱等である。

【問題 33】 (2)
(1)Ⅰ度は最も軽症で、皮膚の発赤が起こる。水疱ができ、強い痛みと灼熱感を伴うものはⅡ度である。(3)火傷をしたらまず水で冷やす。軟膏や油類は塗らない。(4)中和剤は使わず水で薬品を洗浄し冷やす。(5)皮膚からはがさず、アスファルトやタールの上から水をかけて冷やす。

【問題 34】 (2)
「JRC 蘇生ガイドライン 2010」においては、一般市民が行う出血の応急手当としては、直接圧迫法が推奨されている。

【問題 35】 (4)
(1)呼吸運動は、主として呼吸筋（肋間筋）と横隔膜の協調運動によって胸郭内容積を周期的に増減させて行われる。(2)肺胞内の空気と肺胞を取り巻く毛細血管中の血液との間で行われる酸素と二酸化炭素のガス交換は内呼吸ではなく、外呼吸である。(3)成人の呼吸数は、食事、入浴や発熱によって減少ではなく増加する。(5)血液中に二酸化炭素が増加してくると、呼吸中枢が刺激

されて呼吸数は増加する。

【問題36】（1）
心筋は不随意筋であるが、横紋筋である。

【問題37】（1）
神経系において情報を伝えたり処理する基本単位である神経細胞はニューロンともよばれ、細胞体から通常1本の軸索と複数の樹状突起が突き出した形をしている。神経細胞内を情報が伝わっていくことを伝導といい、情報は、樹状突起で受け取られ、軸索を伝わって運ばれる。

【問題38】（3）
赤血球は骨髄で産生され、脾臓で分解される。

【問題39】（5）
血液中の尿素窒素（BUN）の値が高くなると、腎臓の機能の低下が考えられる。

【問題40】（2）
貧血とは、血液中の赤血球の数等が基準値以下の状態をいい、ヘマトクリットの値が低いほど貧血になりやすい。

【問題41】（1）
コルチゾールは副腎皮質から分泌され、血糖量を増加させる。

【問題42】（2）
体内に侵入した病原体等の異物をリンパ球が抗原と認識し、その抗原に対してだけ反応する抗体を血漿中に放出する。この抗体が抗原に対して特異的に結合して抗原の働きを抑制し、体を防御するしくみを体液性免疫と呼ぶ。これに対してリンパ球が直接、病原体等の異物を攻撃する免疫反応もあり、これを細胞性免疫と呼ぶ。

【問題43】（4）
(1)細胞に取り入れられた体脂肪やグリコーゲン等が分解されてエネルギーを発生する過程を同化ではなく異化という。(2)体内に摂取された栄養素が、種々の化学反応によって細胞を構成する蛋白質等の生体に必要な物質に合成され

ることを、異化ではなく同化という。(3)基礎代謝量は、安静に横たわっている状態（覚醒状態）で測定する。(5)エネルギー代謝率とは、その作業に要するエネルギー量が基礎代謝量の何倍であるかを示す数値である。

【問題 44】 (2)
脳の休息といわれる深い眠りをノンレム睡眠といい、身体の休息といわれる浅い眠りをレム睡眠という。

解答・解説〈第 2 回〉

●関係法令（有害業務に係るもの）

【問題 1】 (4)
常時 800 人を使用する事業場で、深夜業を含む業務に 500 人以上従事しているので、専属の産業医を選任しなければならない（安衛則第 13 条）。

【問題 2】 (1)
水銀を取り扱う業務に従事した者は、従事年数に関わらず、健康管理手帳の交付対象ではない（安衛法第 67 条ほか）。

【問題 3】 (4)
じん肺管理区分が管理 3 と決定されただけでは療養を要しない。じん肺管理区分が管理 4 と決定された者、管理 2 または管理 3 で合併症に罹患している者については療養を要するものとされている。

【問題 4】 (3)
ベリリウムは、製造の許可物質である（安衛法第 56 条ほか）。

【問題 5】 (3)
(1)著しい騒音を発する屋内作業場における等価騒音レベルを測定する者についての定めはない。(2)パルプ液を入れたことがある槽の内部は第二種酸素欠乏危険場所に該当し、当該作業場所の酸素および硫化水素の測定は酸素欠乏危険作業主任者が行う（酸欠則第 11 条ほか）。(3)有機溶剤（第三種を除く）を取り扱う作業場は、指定作業場に該当し、測定は作業環境測定士または作業環境測定機関が行わなければならない（安衛法第 65 条ほか）。(4)溶融ガラスからガラス製品を成型する業務を行う屋内作業場における気温、湿度およびふく射熱を測定する者についての定めはない。(5)坑内の作業場における通気量を測定する者についての定めはない。よって(3)が該当する。

【問題 6】 (5)
特定化学物質障害予防規則には、特定化学物質の用後処理として、除じん、排ガス処理、排液処理、残さい物処理およびぼろ等の処理の規定がある。そ

の中の排液処理については、シアン化ナトリウムの場合には、酸化・還元方式若しくは活性汚泥方式による排液処理装置またはこれらと同等以上の性能を有する排液処理装置を設けなければならないと規定されている（特化則第11条）。

【問題7】 (3)
炭酸ガス濃度が1.5％を超える場所が立ち入り禁止場所に該当する。よって、炭酸ガス濃度が0.15％である場所は、立ち入り禁止場所に該当しない（安衛則第585条）。

【問題8】 (4)
男性または妊娠する可能性がないと診断された女性が受ける実効線量の限度は、緊急作業に従事する場合を除き、5年間につき100mSv、かつ1年間につき50mSvである（電離則第4条ほか）。

【問題9】 (3)
(1)鉛業務に常時従事する労働者に対する健康診断の項目は、尿中のマンデル酸の量の検査ではなく、デルタアミノレブリン酸の量の検査等である。(2)放射線業務に常時従事する労働者に対する健康診断の項目は、尿中の潜血の有無の検査ではなく、白血球数および白血球百分率の検査等である。(4)有機溶剤業務に常時従事する労働者に対する健康診断の項目は、尿中のデルタアミノレブリン酸の量の検査ではなく、尿中の有機溶剤代謝物の量の検査等である。(5)石綿等を取り扱う業務に常時従事する労働者に対する健康診断の項目は、尿中または血液中の石綿の量の検査ではなく、胸部Ｘ線直接撮影による検査等である。

【問題10】 (2)
使用者は、重量物を取り扱う業務に女性を就かせる場合、満16歳未満の女性で断続作業の場合は12kg以上、継続作業の場合は8kg以上、満16歳以上満18歳未満の女性で断続作業の場合25kg以上、継続作業の場合15kg以上、満18歳以上の女性で断続作業の場合30kg以上、継続作業の場合20kg以上の業務に就かせてはならない（労基法第64条ほか）。

【問題11】 (1)
一酸化炭素中毒では、息切れ、頭痛から始まり、虚脱や意識混濁がみられる。

【問題 12】 (2)

石灰化を伴う胸膜肥厚や胸膜中皮腫を起こす原因となるのは石綿である。遊離けい酸は、線維性の結節を形成させ、けい肺を引き起こす。

【問題 13】 (5)

より確実にばく露を防止するため、「局所排気装置の設置」の措置を優先する。リスク低減措置の検討に当たっては、危険性または有害性のより低い物質への代替等→工学的対策または衛生工学的対策（局所排気装置の設置等）→管理的対策（マニュアルの整備等）→有効な保護具の使用、の優先順位で検討する。

【問題 14】 (3)

熱虚脱は、高温環境下で脳へ供給される血流量が減少して発症し、めまい等の症状がみられるが、徐脈、体温の上昇はない。

【問題 15】 (1)

ベンゼンは、膀胱がんではなく、血液のがんともいえる白血病を起こすことがある。

【問題 16】 (3)

電離放射線の被ばくによる白内障は、潜伏期が長く、晩発的な健康障害である。

【問題 17】 (4)

(1)ダクトの圧力損失は、断面積を小さくするほど増大する。(2)フランジを設けると、フランジがないときに比べ少ない排風量で所要の効果を上げることができる。(3)ドラフトチェンバー型フードは、外付け式ではなく、囲い式フードである。(5)排風機は、清浄後の空気が通る位置（空気清浄装置の後）に設置する。

【問題 18】 (4)

A「ずい道の掘削作業において、土石を湿潤化するための設備を設置する」措置は、作業環境管理に該当する。B「有機溶剤業務において、局所排気装置のフード付近の風量を測定する」措置は、作業環境管理に該当する。C「水深10 m以上の潜水業務において、水深、潜水時間、回数に応じた浮上方法を遵守する」措置は、作業管理に該当する。D「有機溶剤等健康診断にて、有機溶

剤業務に引き続き従事することが適切でないと診断された労働者を配置転換する」措置は、健康管理に該当する。E「放射線業務において、管理区域を設定し、必要な者以外の者を立ち入らせないようにする」措置は、作業管理に該当する。

【問題 19】 (3)
防音保護具は、耳栓とイヤーマフ（耳覆い）との併用も有効である。

【問題 20】 (1)
特殊健康診断における有害物の体内摂取量を把握する検査として、代表的なものが生物学的モニタリングである。トルエンについては尿中の馬尿酸を測定し、鉛については尿中のデルタアミノレブリン酸を測定する。

【問題 21】 (1)
総括安全衛生管理者は、当該事業場においてその事業の実施を統括管理する者をもって充てなければならない。これに準ずる者を充てることはできない（安衛法第 10 条）。

【問題 22】 (4)
(1)衛生管理者は、選任すべき事由が発生してから 14 日以内に選任しなければならない（安衛則第 7 条）。(2)運送業では、第一種衛生管理者免許または衛生工学衛生管理者免許等が必要である（安衛法第 12 条ほか）。(3)常時使用する労働者数が 1000 人を超え 2000 人以下の事業場では、少なくとも 4 人の衛生管理者を選任しなければならない（安衛則第 7 条）。(5)当該事業場では、専任の衛生管理者を 1 人選任すればよい（安衛則第 7 条）。

【問題 23】 (2)
定期健康診断の項目のうち、既往歴、業務歴の調査、自覚、他覚症状の有無の検査、血圧の測定、体重、視力、聴力、尿検査は省略できない（安衛則第 44 条）。

【問題 24】 (3)
(1)全ての事業者ではなく、当分の間は、常時 50 人以上の労働者を使用する事業者が該当する。(2)ストレスチェック結果は、ストレスチェックを行った労働者本人のみに個別に通知するものであり、衛生管理者は該当しない。(4)医

師による面接指導を行うのは、心理的な負担の程度が高い労働者として選定され、面接指導を受ける必要があると実施者が認め、当該労働者が面接指導の申し出をした場合である。(5)記録は 5 年間保存しなければならない。

【問題 25】 (4)

大掃除は、1 年以内ごとに 1 回ではなく、6 月以内ごとに 1 回、定期に、統一的に行わなければならない（安衛則第 619 条）。

【問題 26】 (3)

使用者は、この制度に関する定めをした労使協定を所轄労働基準監督署長に届け出なければならない（労基法第 32 条の 2）。

【問題 27】 (1)

就業規則の作成または変更については、労働者の過半数で組織する労働組合（その組合がない場合は労働者の過半数を代表する者）の同意ではなく、意見が必要である（労基法第 90 条）。

【問題 28】 (2)

4 つのメンタルヘルスケアとは、労働者自身によるセルフケア、管理監督者等によるラインによるケア、産業医および衛生管理者等による事業場内産業保健スタッフ等によるケア、事業場外の機関および専門家等による事業場外資源によるケアであり、衛生委員会によるケアは該当しない。

【問題 29】 (1)

引き上げる、押す、引く等の作業を行う際には、ひざを伸ばさずに軽く曲げ、呼吸を整え、下腹部に力を入れて行う。

【問題 30】 (1)

疾病休業日数率とは、在籍労働者の延所定労働日数 100 日当たりの疾病休業延日数である。

【問題 31】 (3)

健康管理統計においては、有所見率と発生率（一定期間に有所見が発生した人の割合）は意味の異なる指標であり、明確に区別しなければならない。

【問題32】（5）
ノロウィルスによる食中毒は、冬季に集団食中毒として発生することが多い。

【問題33】（4）
WBGT基準値は運動強度が高い作業の方が、低い値になる。

【問題34】（1）
前方から明かりをとるときは、眼と光源を結ぶ線と視線とで作る角度は少なくとも30°以上になるようにする。

【問題35】（5）
(1)血管アは動脈であるが、静脈血が流れる。(2)血管ア〜カを流れる血液のうち、二酸化炭素を最も多く含む血液は、血管アを流れる血液である。(3)血管ウを流れる血液は、血管イを流れる血液に比べて酸素ではなく二酸化炭素を多く含む。(4)肝臓では余分なアミノ酸から尿素が生成されるので、肝臓を通過した直後の血液には尿素が多く含まれている。一方、腎臓においては、血液がろ過等され尿が生成されるので、腎臓を通過した直後の血液は尿素が少なくなっている。よって血管エを流れる血液は、血管カを流れる血液に比べて尿素が多く含まれる。

【問題36】（5）
呼吸中枢がその興奮性を維持するためには、常に一定量以上の窒素ではなく、二酸化炭素が血液中に含まれていることが必要である。

【問題37】（2）
蛋白質は、胃から分泌されるペプシンや膵臓から分泌されるトリプシン等の酵素によりアミノ酸に分解され、小腸から吸収される。

【問題38】（5）
(1)平滑筋に心筋は含まれないので誤り。(2)筋肉は、神経に比べて疲労しやすい。(3)荷物を持ち上げたり、屈伸運動のような動的作業は等尺性収縮ではなく、等張性収縮である。(4)強い力を必要とする運動を続けていると、筋肉を構成する個々の筋繊維が太くなり筋力が増強する。筋繊維の数が増えるわけではない。

【問題 39】 (1)

A.腎機能が正常な場合、糖はボウマン嚢中に濾し出されて原尿の一部となり、尿細管で血液中に再吸収されて尿中には排出されない。B.腎機能が正常な場合、血液中の血球および蛋白質以外の成分がボウマン嚢に濾し出される。

【問題 40】 (3)

自律神経は、呼吸、循環等に関与し、体性神経は、運動と感覚に関与する。

【問題 41】 (3)

(1)細胞に取り入れられた体脂肪やグリコーゲン等が分解されてエネルギーを発生し、ATPが生産されることを、同化ではなく異化という。(2)体内に摂取された栄養素が、種々の化学反応によって、ATPに蓄えられたエネルギーを用いて、細胞を構成する蛋白質等の生体に必要な物質に合成されることを、異化ではなく同化という。(4)エネルギー代謝率とは、その作業に要するエネルギー量が基礎代謝量の何倍であるかを示す数値である。(5)エネルギー代謝率は、動的筋作業の強度を表す指標として有用である。精神的および感覚的な側面を考慮した指標ではない。

【問題 42】 (2)

ヒトの眼は、硝子体の厚さではなく、水晶体の厚さを変えることにより焦点距離を調節して網膜の上に像を結ぶようにしている。硝子体とは、眼球の形を保つ役割を持ち、厚さを変えることはない。

【問題 43】 (5)

昇進や昇格がストレスの原因となることがある。

【問題 44】 (1)

(2)体温調節のように、外部環境が変化しても身体内部の状態を一定に保つ生体の仕組みを恒常性（ホメオスタシス）といい、主に神経系と内分泌系により調整されている。(3)寒冷にさらされ体温が正常以下になると、血管は拡張ではなく収縮し、血流量を減少させ、皮膚温を低下させて、放熱を抑制する。(4)不感蒸泄とは、発汗していない状態でも皮膚および呼吸器から若干の水分が蒸発することをいう。(5)温熱性発汗は全身でみられるが、手のひらと足の裏は少ない。

索 引

英・数

A 測定 ································ 212
AED ································ 108
B 測定 ································ 212
B リンパ球 ························· 135
BMI（Body Mass Index）········ 132
C^5dip ······························· 134
GOT ································ 126
GPT ································ 126
O − 157 ···························· 84
OFF・JT（Off the Job Training）
····································· 103
OJT（On the Job Training）···· 103
SDS：安全データシート ·········· 201
T リンパ球 ························· 135
VDT 作業 ···························· 86
VDT 特殊健康診断 ················· 86
WBGT（湿球黒球温度指数）······ 79
γ − GTP ··························· 126

あ 行

アスベスト ························· 196
アスマン通風乾湿計 ················ 78
アデノシン三リン酸（ＡＴＰ）··· 122
アドレナリン ······················ 131
アフラトキシン ····················· 85
アルドステロン ··················· 131
アルファ線························· 177
アルブミン ························· 136
安静時消費エネルギー ············ 132
安全衛生委員会 ····················· 36
安全衛生管理体制 ·········· 28, 142
安全衛生教育 ······················· 39

安全衛生特別教育 ················· 151
異化 ································ 131
医学的検査 ························ 101
育児時間 ····························· 71
異常気圧 ··························· 205
石綿関係記録等報告書 ············ 182
石綿障害予防規則 ················· 181
石綿等 ······························ 181
石綿肺 ······························ 196
一次救命処置 ······················ 108
１年単位の変形労働時間制 ········ 62
１か月単位の変形労働時間制 ······ 62
１か月を超える期間ごとに支払われる
賃金 ································· 64
１週間単位の非定型的変形労働時間制
····································· 62
遺伝的影響 ························ 208
インスリン ························ 131
ウイルス性中毒 ····················· 85
ウェルシュ菌 ······················· 83
右心室 ······························ 118
右心房 ······························ 118
潤いへの配慮 ······················· 97
運動器系 ··························· 122
運動機能検査 ······················ 101
運動神経 ··························· 130
衛生委員会 ·························· 36
衛生管理 ···························· 76
衛生管理者 ·························· 31
エックス線 ························ 177
エネルギー源 ······················ 125
エネルギー代謝率（ＲＭＲ）····· 132
遠位尿細管 ························ 127
エンテロトキシン ·················· 84
応急手当 ··························· 110

横紋筋 ………………………… 122
オーラミン等 ………………… 169
屋外産業的業種 ……………… 39
屋内産業的業種 ……………… 39
温熱環境 ……………………… 78
温熱指数 ……………………… 79
温熱条件 ……………………… 78
温熱要素 ……………………… 78

か 行

開角 …………………………… 81
外呼吸 ………………………… 120
解雇の制限 …………………… 59
解雇の予告 …………………… 59
解雇予告の適用除外 ………… 59
外耳 …………………………… 133
灰白質 ………………………… 129
回復体位 ……………………… 108
化学性食中毒 ………………… 85
化学的ストレッサー ………… 137
化学的調節 …………………… 138
蝸牛 …………………………… 134
拡張期 ………………………… 119
囲い式 ………………………… 217
ガス …………………… 194，199
家族手当 ……………………… 64
活性汚泥方式 ………………… 171
カバー型 ……………………… 217
感覚温度 ……………………… 79
感覚器系 ……………………… 133
感覚神経 ……………………… 130
換気 …………………………… 90
乾球温度 ……………………… 78
杆状体 ………………………… 133
肝静脈 ………………………… 125
間接圧迫法 …………………… 110
間接照明 ……………………… 81

完全骨折 ……………………… 113
感染型食中毒 ………………… 83
肝臓 …………………………… 125
肝動脈 ………………………… 125
カンピロバクター …………… 83
ガンマ線 ……………………… 177
ガンマ線照射装置 …………… 148
管理区域 ……………………… 177
管理第二類物質 ……………… 169
管理濃度 ……………………… 212
黄色ブドウ球菌 ……………… 84
偽陰性率 ……………………… 106
寄宿舎規則 …………………… 72
基礎代謝量 …………………… 131
キャノピー型 ………………… 218
嗅覚 …………………………… 134
吸気運動 ……………………… 121
給気式 ………………………… 222
休憩の設備 …………………… 160
休止期 ………………………… 119
吸収方式 ……………………… 170
急性疲労 ……………………… 139
吸着方式 ……………………… 170
仰角 …………………………… 81
胸骨圧迫 ……………………… 108
凝集沈でん方式 ……………… 171
凝集反応 ……………………… 135
狭心症 ………………………… 89
偽陽性率 ……………………… 106
局所照明 ……………………… 81
局所振動障害 ………………… 207
局所排気装置 …………… 148，217
局所疲労 ……………………… 139
虚血性心疾患 ………………… 89
虚血性病変（脳梗塞） ……… 88
気流 …………………………… 78
近位尿細管 …………………… 127
金属 …………………………… 198

279

筋疲労	123	骨折	113
空間分煙	92	コルチゾール	131
空気清浄装置	220		
空気中汚染物質	194	## さ 行	
くも膜下出血	88		
グラインダー型	218	災害性難聴	206
グリコーゲン	126	細菌性食中毒	83
グリッド型	218	サイクロンによる除じん方式	
グルカゴン	131		179, 180
グローブボックス型	217	採光	81
グロブリン	136	サーカディアンリズム	140
クロロホルム等	169	作業環境管理	76, 211
継続的かつ計画的な取組み	97	作業環境測定	57, 153
けい肺	196	作業管理	76, 98, 221
血液凝固阻止物質	126	作業主任者	145
血液系	135	作業標準	96
血液中尿素窒素	128	左心室	118
血漿	136	左心房	118
血小板	136	三六協定	63
血糖濃度	126	サルモネラ菌	83
解毒作用	126	酸化・還元方式	170, 171
健康管理	77, 100, 225	産業医	34
健康管理手帳	158	三尖弁	118
健康測定	77, 101	酸素欠乏	173
建築ブース型	217	酸素欠乏危険作業	174
高温環境障害	203	酸素欠乏危険作業主任者	175
高温寒冷	203	酸素欠乏危険場所	174
後角	130	酸素欠乏症	173
交感神経	130	酸素欠乏症等	174
高気圧作業安全衛生規則	184	酸素欠乏症等防止規則	173
講義法	103, 104	酸素欠乏等	173
後根	130	算定除外賃金	64
呼気運動	121	産熱	137
呼吸器系	120	四アルキル鉛中毒予防規則	184
呼吸中枢	121, 129	歯科医師による健康診断	44
呼吸用保護具	222	紫外線	209
個人差への配慮	97	時季指定権	69
黒球温度計	78	時季変更権	69

自給式呼吸器	224	使用者	27, 58
糸球体	127	小循環	119
事業者	27	静脈血	119
事業者が講ずべき快適な職場環境の形成のための措置に関する指針	97	静脈性出血	110
事業場外資源によるケア	95	照明	81
事業場内産業保健スタッフ等によるケア	94	職業がん	200
事業廃止の報告	171	食中毒	83
軸索	129	職場における屋内空気中のホルムアルデヒド濃度低減のためのガイドライン	93
止血帯法	110	職場における腰痛予防対策指針	95
脂質（脂肪）	125	除じん処理	170
子女教育手当	64	除じん装置	148
自然毒による食中毒	85	女性の就業制限	70, 189
視聴覚的方法	103, 104	自律神経	130
湿球温度	78	自律神経系	137
シックハウス症候群	94	自律神経中枢	129, 130
実効温度	79	事例研究法	103, 104
疾病休業件数	105	心筋梗塞	89
疾病休業統計	105	神経系	129
疾病休業延日数	105	神経細胞	129
至適温度	80	神経線維	129
事務所衛生基準規則	55	人工呼吸	108
就業規則	72	腎小体	127
収縮期	119	腎臓	127
修正実効温度	79	心臓疾患	88, 89
住宅手当	64	心臓中枢	129
重陽子線	177	身体活動強度（メッツ、METs）	123
樹状突起	129	身体的影響	208
出血	110	身体的疲労	139
出血性病変	88	伸張性収縮	123
循環器系	118	振動障害	207
純酸素	175	じん肺	185, 196
消化	126	じん肺管理区分	186
消化器系	124	じん肺健康診断	185
松果体	131	じん肺法	185
蒸気	194	随意筋	122
硝子体	133	水晶体	133
		錐状体	133

睡眠	140
スクラバによる除じん方式	170, 179, 180
スクリーニングレベル	106
ストレス	137
ストレッサー	137
スロット型	218
生活状況調査	101
正規分布	105
制御風速	220
精神的ストレッサー	137
精神的の疲労	139
製造等の禁止物質	150
製造の許可物質	150
生体恒常性（ホメオスタシス）	138
静的収縮	123
生物学的半減期	226
生物学的モニタリング	226
生物的ストレッサー	137
赤外線	208, 209
脊髄	129, 130
脊髄神経	130
赤血球	135
絶対的必要記載事項	72
セルフケア	94
セレウス菌	84
前角	130
全額払	60
前根	130
全身振動障害	207
全身疲労	139
前庭	134
全般照明	81
全面禁煙	92
騒音	90, 91, 206
騒音性難聴	206
総括安全衛生管理者	29
総括安全衛生管理体制	28

早期障害	208
送気マスク	223
総合安全衛生管理体制	28
相対湿度	78
相対的必要記載事項	72
副子	113
外付け式	218

た 行

第1管理区分	213
第1評価値	212
第2管理区分	213
第2評価値	212
第3管理区分	213
第一類物質	168
第一種有機溶剤等	162
体温	137
体温調節	137
体温調節中枢	129, 138
第三種有機溶剤等	163
第三類物質	169
代謝	131
代謝系	131
体循環	119
大循環	119
体性神経	130
代替休暇	64
大動脈弁	118
第二種有機溶剤等	162
第二類物質	168
ダクト	220
短縮性収縮	123
単純骨折	113
蛋白質	125
中耳	133
中枢神経	129
中枢神経系	129

中性子線	177
中和方式	171
腸炎ビブリオ	83
聴覚	133
長軸	133
長方形型	218
直接圧迫法	110
直接照明	81
直接燃焼方式	170
直接払	60
賃金	58
賃金支払い5原則	60
通貨払	60
通勤手当	64
低温環境障害	204
低温熱傷（Ⅰ度、Ⅱ度、Ⅲ度）	111
定期健康診断	41
定期自主検査	148
低体温症	204
テトロドトキシン	85
電気除じん方式	170, 179, 180
電子線	177
電磁波	208
電動ファン付呼吸用保護具	147, 223
電離放射線	177, 208
同化	131
透過写真撮影用ガンマ線照射装置	148
等価騒音レベル	206
統括安全衛生管理体制	28
討議法	103, 104
糖質（炭水化物）	125
等尺性収縮	123
凍傷	204
糖新生	126
凍瘡	204
等張性収縮	123
動的収縮	123
洞房結節	119

動脈血	119
動脈性出血	110
特殊健康診断	156, 225
毒素型食中毒（食品内）	84
毒素型食中毒（生体内）	84
特定化学設備	148
特定化学物質	168
特定化学物質作業主任者	169
特定化学物質障害予防規則	168
特定第二類物質	168
特定粉じん作業	179
特定粉じん発生源	179
特別管理物質等関係記録等報告書	171
特別有機溶剤等	168
ドラフトチェンバー型	218

な行

内呼吸	120
内耳	133
内燃機関	160
内分泌系	131, 137
鉛健康診断	226
鉛中毒予防規則	183
二尖弁	118
ニューロン	129
尿細管	127
任意的記載事項	72
妊産婦	70
熱痙攣（熱けいれん）	114
熱失神（熱虚脱）	114, 203
熱射病	115, 203
熱傷（火傷）	111
熱線風速計	78
熱中症	114
熱疲労	114, 203
ネフロン	127
年次有給休暇	68

283

年少者の就業制限	191
脳	129
脳塞栓症	88
脳血栓症	88
脳疾患	88
脳出血	88
脳神経	130
脳卒中	88
延実労働時間数	105
ノロウィルス	85
ノンレム睡眠	140

は行

排液処理	170
排液処理装置	148
排ガス処理	170
排ガス処理装置	148
肺循環	119
肺動脈弁	118
背部叩打法	109
ハイムリック法	109
白質	129
白血球	135
発生率	106
パラソルモン	131
半間接照明	81
半規管	133
晩発障害	208
必要換気回数	90
非電離放射線	208
皮膚感覚	134
ヒューム	179, 194, 195
病原性好塩菌	83
標準偏差	106
比例付与	68
疲労	139
ファン	220

フィブリノーゲン	136
フィブリン	136
不快指数	79
不感蒸泄	138
不完全骨折	113
副交感神経	130, 140
複雑骨折	113
輻射熱	78
副腎皮質ホルモン	137
不随意筋	122
プッシュプル型換気装置	148
物理的ストレッサー	137
物理的調節	137
フード	217
フランジ	220
フリッカー検査	139
フレックスタイム制	62
ブローカ法	132
粉じん（ダスト）	194, 195
粉じん作業	179, 185
粉じん障害防止規則	179
平滑筋	122
平均賃金	58
ベータ線	177
別居手当	64
ヘマトクリット値	135
ヘモグロビン	135
ベロ毒素	84
変形労働時間制	62, 65
ヘンレ係蹄	127
放射熱	78
防じんマスク	147, 222
法定休日	62
法定労働時間	62
防毒マスク	147, 223
放熱	137
ボウマン嚢	127
ボツリヌス菌	84

ホルムアルデヒド‥‥‥‥‥‥‥‥ 93
ホルモン‥‥‥‥‥‥‥‥‥‥‥‥ 131

ま 行

マイクロ波‥‥‥‥‥‥‥‥‥‥ 209
毎月1回以上払‥‥‥‥‥‥‥‥ 60
毎月一定期日払‥‥‥‥‥‥‥‥ 60
末梢神経系‥‥‥‥‥‥‥‥‥‥ 129
マルチサイクロンによる除じん方式
‥‥‥‥‥‥‥‥‥‥‥‥‥‥ 170
慢性疲労‥‥‥‥‥‥‥‥‥‥‥ 139
味覚‥‥‥‥‥‥‥‥‥‥‥‥‥ 134
ミスト‥‥‥‥‥‥‥‥‥ 194, 195
無機塩・ビタミン類‥‥‥‥‥‥ 125
メンタルヘルスケア‥ 38, 77, 94, 101
毛細血管性出血‥‥‥‥‥‥‥‥ 110
門脈‥‥‥‥‥‥‥‥‥‥‥‥‥ 126
門脈血‥‥‥‥‥‥‥‥‥‥‥‥ 126

や 行

役割演技法‥‥‥‥‥‥‥‥ 103, 104
雇い入れ時の健康診断‥‥‥‥‥ 41
有害エネルギーに対する作業環境改善
‥‥‥‥‥‥‥‥‥‥‥‥‥‥ 215
有害光線等‥‥‥‥‥‥‥‥‥‥ 208
有害物質に対する作業環境改善‥‥ 215
有機溶剤‥‥‥‥‥‥‥‥ 162, 197
有機溶剤含有物‥‥‥‥‥‥‥‥ 162
有機溶剤業務‥‥‥‥‥‥‥‥‥ 163
有機溶剤作業主任者‥‥‥‥‥‥ 165
有機溶剤作業主任者技能講習‥‥ 165
有機溶剤中毒予防規則‥‥‥‥‥ 162
有機溶剤等健康診断‥‥‥‥‥‥ 226
有所見率‥‥‥‥‥‥‥‥‥‥‥ 106
遊離けい酸‥‥‥‥‥‥‥‥‥‥ 196
用後処理‥‥‥‥‥‥‥‥‥‥‥ 170

陽子線‥‥‥‥‥‥‥‥‥‥‥‥ 177

ら 行

ラインによるケア‥‥‥‥‥‥‥ 94
リスクアセスメント‥‥‥‥‥‥ 33
硫化水素中毒‥‥‥‥‥‥‥‥‥ 174
粒子線‥‥‥‥‥‥‥‥‥‥‥‥ 208
臨時に支払われた賃金‥‥‥‥‥ 64
ルクス‥‥‥‥‥‥‥‥‥‥‥‥ 81
ルーバー型‥‥‥‥‥‥‥‥‥‥ 218
レーザー光線‥‥‥‥‥‥‥‥‥ 209
レシーバー式‥‥‥‥‥‥‥‥‥ 218
レム睡眠‥‥‥‥‥‥‥‥‥‥‥ 140
労働安全衛生規則‥‥‥‥‥ 50, 160
労働安全衛生法‥‥‥‥‥‥‥‥ 26
労働安全衛生法の一部を改正する
法律に基づく職場の受動喫煙防止
対策の実施について‥‥‥‥‥‥ 92
労働衛生管理統計‥‥‥‥‥‥‥ 105
労働衛生教育‥‥‥‥‥‥‥‥‥ 103
労働衛生コンサルタント‥‥‥‥ 31
労働衛生保護具‥‥‥‥‥‥‥‥ 222
労働災害‥‥‥‥‥‥‥‥‥‥‥ 27
労働者‥‥‥‥‥‥‥‥‥‥ 27, 58
労働者死傷病報告‥‥‥‥‥‥‥ 47
労働者の意見の反映‥‥‥‥‥‥ 97
労働者の心の健康の保持増進のための
指針（メンタルヘルスケアについての
指針）‥‥‥‥‥‥‥‥‥‥‥‥ 94
ろ過式‥‥‥‥‥‥‥‥‥‥‥‥ 222
ろ過除じん方式‥‥‥‥ 170, 179, 180

285

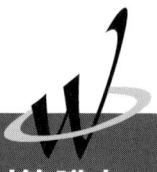

ウェルネット 衛生管理者公開講座
山根義信によるシステム化された受験対策講座

合格率 86.2% 短い講義で 高い合格率

ウェルネット公開講座は、**1～2日間**という短い期間で、**86.2%**（'95～'18年実績）という業界トップクラスの合格率を実現しています。**本試験でどのような問題が出ているか**、そのためには何を理解しなければならないかを中心とした実践的な講義です。

山根オリジナル教材「重点整理これだけノート」

山根によって考案された、語呂合わせは数知れず。一度聞いたら頭から離れがたいその語呂で、**数多くの受講者を合格に導いてきました**。また、ポイントよくまとめられた図解で、効率よく学習することができます。ウェルネットでは、専門用語や難解な内容をオリジナル教材「重点整理これだけノート」でわかりやすく説明しています。

山根式 効果的な学習方法

一、記憶の定着化を図れ

一、その日の学習範囲はその日のうちに復習せよ

一、必ず合格する！という強い意思でモチベーションを維持せよ

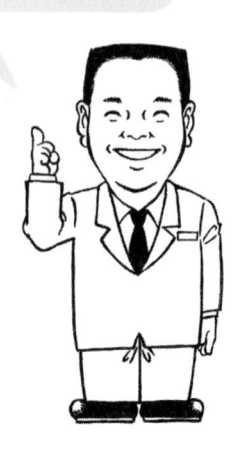

山根義信（やまね　よしのぶ）
1958年石川県生まれ。東京経済大学経済学部卒業。2001年に（株）ウェルネットを設立し、代表取締役に就任。中小企業診断士の受験指導に長く携わり、多くの合格者を輩出。国家資格受験指導の第一人者。『図解　衛生管理者試験合格講座』（同文館出版）、『一発合格！ 衛生管理者第1種・第2種完全攻略テキスト』（ナツメ社）など、編著書・監修書多数。中小企業診断士、社会保険労務士、行政書士、第1種衛生管理者、乙種第4類危険物取扱者。

臼井一博（うすい　かずひろ）
1970年、千葉県生まれ。明治学院大学社会学部卒業。大手食品会社勤務等を経て、2005年、コンサルタント事務所ビジネスコンサルティングうすいを設立。衛生管理者受験対策講座、営業担当者研修、経営コンサルティング業務等に従事。著書に『一発合格！ 衛生管理者第1種・第2種完全攻略テキスト』（ナツメ社）、『第1種衛生管理者完全合格ドリル』（評言社）などがある。中小企業診断士、社会保険労務士、第1種衛生管理者。

佐藤その（さとう　その）
明治学院大学文学部卒業。編集プロダクション勤務等を経て2008年から（株）ウェルネット開発部で衛生管理者受験対策講座、危険物乙種第4類受験対策講座、派遣元責任者講習ほかの教材開発・製作業務に従事。著書に『7日間完成　衛生管理者試験〈過去&予想〉問題集』『7日間完成　乙種4類危険物取扱者合格塾』（以上、日本実業出版社）などがある。第1種衛生管理者、乙種第4類危険物取扱者。

最新　7日間完成　衛生管理者試験合格塾

2010年5月20日　初版発行
2016年5月1日　最新2版発行
2020年5月10日　第7刷発行

編著者　山根義信　©Y.Yamane 2016
著　者　臼井一博　©K.Usui 2016
　　　　佐藤その　©S.Sato 2016
発行者　杉本淳一

発行所　株式会社日本実業出版社　東京都新宿区市谷本村町3-29 〒162-0845
　　　　　　　　　　　　　　　　大阪市北区西天満6-8-1 〒530-0047
　　　　編集部　☎03-3268-5651
　　　　営業部　☎03-3268-5161　振替 00170-1-25349
　　　　https://www.njg.co.jp/

印刷／厚徳社　　製本／若林製本

この本の内容についてのお問合せは、書面かFAX（03-3268-0832）にてお願い致します。
落丁・乱丁本は、送料小社負担にて、お取り替え致します。

ISBN 978-4-534-05386-2　Printed in JAPAN

日本実業出版社の本

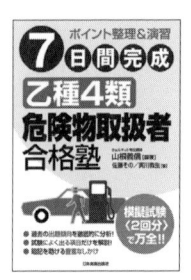

7日間完成
乙種4類危険物取扱者合格塾

山根義信　編著
佐藤その・実川教生　著
定価 本体1700円(税別)

試験に出る最重要項目だけを厳選し、図解を交え簡潔に解説。6日目までポイント整理、7日目は問題演習で無理なく合格に近づけます。予想模擬試験付き。

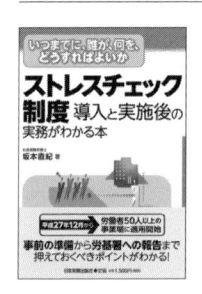

いつまでに、誰が、何を、どうすればよいか
ストレスチェック制度
導入と実施後の実務がわかる本

坂本直紀
定価 本体1500円(税別)

平成27年の12月より、50人以上の従業員がいる事業所に義務付けられるストレスチェック制度。担当者向けに豊富な規程例と書式例をまじえて解説します。

元労働基準監督官が教える
会社が「泣き」を見ないための労働法入門

北岡大介
定価 本体1600円(税別)

「働きにくい会社」「ブラック企業」と呼ばれないために、経営者や人事労務担当者が知っておきたい労働法関連の対策を、元労働基準監督官がやさしく解説。

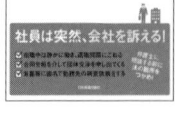

イラスト図解
工場のしくみ

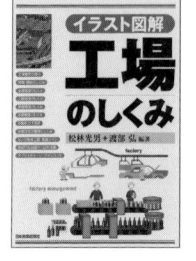

松林光男　編著
渡部　弘
定価 本体1400円(税別)

工場のしくみ＝生産現場の仕事が理解できる！　イラストと図解で、モノづくりや生産のしくみから、生産管理、原価管理、ＩＴ化などまでがよくわかる。

定価変更の場合はご了承ください。